多職種で支える終末期ケア

―医療・福祉連携の実践と研究―

篠田道子・原沢優子・杉本浩章・上山崎悦代=編著

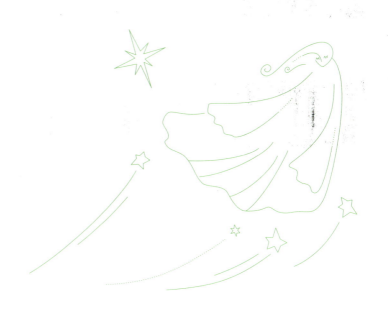

中央法規

はしがき

　編集者や執筆者らが所属する「日本福祉大学終末期ケア研究会」（以下、研究会）は、1998年から多職種が参加する研究会や事例検討会を継続し、成果を次の2冊の書籍にまとめました（いずれも中央法規より出版）。①「在宅高齢者の終末期ケア―全国訪問看護ステーション調査に学ぶ」(2004)、②「高齢者の終末期ケア―ケアの質を高める4条件とケア・マネジメントツール」(2010) です。

　本書は、これらの成果を踏まえたうえで、2010年以降も継続してきた終末期ケアの実践と研究を整理・統合しつつ、多職種で支える終末期ケアを中核に据えてまとめました。

　高齢者人口の増大により死亡数は増加し、2040年には170万人が死亡すると推計されています。わが国はこれまで経験したことのない「多死亡社会」を迎えつつあります。終末期ケアは、医療・介護サービスにおいて避けては通れないものになっています。

　このような背景から、厚生労働省は「人生の最終段階の医療・ケアの決定プロセスに関するガイドライン」を2018年3月に見直しました。主なポイントは、①本人の意思決定が基本であること、②医療職だけでなく介護職も多職種チームの一員として関わること、③ケアの方針については、本人・家族・多職種チームが話し合いを重ねること、などです。つまり、本人の意思決定を支えるために、多職種チームによる丁寧な話し合いを繰り返し行うことが明記されています。

　研究会が行った調査でも、①本人・家族の意思を尊重した丁寧なケアマネジメントが看取りの質を高める、②どこで看取るかではなく、どのように看取るか、すなわち看取りのプロセスが重要であると明らかにしています。研究会が一貫して主張してきたことは、上記ガイドラインの考え方と一致していることを確認できました。

　本書は5章で構成されています。

　第1章「地域包括ケアシステムに引き付けた行政、在宅、病院での取り組み」では、行政、病院、訪問看護ステーション等が展開している終末期ケアの取り組みを紹介します。地域包括ケアシステムを見据え、多職種連携を基盤とした多様な取り組みは、今後の医療・介護サービスを展開していくうえで参考になると思います。

　第2章「多職種で支える終末期ケアの実践研究」では、第1節で、1999～2009年までに研究会が行ってきた終末期ケアの実践研究の到達点と課題をコンパクトに紹介しています。第2～4節は、特別養護老人ホーム、医療療養病床、在宅の3場面における終末期ケアの研究方法・結果・考察までのプロセスを丁寧に記述しています。

　第3章「多職種で支える終末期ケアの事例検討会、カンファレンスの進め方」では、事例検討会や（振り返り）カンファレンスの進め方と評価、研究会が開発した「ケア・マネジメントツール」の活用方法を具体的に説明しています。さらに、カンファレンスにおけるファ

シリテーター（司会者）と参加者の役割とスキルについて紹介しています。

　第4章「多職種で支える終末期ケアの文献研究」では、特別養護老人ホーム、医療療養病床、終末期ケアにおける多職種連携教育に関する基本的な文献をレビューしています。それぞれの節の冒頭に「小括」をつけることで、全体像をわかりやすくしています。また、文献の要約を章末に一覧表にしていますので、研究論文の執筆や学会発表を目指す人には役に立つと思います。さらに、最終節では多職種で支える終末期ケアの研究動向をまとめました。

　第5章「フランス終末期ケアの動向とわが国への示唆―意思決定支援に焦点を当てて―」では、終末期ケアや地域包括ケアに本格的に取り組んだ時期がわが国と重なるフランスの取り組みをまとめています。第1節は、フランス終末期ケアに関する施策の動向を概説し、第2節は、尊厳死法と呼ばれるレオネッティ法の概要と、この法律を改正したクレス・レオネッティ2016年法の経緯と、両法の相違点について、意思決定の視点から整理しています。第3節は、フランス終末期ケアの提供体制、ケアの特徴、意思決定支援のプロセスを、第4節は、終末期ケアに従事する人材育成を概説しています。

　本書の特徴は、多職種で支える終末期ケアの実践と研究をバランスよくまとめていることです。そのため、幅広い読者のニーズに対応できると思います。例えば、①多職種連携教育や終末期ケアを学ぶ大学生や大学院生のテキスト、②医療・介護サービス従事者の方々に対する実務書、③学会発表を行うレベルの現場実践者へのサポート、④研究者や教育者の参考文献などです。場所や職種を越えて、最期を迎える場がどこであっても、質の高い終末期ケアが提供されることに、少しでも役立つことを願っています。

2018年3月

編集者を代表して　　篠田道子

―― 目　次 ――

はしがき……ⅰ

第1章　地域包括ケアに引き付けた行政、在宅、病院での取り組み

第1節　保証人制度に頼らない在宅看取り、死後の対応―半田市の地域包括ケアへの取り組みから―……………………………………………………2
　1　半田市の地域包括ケアの源流………………………………………………2
　2　保証人に頼らない地域づくり………………………………………………3
　3　取り組みのきっかけ…………………………………………………………3
　4　半田版ガイドラインの作成…………………………………………………4
　5　ガイドラインの内容…………………………………………………………5
　6　「医療同意」について………………………………………………………6
　7　半田版「私の事前指示書」…………………………………………………7
　8　ガイドライン・事前指示書作成後の課題…………………………………8

第2節　医療機関と行政が一体となって取り組む「在宅看取り」の推進……14
　1　常滑市と常滑市民病院の連携始動プロセス………………………………14
　2　市民病院と市の連携…………………………………………………………16
　3　多職種で取り組む在宅看取りの推進………………………………………19
　4　在宅看取りを推進する具体的活動と住民・専門職の有機的連携体制づくり………20
　5　おわりに………………………………………………………………………26

第3節　低所得者など生計困難者への在宅終末期ケアの取り組み―吉祥院病院在宅医療部と看護小規模多機能型居宅介護の連携―……………………27
　1　はじめに………………………………………………………………………27
　2　吉祥院病院における終末期在宅医療の取り組み…………………………28
　3　看護小規模多機能型居宅介護における在宅看取りの可能性……………31

第4節　日本一の訪問看護利用率で、大切な一人ひとりの人生を支える医療・看護・介護の連携……………………………………………………36
　1　佐久総合病院の概要…………………………………………………………36

- 2 命と暮らしに寄り添う地域ケア科 …………………………………………37
- 3 佐久総合病院訪問看護ステーションの概要 ……………………………38
- 4 多彩な訪問看護ステーションの取り組み ………………………………40
- 5 医療・看護・介護の多職種連携と協働 …………………………………45
- 6 さらなる発展のために ……………………………………………………49

第5節 スーパーケアミックス病院が取り組む終末期ケア―安城市の地域包括ケアシステムの中に位置づけられる八千代訪問看護ステーションの取り組み― ……………………………………………………………50
- 1 スーパーケアミックスで取り組む「社会医療法人財団新和会」の医療・介護 …… 50
- 2 安城市で取り組む地域包括ケアシステム ………………………………52
- 3 八千代訪問看護ステーションにおける終末期ケア ……………………55
- 4 「スーパーケアミックス」における看取りケアの実践 ………………57
- 【コラム1】「スーパーケアミックス」とは何か〜再認識のきっかけとなった振り返りの機会〜 …………………………………………………………………61

第6節 名古屋市立西部医療センターの組織横断的活動―30分で行う多職種デスカンファレンスの取り組み― ………………………………………62
- 1 はじめに …………………………………………………………………62
- 2 緩和ケアチームの紹介 …………………………………………………63
- 3 コンサルテーションの流れ ……………………………………………64
- 4 30分で行う多職種デスカンファレンスの取り組み …………………66
- 5 多職種デスカンファレンスに関する調査 ……………………………68

第2章 多職種で支える終末期ケアの実践研究

第1節 日本福祉大学終末期ケア研究会が行った終末期ケア研究の到達点と課題―1999〜2009年までに実施した4つの調査のまとめ― ………74
- 1 はじめに …………………………………………………………………74
- 2 全国訪問看護ステーションを対象にした高齢者の終末期ケアの実態 ………75
- 3 緩和ケア用MDS-PCの日本語版の信頼性と有用性の検証 …………78
- 4 終末期ケアの質を高める4条件と終末期ケアマネジメント・ツール ………79
- 5 考　察 ……………………………………………………………………81

第2節　特別養護老人ホームにおける終末期の多職種連携―インタビュー調査の進め方とまとめ方― …… 84
- 1 はじめに …… 84
- 2 研究目的 …… 85
- 3 研究方法 …… 86
- 4 結　果 …… 88
- 5 考　察 …… 92
- 6 結　論 …… 97
- 7 本研究の意義と限界 …… 98

第3節　医療療養病床における看取りケア体制とプロセス評価―質問紙調査の進め方とまとめ方― …… 100
- 1 はじめに …… 100
- 2 研究目的 …… 101
- 3 研究方法 …… 101
- 4 結　果 …… 112
- 5 考　察 …… 117
- 6 結　論 …… 119
- 7 本研究の意義と限界 …… 120

第4節　在宅看取りにおける多職種チーム・モデルと課題 …… 121
- 1 はじめに …… 121
- 2 研究目的 …… 122
- 3 研究方法 …… 122
- 4 結　果 …… 124
- 5 考　察 …… 131

第3章　多職種で支える終末期ケアの事例検討会、カンファレンスの進め方

第1節　終末期ケア事例検討会の開き方と進め方と評価 …… 140
- 1 終末期ケア事例検討会の概要 …… 140
- 2 「事例シート」の活用 …… 140
- 3 参加者および助言者の役割 …… 142

- 4 運営方法 …………………………………………………………………… 144
- 5 事例検討会の評価 ………………………………………………………… 145
- 6 ポートフォリオの作成 …………………………………………………… 146
- 7 事例検討会を開催する意義 ……………………………………………… 147

第2節　看取りケアを深めるための「振り返りカンファレンス」の進め方と評価 …………………………………………………………………………… 151

- 1 振り返りカンファレンスとは …………………………………………… 151
- 2 振り返りカンファレンスの概要 ………………………………………… 151
- 3 当日までの準備と実施要領 ……………………………………………… 152
- 4 参加者の役割 ……………………………………………………………… 154
- 5 カンファレンスの評価 …………………………………………………… 154
- 6 評価から見えてくる振り返りカンファレンスの意義 ………………… 157

第3節　ケアマネジメント・ツールを活用したカンファレンスの進め方と評価 …………………………………………………………………………… 159

- 1 ケアマネジメント・ツールを活用したカンファレンスの特徴 ……… 159
- 2 研修プログラムの目標・受講対象・用いるケース …………………… 161
- 3 スタートアップ研修の実施手順 ………………………………………… 162
- 4 フォローアップ研修の開催手順 ………………………………………… 164
- 5 研修プログラムの実際と効果 …………………………………………… 165
- 6 資料―ケアマネジメント・ツール ……………………………………… 168

第4節　カンファレンスや事例検討会におけるファシリテーターと参加者の役割 …………………………………………………………………………… 177

- 1 カンファレンスや事例検討会は暗黙知を活性化する ………………… 177
- 2 カンファレンスの参加人数とメンバー構成 …………………………… 178
- 3 ファシリテーターの役割は、議論の活性化と舵取り ………………… 178
- 4 参加者のファシリテーションスキル …………………………………… 180
- 【コラム2】　多職種連携教育としてのケースメソッド ……………………… 184

第4章 多職種で支える終末期ケアの文献研究

第1節 特別養護老人ホームにおける終末期ケア文献レビュー …………… 186
- 1 目的 …………………………………………………………………… 186
- 2 文献調査の概要 ……………………………………………………… 187
- 3 結果 …………………………………………………………………… 187
- 4 まとめ ………………………………………………………………… 194

第2節 医療療養病床における終末期ケア文献レビュー ………………… 197
- 1 目的 …………………………………………………………………… 197
- 2 文献調査の概要 ……………………………………………………… 198
- 3 結果 …………………………………………………………………… 198
- 4 まとめ ………………………………………………………………… 203

第3節 終末期ケアにおける多職種連携教育（IPE）の文献研究 ………… 206
- 1 目的 …………………………………………………………………… 206
- 2 文献調査の概要 ……………………………………………………… 207
- 3 結果 …………………………………………………………………… 207
- 4 まとめ ………………………………………………………………… 212

第4節 多職種で支える終末期ケアの研究動向のまとめ ………………… 217
- 1 はじめに ……………………………………………………………… 217
- 2 第1節 特別養護老人ホームにおける終末期ケア文献レビュー …… 218
- 3 第2節 医療療養病床における終末期ケア文献レビュー …………… 219
- 4 第3節 終末期ケアにおける多職種連携教育（IPE）の文献研究 …… 220
- 5 おわりに ……………………………………………………………… 221

資料—第1節から第3節の文献一覧 ………………………………………… 222

第5章 フランス終末期ケアの動向とわが国への示唆
—意思決定支援に焦点を当てて—

はじめに ……………………………………………………………………… 244

第1節　フランス終末期ケアに関する施策の動向 …………………………… 246

第2節　レオネッティ法の概要と多職種による意思決定支援 ………… 248
　1　レオネッティ法からクレス・レオネッティ2016年法の公布までの経緯 ……… 248
　2　クレス・レオネッティ2016年法のポイント―前法との相違点を中心に― …… 249
　3　まとめとわが国への示唆 ……………………………………………… 251

第3節　フランス終末期ケア提供体制の推移 ……………………………… 254
　1　死亡場所の推移 ………………………………………………………… 254
　2　医療機関で提供される終末期ケア …………………………………… 255
　3　医療付き要介護高齢者滞在施設（EHPAD）で提供される終末期ケア ………… 255
　4　在宅入院（HAD）と地域緩和ケアネットワークで提供される終末期ケア …… 257

第4節　緩和ケア人材教育 ……………………………………………………… 258
　1　医療従事者はほぼ充足している ……………………………………… 258
　2　緩和ケア教育 …………………………………………………………… 259
　【コラム3】　レオネッティ法が実施されても、事前指示書を書いている人はごくわずか ‥ 261
　【コラム4】　HADはトライアングル連携で、在宅看取りをサポート ……………… 262
　【コラム5】　管理看護師は多職種連携の要、上級管理看護師は組織のトップマネジャー‥ 263
　【コラム6】　フランスの医療・福祉職の等級制度と介護職の資格再編の動向 ……… 264

巻末資料

人生の最終段階における医療・ケアの決定プロセスに関するガイドライン …… 268
　1　人生の最終段階における医療・ケアの在り方 ……………………… 268
　2　人生の最終段階における医療・ケアの方針の決定手続 …………… 268

あとがき …… 270
索　引
編著者・執筆者一覧

地域包括ケアに引き付けた
行政、在宅、病院での取り組み

第1節
保証人制度に頼らない在宅看取り、死後の対応
―半田市の地域包括ケアへの取り組みから―

1 半田市の地域包括ケアの源流

　愛知県半田市は名古屋の南部に位置する知多半島の地方都市である。半田市の特徴として、街づくりでのNPOや市民活動が活発であり、170以上の市民団体が行政や他団体と協働した活動をしている。人口は約11万8,000人、高齢化率は約24％である（2016年3月31日現在）。

　半田市の地域包括ケアシステムには2つの潮流がある。1つは、1992年に半田市医師会と行政保健師を中心に発足し、年に6回の会議を20年以上継続している「在宅ケア推進地域連絡協議会」（以下、在宅ケア会議）である。現在は、70人以上参加する規模の会議となり、行政を事務局に医師・看護師・介護職・ソーシャルワーカー等の多職種が連携のための「顔の見える関係」や「情報共有」をする場となっている。

　もう1つは「地域福祉計画」である。半田市では2009年度に初めて地域福祉計画を策定した。地域福祉計画は、地域住民の意見を十分に反映させながら策定する計画であり、地域福祉を総合的に推進するうえで大きな柱になるものであることから、策定の際に日常生活圏域での住民ワークショップを実施し、「地域での困りごと」を皆で考え、できることを持ち寄ろうという考え方が根付いてきた。

　このことは、現在「ふくし井戸端会議」へと引き継がれ、地域住民、民生委員、介護事業所等の地域の事業所、行政、社会福祉協議会、地域包括支援センターが一緒に話し合う場所になっている。

この2つの土壌から、2013年「地域包括ケアシステム研究会」が発足し、2014年度からは愛知県の地域包括ケア認知症モデル事業を受託し、「地域包括ケアシステム推進協議会」（以下、システム推進協議会）として動き出した。システム推進協議会のメンバーは医師会、歯科医師会、薬剤師会、市立病院、訪問看護、介護支援専門員（以下、ケアマネジャー）、NPO、介護事業所の代表、行政や地域包括支援センターである。

2　保証人に頼らない地域づくり

　愛知県の地域包括ケア認知症モデル事業を受託し、半田版地域ケア会議であるシステム推進協議会において、地域の課題を抽出しその課題に取り組んだ1つが、半田版「身元保証等がない方の入院・入所にかかるガイドライン」（以下、ガイドライン）の作成である。

　また、ガイドライン作成と同時に本人が「どう生きたいか」（終末期医療に望むこと等）を書き記す半田版事前指示書である「私の事前指示書」（以下、事前指示書）の作成も行った。ガイドラインと事前指示書は、入院や入所の際に保証人以外の手段で不安を減らし、入退院・入退所しやすい環境をつくることを目的として作成した。

3　取り組みのきっかけ

　「病院への入院、施設への入所の際、保証人がいないことで入院・入所を拒まれる事例が増えてきている」という居宅介護支援事業所のケアマネジャーの声、「身寄りのない人の入退院に支障が出ている」という急性期病院の医療ソーシャルワーカーからの声が増えていると地域包括支援センターのソーシャルワーカーは常々感じており、ケアマネジャーや医療ソーシャルワーカーの相談内容から支援困難となっている要因を質的に分析することとした。その結果、身元保証がないことが特に急性期病院から自宅へ退院することが困難になっていること、次の病院への入院や入所をする際の阻害要因となっている可能性が高いことを確認した。

　「身寄りのない人の入退院に支障が出ている」「一人暮らしの人が救急搬送されるとケアマネジャーが病院で何時間も拘束される」といった支援困難となっている要因の分析結果を地域課題としてとらえ、地域ケア会議（システム推進協議会）において対応策を検討する必要性があると考え、システム推進協議会での検討を地域包括支援センターから提案した。この提案によって、システム推進協議会の中に「身元保証部会」・「リビングウィル部会」（共に作業部会）が立ち上がり、この地域課題への対応策を具体的に検討していくこととなった。

4 半田版ガイドラインの作成

　半田市の地域福祉計画の理念は「誰もが自分らしく暮らせる町半田」であり、「認知症になっても自分らしく暮らせる町」を目指し、モデル事業に取り組むこととなった。

　自分らしく生活ができる地域とは、判断能力が低下する認知症になっても、身寄りがいなくても必要な医療や介護が適切に受けられる地域でなくてはならないのではないか。保証人がいなくても、判断能力が低下しても適切な医療・介護が受けられるような半田市の指針（基本的な方針）をつくる必要性があると身元保証部会で確認し、半田版ガイドラインを作成することとなった。

　ガイドライン作成にあたっては、行政職員、居宅介護支援事業所のケアマネジャー、急性期病院の地域医療連携室の看護師・医療ソーシャルワーカー、介護老人保健施設（以下、老健）の支援相談員、地域包括支援センターの社会福祉士が身元保証部会の委員となり、ガイドラインの内容を検討するために1カ月に1回の会議を開いた。

　最初に取り組んだことは　身元保証に求められている内容を具体的にするために実際の事例を丁寧に分析し、身元保証についての現状と課題を整理することであった。

　分析した事例は2事例である。1つは、急性期病院から自宅退院できず、施設入所が必要であるが身元保証人不在が理由で転帰先がなかなか見つからなかった事例。もう1つは身元保証人不在でも老健への入所が可能となった事例である。2事例の共通点を抽出したところ、①独居高齢者、②在宅生活が難しい、③転院、施設入所が必要、④経済的に余裕がない、⑤民間の保証会社を利用した身元保証が難しい、⑥身元保証人になる人がいない、⑦転帰先が身元保証を求めている、以上7つの共通点が抽出できた。

　事例の共通点を整理する作業の中で見えてきたことは、「身元保証」という言葉を病院や施設等の関係者がそれぞれの理解で使用しているという現状であった。また、契約社会の漠然とした不安の中で慣習的に保証人を求めている場合が多いという現状も浮かびあがった。

　病院や施設等の漠然とした「不安」を解消するために、まずは用語の意味をきちんと理解し、「身元保証」がない方に対してどのような保証を求めているかを整理する必要があること、そしてその内容に対して誰がどのように支援していくか等、具体的な支援内容をガイドラインに盛り込む必要があることを確認し、ガイドラインの具体的な内容を決定した。

　ガイドラインは、1．分析した2事例、2．「身元保証等」がない方の定義（ガイドラインの対象者の設定）、3．身元保証に求められることを7つに整理。7つに対する具体的な対応内容、4．身元保証がない方が施設を利用する際の支援シートの4部構成とした。

5 ガイドラインの内容

　ガイドラインの対象者、つまり半田版ガイドラインの身元保証がない方の定義は、①身寄りのない独居の方、②家族の支援が受けられない方とした。また、「身元保証等」に求められる7つの内容は、①緊急の連絡先、②入院費・施設利用料の支払い代行、③本人が生存中の退院・対処の際の居室の明け渡しや、退院・退所支援に関すること、④入院計画書やケアプランの同意、⑤入院中に必要な物品を準備する等の事実行為、⑥医療行為（手術や検査・予防接種等）の同意、⑦遺体・遺品の引き取り・葬儀等とした。

　「身元保証等」の対応する具体的な内容については、成年後見人等がいる場合は成年後見人等が対応可能なことが多くあるため、成年後見制度を利用している場合とそうではない場合に分けて対応内容を整理した。

　ガイドラインの中で「終末期ケア」に焦点を当てた場合に一番ポイントとなる項目は、⑦遺体・遺品の引き取り・葬儀等である。

　ガイドラインで定義している身元保証等がない方が死亡した場合は、遺体・遺品の引き取り、葬祭・埋葬手続き、相続手続きに関しては、成年後見人等もできないとされているため、墓地埋葬等に関する法律に基づいて市町村が葬儀を行うこととなる。

　※成年後見人等は、法的な権限の面で被後見人とほぼイコールの立場であり、その本人が亡くなってしまえば後見人等の権限もなくなるとの考えから、死後の事務処理等は後見人等の仕事に含まれないとされていた。しかし、実際には「身元保証等がない方」に後見人等が付くことが多く、死後の事務に関して後見人等が実際に関わらざるを得ない実態があったため、2016年10月13日に施行された民法の改正により、後見人等も死後の事務に関わることができるようになった。

　身元保証等のない方の支援をしているケアマネジャーやソーシャルワーカーは、上記のような法律の内容や具体的な連絡先がわからずに死後の対応で苦慮することが少なからずあったことから、ガイドラインでは、死後の対応について半田市役所高齢介護課（作成当時は地域福祉課、生活保護受給者については生活援護課）へ連絡することを明記し、ケアマネジャーやソーシャルワーカー等、特に死後の対応に関わる支援者が死後の対応に苦慮しないように配慮をした。死後の対応について「具体的な行政への連絡先」をガイドラインに明記したことは、半田版ガイドラインの一番の特徴でもあると言える。

　身元保証のない方が、本人契約のみで施設利用できるよう、施設利用の際に保証人に求められる7項目を中心に見える化し、施設等で活用できる支援シートを作成し、ガイドラインに載せたこともも1つの特徴である。

　半田市にある老健Aでは、実際にこのシートを活用している。シートを活用し、情報を落

とし込むことで、既存の制度を活用したり、地域の中で役割を分担することができる。その結果、施設で対応できる範囲も明確になり、必ずしも保証人がいなくてもよいことがわかってきたとの声が支援相談員から上がっている。

6 「医療同意」について

　終末期ケアにおいてのみ重要となるわけではないが、もう1つ、身元保証のない方の終末期ケアを支援するうえで重要と考えられるのは「医療同意」である。

　身元保証等がない方が医療機関に入院し、手術等の医療的侵襲行為が必要になった場合、本人の医療同意以外に第三者の同意「保証人の医療同意」を求められることがほとんどである。医療機関では当たり前のように求められる「保証人の医療同意」であるが、日本弁護士連合会によれば、「医療を受けることに関する権利は、医療を受けるものが有している。また、一身専属性も強いと考えられるため、たとえ法定代理権があるとしても、当然に代理できることにはならない」とされており、家族であれども第三者には医療同意権はなく、本人のみが医療同意権を持つとしている。このことから、成年後見人等にも医療同意権はない。

　では、なぜ医療機関は「保証人の医療同意」を求めるのか。その背景の1つには、1981年に世界医師会総会で採択された「患者の権利に関する世界医師会リスボン宣言（以下、リスボン宣言）」があると考えられる。リスボン宣言では、医療従事者が認識しておかなければならない患者の権利について、11の項目にわたり具体的な提言を行っている。その中の一項目で、患者は自己の治療内容に関して「自己決定」に基づき選択する権利を有するとされている。しかし「意識のない患者」つまり自己決定が困難な患者に関しては、「法律上の権限を有する代理人から可能な限りインフォームド・コンセントを得なければならない」と明言されているため、本人の意思表示が困難な場合は家族やそれに代わる立場の方の同意をとるようになり、現在に至る。さらに、近年の急速な高齢化およびそれに伴う認知症患者の増加も、家族やそれに代わる立場の方に医療同意をとる大きな要因となっている。

　もう1つの背景として、患者側の権利意識の高揚が挙げられる。また、近年インターネット等で誰もが手軽に医学知識を得られるようになり、患者自身のみならず、家族等が診療内容等に不信感や不満を抱くケースが増加し、医療訴訟に発展するケースも少なくなくなっている。このような事態をできるだけ防ぐために、医療機関が「保証人の医療同意」を求める傾向が強くなっていると考えられる。

　法的解釈と医療現場で起こっている医療同意について勘案し、半田版ガイドラインでは身元保証等のない方の判断能力がない場合については、医療・ケアチームが医療の妥当性・適切性を判断して、患者にとって最善な治療方法をとることを基本とすることとした。また、

本人が同意できない状態であっても、本人がこうしてほしいと言っていたという医療行為に対しての推定的承諾が治療判断の根拠となると考えた。推定的承諾を担保する情報を本人の在宅生活を支えるケア関係者が医療機関に提供し、医療チームと協働することが重要であることを再確認し、本人が元気なうちに終末期の医療や介護方法等について話し合い、可視化することが必要と再認識した。

7 半田版「私の事前指示書」

　本人が意思表示できなくなった時に、ケア関係者がそれまでの本人の生活歴や本人の思い等を代弁することはあったが、そのことと医療同意の代理をすることとの混乱も見られた。このような混乱を避けるためにも、本人の意思表示を残しておくことは非常に大切なことと認識し、半田版ガイドラインと共に半田版事前指示書「私の事前指示書」を作成することとした（**資料1～4**）。

　「私の事前指示書」は、①代理判断者の選択、②終末期に望む医療処置と望まない医療処置、③残された人生を自分らしく過ごすために望むこと、以上、3項目を具体的に記載できるようにした。

　①代理判断者の選択とは、自分に代わって医療やケアに関する判断や決定をする人を記載することと説明し、氏名・住所・緊急連絡先を具体的に記載することとした。代理判断者は、身体状態や周囲の状況、あるいは医学の進歩を考慮して、その時の本人にとって最善の利益を判断してくれる人とした。

　②終末期に望む医療処置と望まない医療処置とは、病気が治る見込みがないにも関わらず実施される延命治療についての希望を記載することとした。延命治療をしないということに関して、すべての医療処置やケアを止めることではなく、快適な日常を送るケアや苦痛を取り除く点の治療は必要であることを明記し、具体的に希望する治療やケアを記載できるようにした。

　③残された人生を自分らしく過ごすために望むこととは、残された人生を自分らしく充実したものとするために、家族や医療介護をする人に尊厳をもって行ってほしいことを記載することとした。具体的に自分の希望を書けるようにするとともに、苦痛を和らげるための緩和ケアの希望や療養の場所の希望等を選択項目にし、記載することに難しさを感じないよう工夫した。

　事前指示書を記載することだけが目的ではなく、自分の意思を伝えておくことの大切さ、また、気持ちは変化して当たり前なので、事前指示書を書き直すことや定期的に見直すことの大切さ等、事前指示書作成にあたっての留意点を明記したことも半田版事前指示書の特徴

であると言える。

　事前指示書に法的な拘束力はないが、将来の意思決定能力の低下に備えて、本人や家族がケア全体の目標や具体的な治療や療養について話し合う過程、アドバンス・ケア・プランニング（ACP）が大切である。その取り組みの1つとして半田市内の病院や施設に「私の事前指示書」を置き、折に触れ記入を勧める取り組みが始まった。

8　ガイドライン・事前指示書作成後の課題

　2014年9月に半田市役所のホームページにガイドラインを掲載し、誰でもガイドラインにアクセスできるようにしたり、事前指示書を医師会の協力を得て市内の医療機関に設置し、受診の際に手に取れるようにする等、医療や介護の専門職はじめ半田市民への啓発活動を行ったものの、身元保証のない方の転院や施設入所がスムーズになったかといえばそうではなかった。身元保証がない方の入院・入所に関する地域包括支援センターへの相談は継続的にあり、入院・入所が困難な事例もあった。

　ガイドライン作成後2年半が経過したころ、居宅介護支援事業所のケアマネジャーから地域包括支援センターへ、本人の粗暴行為により入所している施設から退所勧告を受け対応に苦慮しているという内容の「支援困難事例」の相談があった。ケアマネジャー支援を行う中で、施設から本人への退所勧告にどう対応するのかよりも、契約能力のない本人（知的障害があり要介護4の認定を受けている）が身元保証代行団体と契約したうえで施設入所をしており、当該団体の金銭管理が不透明であることが一番の課題であることがわかった。

　事例に関わる医療・福祉の専門職が、ガイドラインの存在はもとより成年後見制度の活用のしかたもよくわからず支援を行っていたこと、また病院や施設の都合を最優先にしたことにより本人の「権利」を著しく侵害する事態となっていたことが一番の課題であることがケア会議を重ねる中で確認された。

　事例には急性期病院の医療ソーシャルワーカー、知的障害者入所施設の社会福祉士、住宅型有料老人ホームの管理者（看護師）、居宅介護支援事業所の主任介護支援専門員等の様々な専門職が関わっていた。本人に関わる専門職が制度の利用方法がわからないまま支援していたことや医療・福祉の地域間連携ネットワークを構築できなかったことが本人の権利を侵害する事態を引き起こしている一番の要因となっていると考えられた。

　この事例を通して共有した課題を「地域課題」としてガイドラインに反映させることがガイドラインの活用にもつながると考え、この事例そのものと事例からケアチームが学んだ内容を具体的にガイドラインに追加することとした。

　ガイドラインへの具体的な追加内容は、事例そのものと「身元保証代行団体を利用する場

合に気をつけること」という身元保証代行団体を利用する際の具体的な留意点についてである。また、事例の中に成年後見制度を活用する際の具体的な課題も記載し、課題への対応方法として地域でそれぞれができることを考え、連携することが必要であることも盛り込んだ。

事前指示書やガイドラインを作成しただけでは身元保証等のない方の入院や入所、終末期ケアに関する課題は解決しない。ガイドラインを作成したものの事前指示書や半田版のガイドラインがあることを知らない医療・介護の専門職が多く、まずは支援をする専門職が事前指示書をどのように使用するのか、また、ガイドラインの存在を知る機会をどのようにつくっていくかが作成後の大きな課題である。

個別の事例を通し、事前指示書やガイドラインを普及啓発することには限界があるかもしれない。だが、ガイドラインを改訂するきっかけとなった事例のような「個別の事例」を通し、学ぶべきことは多くある。半田で作成したガイドラインや事前指示書は個別の事例を丁寧に分析し、「個別課題」を「地域課題」としてとらえることで作成できたものだと考える。

今後は、講演会等で多くの市民や専門職に普及啓発をするとともに、個別事例から地域課題を抽出できるようなケア会議を継続して行っていきたいと考える。そして、事例から学ぶべき点をガイドラインに反映し、高齢者でも障害者でも身寄りがなくても「誰もが自分らしく暮らせる町　半田」を目指す取り組みを継続していきたい。

●参考文献
・池田恵利子（2016）『あなたの悩みを解決できる成年後見』第一法規
・日本弁護士連合会（2011）『医療同意能力がない者の医療同意代行に関する法律大綱』
・一般社団法人愛知県医療ソーシャルワーカー協会（2015）『医療ソーシャルワーカーのための保証人不在者対応マニュアル』

資料1

人生の最期は誰もが必ず迎えること
自分の最期の思いを「事前指示※」で伝えましょう

※**事前指示とは**：意思表示をする能力のある方が、将来、その能力を失った場合に備えて、終末期医療に関する意思を事前に他者へ伝えておくこと。

　人生の中には「突然の病気や事故」、「認知症」などで、「自分のことを、自分で決めることができなくなってしまう」ことがあります。
　あなたが自分らしく最後まで生きるため、事前に自分の終末期医療について考え、ご家族と話し合うことが大切です。

　私たちは、自分の考えや価値観によって物事を自分で決めて生活しています。しかし人生の終わりの場面では自分の意思が伝えられず、家族や医療・介護関係者が本人に代わって延命治療など、終末期医療への治療方針を決めざるを得ない場合がしばしばあります。
　自分のことを自分で決めることができるうちに、ご家族など親しい方々と相談し、事前指示書を書いておきましょう。この事前指示書は、自分の意思を伝えることができなくなった時に、"どうしてほしいのか"ということを、ご家族をはじめ、親しい人々に伝えることができ、自分らしい最期の生き方を選択することに役立ちます。

事前指示の内容には以下の内容を記しておくと良いでしょう。

①あなたに代わって、あなたの医療やケアに関する判断・決定をして欲しい人
②望む医療処置・望まない医療処置
③残された人生を『自分らしく過ごす』ために望むこと

　ご家族の皆さんと、話し合う機会を持つことは、あなた自身にとってだけでなく、ご家族にとっても意味のあることです。自分が「死に逝く」状況を想像することは気の重いことかもしれませんが、それは家族同士がより深く理解し合うことにもつながり、お互いの絆を強めることにもなります。

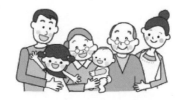

資料2

★事前指示書作成にあたっての留意点

* 事前指示書を記載することだけが目的ではなく、ご家族など大切な方々と自分の最期の時について十分話しあうことが大切です。かかりつけ医師にも相談しましょう。

* 事前指示書は現時点で、書けることだけを書いてください。あなたの考えや気持ちを、ご家族をはじめとする親しい人々に伝えることができるように記載してください。

* 人の気持ちは揺れ動き、また周囲の状況や病状によって変化します。気持ちが変わった場合には、事前指示書を書き直してください。また、定期的に見直すことも大切です。

* 署名した事前指示書は、誰かが見つけることができる場所に保管してください。また、かかりつけ医師や入院が必要となった際への治療に対する事前指示として提示すると良いでしょう。

○現在、日本において、医療に関する事前指示に法的強制力はありません。
　しかし、医師をはじめとする医療従事者や介護従事者は、事前指示（本人の意思）を基本にしたうえで治療に関する方針を決定しています。

○本人の意思・事前指示が不明な場合⇒原則として標準的医療（生命の利益となる延命治療）を実施します。

○**自然で平穏な終末期を望む場合は、本人の意思表示（事前指示）が必要です。**

半田市地域包括ケアシステム推進協議会
お問い合わせ先
半田市福祉部保健センター
電　話：0569-84-0646
FAX：0569-24-3308
E-mail：hoken-c@city.handa.lg.jp

資料3

私の事前指示書

① 代理判断者の選択

自分に代わって、自分の医療・ケアに関する判断や決定をする人を記載

※代理判断者は、身体状態や周囲の状況、あるいは医学の進歩を考慮して「その時のあなたにとって最善の利益判断をしてくれる人です。

「私が自分自身で、医療・ケアに関する判断・決定ができなくなった時、以下の人を代理判断者とします。」

第1判断者	
氏名	（続柄　　　）
住所	
電話	（緊急連絡先）

第2判断者	
氏名	（続柄　　　）
住所	
電話	（緊急連絡先）

② 終末期に「望む医療処置」と「望まない医療処置」

病気が治る見込みがないにもかかわらず実施される「延命治療」について、「何を希望するか」を記載

※延命治療とは、人工呼吸器・心肺蘇生術（心臓マッサージや人工呼吸）・人工的水分栄養補給（点滴、経管栄養、胃ろうなど）・人工透析・大手術など、延命に関わるもの全てを指します。助かる見込みのある救命治療は含まれません。

※「延命治療をしない」ということは、すべての医療処置やケアをやめることではありません。「快適な日常ケア」や「苦痛を取り除くための治療」は必要です。

「私の病気が治る見込みがなく延命治療が単に死期を延長させるだけの手段であると医師が判断した場合、私は以下について希望します」

⬇　（いずれかを選んでください）

☐ 私は延命治療を受けたい。

☐ 私は延命治療を受けたくない。

☐ その他の希望すること

．．

．．

．．

資料4

③ 残された人生を『自分らしく過ごす』ために望むこと
　残された人生を自分らしく充実したものとするために、家族や医療介護をする人に尊厳をもって行ってほしいことを記載

↓　（希望するものすべてを選んでください）

- ☐ 私は「苦痛」のある状態を望みません。苦痛を和らげるための十分な処置や投薬をしてください。
- ☐ 可能であれば、自宅で療養し、自宅で死ぬことを望みます。
- ☐ 私に苦痛と不快をもたらさない限り、日常ケア（ひげ剃り・爪切り・髪をとかす・歯磨きなど）をしてください。
- ☐ 私の知人・友人などに私が病気であることを伝え、私の元に訪れるよう頼んでください。
- ☐ 可能な時は、好きな物を食べさせてください。
- ☐ 可能な時は、誰かが側にいてください。
- ☐ 可能な時は、声をかけたり、手を握ったりしてください。
- ☐ その他希望すること

　　　　　　　　　　　　　　　　　　　　作成日　平成　　年　　月　　日

　　　　　　　　　　　　　　　　　　　　署名　　　　　　　　　　　　　㊞

第1章

第2節
医療機関と行政が一体となって取り組む「在宅看取り」の推進

 常滑市と常滑市民病院の連携始動プロセス

1. 常滑市と常滑市民病院の概要

　常滑市の人口は58,943人（2017年12月末日現在）で、そのうち15歳未満が8,759人（14.88％）、15～64歳が35,155人（59.74％）、65歳以上が14,962人（25.38％）であり、人口は微増傾向にある。

　常滑市民病院（以下、市民病院）は、常滑市において唯一入院病床を持つケアミックスの病院である（表1-2-1）。

　行政と強い連携を持ち、地域包括ケアシステムを病院主体で推進しているのは、倒産危機から脱し、再生していく過程での出来事が大きく影響しているからである。

表1-2-1　常滑市民病院概要（2015年5月新築移転）

外来患者	602人／日
入院患者	237人／日
病床数	267床
急性期病床	174床（7対1看護・稼働率89％）
回復期リハビリテーション病床	41床（稼働率99％）
地域包括ケア病床	45床（稼働率86％）
特定感染症病床	2床
健診センター・保健センターを合築	

2. 倒産危機にあった常滑市民病院

　2010年10月、片岡憲彦常滑市長は、「2015年5月に新病院を新築移転する」と記者会見で宣言した。しかし、その当時の市民病院は、累積債務15億円に達し、起債（借金）もで

きない状況だった。

　医師不足からくる医療機能の低下、患者離れ、さらなる赤字という負のスパイラル状態に加え、過去に2度、新病院建設計画が頓挫した歴史もあり、病院職員のモチベーションは低下していた。長年地域医療を担ってきたはずの市民病院は、「新病院不要論」まで囁かれるようになっていた。そんな中での新病院建設宣言は、市民から波紋を呼んでいた。

3. 病院職員と市民との「100人会議」

　2011年、新病院建設への理解をえるため、市民との直接対話の場である「100人会議」が始まった。「赤字病院建設の必要なし」「死人病院と噂されている」等、市民と病院職員の思いの違いに愕然となった。しかし、その後、24時間365日、二次救急を少ないスタッフで維持することの大変さや救急のコンビニ受診が医療者を疲弊させていることを伝えていった。市民と医療者の対話が進むにつれ、市民の批判や苦情は、応援の声に変わっていった。「100人会議」最終日、市民から「市立病院でなく、市民病院であることに意味がある。多機能型のスマホのような病院ではなく、通話機能のしっかりした病院を目指すべきで、『コミュニケーション日本一の病院』になれ」と言われた。その瞬間、病院理念（ビジョン）が決定した。

4. 病院理念『コミュニケーション日本一の病院』を実現する

　病院理念の柱は3つ。「顧客コミュニケーション」「スタッフコミュニケーション」「地域連携コミュニケーション」である。「地域連携コミュニケーション」の内容は、「地域の医療機関、介護福祉施設、行政などと連携し、一体となって、市民の皆さんが、健康で安心して暮らせる地域社会を実現します」である。これは、まさしく、地域包括ケアシステムを病院が主体となって推進していくことを指している。

5. 市民病院が推進する「地域包括ケアシステム」

　超高齢化・人口減少時代を迎え、地域包括ケアシステムの構築は、各市町村にとって喫緊に進めなければならない課題であり、市町村の実力がその成否を左右する。病院は、医療の専門職集団であり、人材の宝庫でもある。地域包括ケアシステムに病院がどう参画するかで、地域包括ケアシステムの推進状況や形が変わってくる。

　市民病院は、市民が安心して暮らせるまちづくりの基盤となることを期待され建設された。そして、地域包括ケアシステムへの参画は病院理念にも明示されている。しかし、常滑市（行政）からの情報は不足しており、どう取り組めばいいのかわからない状況だった。2016年4月より、当院の看護師長を行政機関（高齢介護課）に出向させた。目的は、地域包括ケアシステムの行政の動きを情報共有し、市民病院が積極的にサポートするためだ。以

後、高齢介護課に出向した看護師長（以下、出向看護師長）から、看護師長会で定期的（1回/週）に報告があり、地域包括ケアシステムの進捗状況、行政の動向がわかり、市民病院が、サポートすべきところがわかってきた。そして、病院理念である「コミュニケーション日本一の病院」「地域連携コミュニケーション」を実現するため、行政と連携し情報共有し、常滑市民病院は動き出した。

2 市民病院と市の連携

1. 連携のための基盤づくり

常滑市の「地域包括ケアシステム」構築のための重点取り組み事業は、4つある。
①医療と介護の連携推進
②認知症施策の推進
③生活支援・介護予防サービスの充実
④高齢者の住まいの整備
である。

常滑市では、2016年までは、①〜③までの事業を常滑市高齢介護課と地域包括支援センターが実施していくことになっていたが、人材不足のためか事業は進んでいなかった。しかし、高齢介護課に出向看護師長が配属されたことで、常滑市の地域包括ケアシステムに関わる課題が情報共有でき、飛躍的に事業が動き出している。その中でも、①医療と介護の連携推進、②認知症施策の推進、③生活支援・介護予防サービスの充実、については、主要な会議に副院長・看護局長・地域連携室看護師長が出席し、市民病院として主体的に関わること

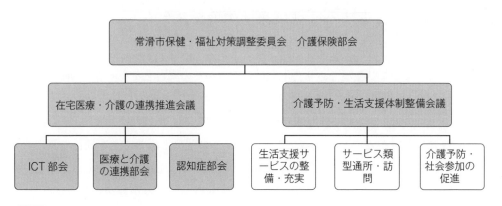

図1-2-1　常滑市の地域包括ケアシステム構築に関わる組織図

ができるようになってきた。また、「在宅医療・介護の連携推進会議」の下部組織である「ICT部会」・「医療と介護の連携部会」・「認知症部会」には、市民病院の看護師長や脳卒中リハビリテーション看護認定看護師・認知症看護認定看護師が出席し、各事業の推進役となり、実践につなげている（図1-2-1）。

2. 地域包括ケアネットワークの広がり

　市民病院が地域包括ケアシステムを推進していくために行っていることは多岐にわたる。実践的なところでは、地域カフェ・高齢者サロンや老人会、子育て支援センターでの看護師による出前講座や健康チェック、理学療法士・作業療法士による健康体操等である。また、地域ケア会議、安心生活検討会等にも参加し、地域住民の困りごとを含めた地域の現状把握に努めている。

　地域包括ケアシステムを推進するための活動を通じて実感しているのは、地域に出ていくほどに顔の見える関係性が広がり、多職種・地域住民と協働する力が強まってきているということである。病院から地域へ活動の幅を広げることで、福祉関係者・行政・地域住民との対話や交流が深まり、いつの間にかネットワークができ始めている。病院の中だけでは、決して見えなかった地域住民の抱える問題がわかるようになり、それが日々の看護実践に活かされ始めている。そして、地域包括ケアを推進する活動を通じて病院職員が、地域住民や福祉関係者から学び、病院の中だけでは決してわからない生活者としての地域住民の姿がわかるようになってきたのである。

3. 地域包括ケアシステムを推進するための現状把握

1）地域資源の把握

　高齢介護課は、2016年に「在宅医療と介護に関するアンケート調査」を実施した。対象は、市内の医療機関（医師会・歯科医師会・薬剤師会）・介護保険事業所・訪問看護ステーション等であった。内容は、医療機関には訪問診療や往診の状況、訪問看護ステーションには看取りの現状などで、全体としては多職種との連携状況や、共有したい情報について把握した。市民病院は、市内唯一の入院施設を持つケアミックス病院であり、それまでも市内医療機関・介護保険事業所・訪問看護とは連携をしていた。しかし、一人の患者を通しての連携であり、必要事項だけのやり取りに終わっており、まさに点の関わりだった。この調査で、地域資源の全体像の把握ができるようになり、点から線への関わりに変わる必要性を痛感した。

2）地域課題の把握

　常滑市「健康とくらしの調査」報告書（日本老年学的評価研究プロジェクト：2014）によれば、常滑市は、全国と比べて「認知機能低下者割合」・「口腔機能低下者割合」が高く、

「グループ活動への参加意欲がある者の割合」が低いことがわかった。調査結果は看護師長会・主任会で共有した。その結果、在宅看取りだけでなく、認知症サポートチーム・摂食嚥下チームなどの病院内チーム活動の場が地域に広がっていくようになった。

4. 地域包括ケアシステム推進のための顔の見える関係づくり

出向看護師長より、常滑市の地域包括ケアシステムへの取り組み状況が定期的に報告されるようになると、病院の人財を活かして事業を推進し、顔の見える関係づくりを構築しようという動きが高まっていった。

1）市民病院と地域の医療・介護機関、行政の代表者の連携

在宅医療・介護の連携推進会議の委員として、市民病院からは副院長兼地域連携室長の医師・看護局長・地域連携室看護師長、行政からは高齢介護課長・出向看護師長、地域の医療・介護の代表として三師会（医師会・歯科医師会・薬剤師会）の代表、訪問看護ステーション、介護保険サービス提供事業所、地域包括支援センターが選出された。月1回の定例会では、地域包括ケアシステム構築における常滑市の課題が提起され、情報共有し、各機関に報告された。本会議の下部組織である「ICT部会」「医療と介護の連携部会」「認知症部会」のメンバーとして、市民病院の看護師長が定例会に参加し、事業運営に関わっていった。「医療と介護の連携部会」では、地域連携室看護師長が中心となり、出向看護師長と協働しながら、様々な事業の企画、運営に着手した。

「常滑市介護予防・生活支援体制整備会議」にも、地域包括ケアシステムの全体像を見渡し、地域課題を把握するために病院も参加したいとの要望があり、看護局長、地域連携室看護師長、出向看護師長が参加した。

2）市民病院・居宅介護支援事業所・訪問看護ステーションとの連携

市民病院と特別養護老人ホームや老健施設などの近隣施設との間では、定期的に連携会議を行っていたが、介護保険事業所、訪問看護ステーションとの連携の場はなかった。在宅医療・介護を推進するとともに、患者を地域で支える介護保険事業所、訪問看護ステーションとの連携強化を目的に、2015年4月から市民病院と居宅介護支援事業所、訪問看護ステーションとの「在宅支援連携会」を、2016年4月からは病院看護師と訪問看護ステーション看護師との「看看連携会」を発足し、定期的に会議を開催していった。

3）三師会（医師会・歯科医師会・薬剤師会）との連携

常滑市では病院と地域包括支援センターの主催で、2013年からリレーションシップ協議会を年2回開催していた。リレーションシップ協議会とは、市民病院と介護保険事業所、訪問看護ステーション、地域包括支援センター、行政等での多職種連携会である。しかし、このメンバーに三師会は入っていなかった。在宅医療・介護連携推進事業を進めるにあたり、中心的な役割を果たす地域の三師会との協働関係の確立は極めて重要である。そこで、高齢

介護課と病院から三師会へ働きかけ、2016年よりリレーションシップ協議会のメンバーとなった。協議会終了後の懇親会も病院と行政が企画・運営し、医療・介護関係者が現状や課題を共有すること、日常的に相談のできる顔の見える関係性が構築され始めていった。

4）病院看護師の地域活動から、地域住民との関わりで見えてきたもの

出向看護師長を通して、地域包括支援センターや福祉・介護事業所へ情報提供した結果、それぞれが運営する地域カフェや高齢者サロン、老人会等から出前講座の依頼が来るようになった。出前講座では、認定看護師を中心に、病院の看護師や理学療法士・作業療法士も講師として参加し、地域住民とつながりを持った。出前講座のテーマは「認知症、脳卒中、摂食嚥下、救急対応、がん、ACP（アドバンス・ケア・プランニング）※」等、様々であったが、「白衣を着た病院の看護師さん」が地域に出ることで、「市民病院の看護師さんがこんなところまで来てくれるんだね」と、地域住民の方々との会話が弾んだ。また、病院看護師も地域で暮らす高齢者の姿から、生活者として患者をみる視点が養われていくという副次的効果もあった。

3 多職種で取り組む在宅看取りの推進

1. 常滑市における在宅看取りの現状

常滑市は、10市町（5市5町）で構成された知多半島医療圏（二次医療圏）にある。厚生労働省が示す「在宅医療にかかる地域別データ集」によれば、知多半島医療圏における常滑市の在宅死割合（自宅死・老人ホーム死）は、2014年では、10市町中9番目に低く、2015、2016年は共に7番目と低い状況が続いていた。在宅死割合が低い要因をアンケート調査や実態調査から概観すると、「訪問診療を行う医師が少ない」「開業医間のネットワークの未整備」「訪問看護ステーションの不足」「老人ホームの不足」「地域住民の普及啓発不足」等があることがわかった。常滑市は、在宅医療・在宅看取りを支えていく環境に乏しい状況にあったが、病院の中だけではそれすらわからなかった。市民病院の看護師長が行政機関である高齢介護課に出向したことでこれらの情報が共有でき、在宅看取りでの問題点が明確になってきた。

2. 在宅看取りにおける市民病院の役割と体制整備

在宅看取りを推進していくために基本となるのは、本人の選択と本人・家族の心構えであ

※ACPとは、将来の意思決定能力低下に備えて、ケア全体の目標や今後の治療・療養について、患者・家族と医療従事者があらかじめ話し合う自発的なプロセス

る。それを支える病院の医療従事者が、「在宅は無理だ」との固定観念を持たず、本人と家族の意思を尊重し多職種で支えていく体制づくりが必要だった。院内では、ACPチームが立ち上がり、議論しながらACPマニュアルの作成にあたった。そして、一度は、在宅看取りを決心しても揺れ動く本人と家族の気持ちに寄り添えるように、気軽に相談できる窓口を設置した。それが、「がん看護外来」である。がん看護外来には、がん関連の認定看護師を複数配置した。がん看護外来は、月60件の相談数があり、必要時、診療報酬加算の有無に関わらず、訪問看護も実践した。在宅看取り推進のための体制整備では、地域連携室も大きな役割を担った。在宅での看取りが困難になった時には、いつでも市民病院が受け入れ可能である、と患者・家族はもとより、開業医、地域の訪問看護ステーション、老人ホーム、介護老人保健施設にも働きかけた。

3. 市民病院から発信する在宅看取りにおける連携のあり方

市民病院の看護師長が行政に出向しわかったことは、行政は、地域包括ケアシステムを推進していくための地域資源についての多くの情報を持っていることである。反面、行政は、専門機関（特に病院などの医療従事者）への情報発信について遠慮があるということもわかってきた。地域包括ケアシステム推進のためには、「医療と介護の連携」が不可欠となる。しかし、行政は病院に対し、「専門性が強い分野であり業務分野も違うために様々な依頼が難しい」と感じているようだった。それならば、市民病院から「私たちが地域包括ケアシステムの推進役になります」という明確なメッセージを示し、病院の豊富な人材を活用して、地域の多職種へ、そして地域住民へ発信していくことが有効であると考えた。医療と介護の連携において、介護職からは医療職への連携のしづらさを感じている場合が多い。だからこそ、病院から率先して在宅看取り推進のための会議や研修会等を通じて発信していく必要がある。地域への情報発信の方法は、病院からだけでなく、行政の地域力を活用することで広報活動が効果を上げた。

4 在宅看取りを推進する具体的活動と住民・専門職の有機的連携体制づくり

1. 医療職・介護職への研修の実施

1）看取りに関する多職種研修会の開催

在宅看取りを積極的に行っている在宅医を講師に招き、多職種研修会を以下のように開催した（表1-2-2）。

両日とも会場に入り切れないほどの多くの参加者があり、関心の高さが感じられた。

表1-2-2

開催日	テーマ	講師	参加者
2016年9月1日	看取りの技術と在宅緩和ケア	いしが在宅ケアクリニック院長：石賀丈士医師	166名
2017年7月6日	在宅医療とアドバンスケアプランニング	いきいき在宅クリニック院長：中島一光医師	151名

　研修会終了後の参加者の感想では、「日々死につながっている現場にいながら『看取り』について深く考えていなかった。講義を聴いて、それぞれの利用者さんに寄り添っていきたい（介護職）」「事例を通して、最期までその人らしく生きることを支える在宅医療の実際を知ることができ、在宅看取りに対するイメージが大きく変わった（病院スタッフ）」等の声が聞かれた。職種によって看取りへの関わりの頻度は異なるが、それぞれの立場でできる関わりを考える機会になり、在宅看取りを推進させる研修となった。

2）看取りに関する多職種連携会の開催

　様々な多職種連携会で「看取り」「ACP」をテーマに現状把握と課題の抽出、解決策を検討した（**表1-2-3**）。

表1-2-3

開催日	会議名	テーマ	方法	参加者
2015年12月8日	リレーションシップ協議会	在宅で最期を迎えるためには	講義 グループワーク	72名
2016年9月7日	地域入所施設との連携協議会	施設での看取りの現状と問題点	講義 グループワーク	48名
2016年11月2日	在宅支援連携会	在宅看取りについて考える	講義 グループワーク	34名
2016年12月1日	リレーションシップ協議会	在宅での看取りを考える	講義 グループワーク	100名
2017年5月19日	地域入所施設との連携協議会	ACP（アドバンス・ケア・プランニング）をはじめよう～もしもの時の話し合いをしよう～	講義 グループワーク	40名
2017年6月1日	リレーションシップ協議会	ACP（アドバンス・ケア・プランニング）をはじめよう～もしもの時の話し合いをしよう～	講義 グループワーク	109名
2017年7月5日	在宅支援連携会	ACP（アドバンス・ケア・プランニング）をはじめよう～もしもの時の話し合いをしよう～	講義 グループワーク	35名

　各会では、講師を招いた研修での知識を共有後、事例を通してグループワークを実施した。参加者は、実際に在宅看取りに関わっている在宅医や訪問看護師はもちろん、在宅看取りに関わったことのない歯科医師や薬剤師、行政の職員など様々であったが、誰もが「死」

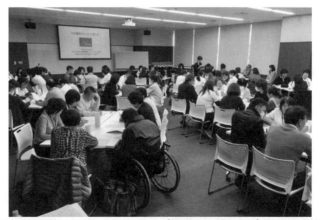
2017年開催、リレーションシップ協議会のグループワークの様子

について考え、在宅看取りを推進するための解決策を導き出した。

　参加者の感想では「ACPについて知らなかった。なかなか難しい問題で答えは出ないと思うが、お互いの信頼関係の構築が大切であると実感した（在宅医）」「歯科の分野では終末期の話はほとんどしないのでとても勉強になった（歯科医師）」「とても考えさせられる内容だった。薬剤師として患者さんご家族により添いたい（薬剤師）」「在宅医と看取りについて話せる機会はとても貴重（訪問看護師）」「ACPをきっかけに家族間や医療従事者のコミュニケーションが広がればいい（介護支援専門員）」「高齢化社会であり、在宅看取りはまさに直面している問題なので、今後も考えていきたい（行政職員）」等、多数の意見が聞かれた。

　参加者それぞれが、患者や利用者のことだけでなく、自分や家族のことを考えるきっかけになり、人生の最終段階についての意識変化があった。多職種が抱える各々の看取りに関する問題を共有することで、お互いの職種間の理解が深まり、それぞれの立場でできる支援について考える機会となった。

2. 介護職・福祉職に向けた「看取り研修会」の開催

　介護職・福祉職は、医療職と比べて看取り経験が少なく、看取りに不安を抱えている場合が多い。そこで、がん関連の認定看護師が中心となり、介護職・福祉職に向けての研修会を企画・運営した。研修会の内容は、死の定義や臨死期の身体の変化、家族の支援等、看取りに関する知識向上を目的としたものとした。

　参加者の感想には、「終末期に起こる身体の変化を聴き、これまで亡くなられた方たちと一致していた。看取り介護に向けて様々な変化に気づき、もっと勉強していきたい」「看取り期に入った方に対し、ただ痛み苦しみがないようにするだけでなく、本人、家族が何を望むかを考えながら寄り添っていくことが大切だと感じた」「死についてはなかなか話しにくいが、ACPの考え方を浸透させていくことはとても大切だと思った」「看取りはチームで行

表1-2-4

開催日	タイトル	参加者
2016年	最期まで、命かがやいて ～住み慣れた地域であなたらしく生きるために～	300名
2017年	みんなで暮らそう輪！笑！和！ ～住み慣れた地域であなたらしく生きるために～	200名

うもの。その中で自分にできる役割を考えたい」等があり、効果的な研修となった。

3. 地域住民への普及啓発

在宅医療・介護の連携が円滑に進んでいくためには、医療・介護関係者の連携・努力だけではなく、何よりも患者や家族が在宅医療について理解し、選択することが基本となる。国の動向と同じく、常滑市においても医療・介護の支援が必要となる高齢者が増加することが見込まれている。在宅看取りの少ない現状にある常滑市においては、地域住民への啓発活動が喫緊の課題であり、在宅での療養介護について理解を促していくことが必要になっていた。そのため、市民病院と行政とが協働し、市民公開講座や地域サロンや老人会での出前講座を開催した。

1）市民公開講座の開催

在宅医療・在宅看取り推進を目的に市民公開講座を開催した（表1-2-4）。

2016、2017年とも在宅医療、在宅看取りを専門とする医師の講演会を開催した。加えて、2016年は多職種が参加して、今までの「病院中心での死」と「地域包括ケアシステムの中での在宅死」を描いたミニドラマを手づくりで撮影し上映した。

参加者（市民）の感想は、「自分の最期を考えるよい機会となった」「常滑市では在宅看取りが当たり前になるようにしたいと思った」「地域の人が意識を変え、まちぐるみで看取りができるといいと思う」「在宅ケアの素晴らしさがよくわかった。私も在宅で最期を迎えたい」「常滑市で在宅ケアをしている先生がいるのかな？」「親の介護中でこの先のことを悩んでいたけど、講義を聴いて最期まで自宅でみてあげたいと思った」「23年前に亡くなった親を、最期に病院に連れて行ったことを悔やむ」「必ず来る死、生きていてよかったと思える死に方をしたい」「人生の最期について考え方が変わった」「子どもたち命の大切さを教えたい」「まずは母親を在宅で看取ってあげたい」等、在宅看取りに対して前向きな意見が多数聞かれた。

市民公開講座に参加された市民には、在宅看取りについて考える機会となったが、参加者の中心が70歳代と高齢者が多く、若い世代の参加が少なかった。高齢者自身の意識の変化も必要であるが、介護を担う若い世代にも、今から一緒に考えてもらう必要があり、若い世代へのアピール方法が今後の課題として挙がった。

市民公開講座（2016年開催）
『最期まで、命かがやいて　～住み慣れた地域であなたらしくいきるために～』

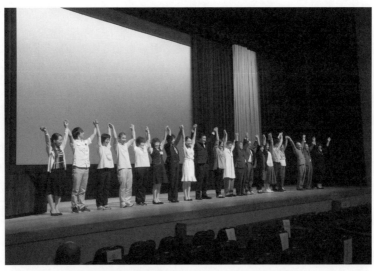

在宅看取りを支える地域の多職種とのカーテンコールの様子

2）認定看護師による終活・ACP推進の出前講座の開催

　市民病院の認定看護師は、かねてより地域活動を盛んにしていた。出向看護師長より、常滑市の在宅看取りが少ない現状から、介護福祉職への教育活動だけでなく、コミュニティへ出向き、地域住民へ普及啓発活動が必要であると提案があった。その後、病院の認定看護師たちは、地域カフェ、高齢者サロン、老人会等へ、講師として出向くようになった。テーマは、「終活のすすめ～ACP（アドバンス・ケア・プランニング）をはじめよう～」だった。人生の最期に大切にしたいものは何かをカードゲームで導き出し、それぞれの死生観や価値観を大切にしながら、最期の時を考える機会とした。

　参加者の感想は、「自分の終末期を考えるよい機会となった」「エンディングノートを書いてみる」「今まで終活の話はまだ先だと思っていたが、考えなくてはならないと思った」「自分のことを考え、家族と話し合える、話題づくりに役立った」「今まで家族と避けがちな話題であったが、今日の講話をきっかけに話をしてみる」等の意見が聞かれた。

　出前講座を実施した認定看護師からは、「ACP普及活動は、病気になってから病院で考えるよりも、地域で元気なうちに考えていただくほうが受け入れやすく、効果があるのではないか」との声が聞かれた。

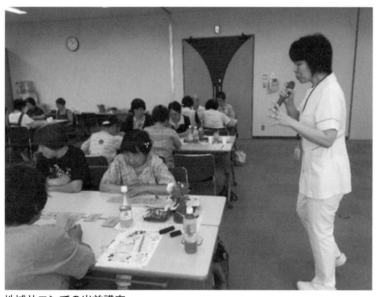

地域サロンでの出前講座

5 おわりに

　地域包括ケアシステムは、地域の特性を活かし地域資源を使い地域が主体となって創り上げていくものである。病院は多くの人的資源や医療に関わるノウハウを持ち、行政は制度・政策に精通し、地域の資源や地域住民のニーズを知っている。病院と行政が強いパイプを持ち協働していくことで、地域包括ケアシステム構築への推進力は増す。特に、在宅看取りは、医療分野がリーダーシップを持ち、地域の多職種を巻き込まなければ、在宅看取りを支えるための環境は整わない。

　今回、市民病院と行政が一体となって、在宅看取りを推進するための活動を行ってきた。行政の豊富な地域の情報と市民病院の人的資源をつなぎ、それを地域に発信していく過程で、顔の見える関係性が広がり、多職種・地域住民との連携と協働する力が強まってきている。

　市民病院の在宅看取りへの推進活動は、始まったばかりである。多職種連携教育・地域住民への普及啓発活動は活発化しているが、在宅看取り率の向上につながっているという結果はまだ出ていない。

　2018年2月、常滑市民病院は、「患者サポートセンター」と「訪問看護ステーション『きずな』」をオープンさせた。今後、これらが地域の拠点となり、在宅看取りを推進させていくだろう。そして、今後の取り組みとして、地域の子どもたちにも「ACP教育」を広めたいと考えている。

●引用文献
- 日本老年学的評価研究プロジェクト（2014）：常滑市「健康とくらしの調査2013」報告書
  http://www.city.tokoname.aichi.jp/_res/projects/default_project/_page_/001/000/798/kenkoutokurasi_saishuu.pdf（2018年3月1日閲覧）

●参考文献
- 角田ますみ（2015）「日本におけるアドバンスケアプランニングの現状―文献検討と内容分析から―」『生命倫理』25（1），p.57-68
- 厚生労働省（2017）「在宅医療にかかる地域別データ集」
  http://www.mhlw.go.jp/file/05-Shingikai-10801000-Iseikyoku-Soumuka/0000134262.pdf
- 富士通総研（2017）「在宅医療・介護連携の推進に際しての地域の看取りの状況について」
  http://www.fujitsu.com/downloads/JP/group/fri/report/elderly-health/chiiki-mitori.pdf

第3節
低所得者など生計困難者への在宅終末期ケアの取り組み
―吉祥院病院在宅医療部と看護小規模多機能型居宅介護の連携―

はじめに

　私たちが活動する京都市南区は、JR京都線の南にある行政区で、公益社団法人京都保健会吉祥院病院が位置するのは京都駅から西へ2kmの地点である（図1-3-1）。
　京都市の中では高齢化率は下から2番目である。工場が多く労働者の街であったが、廃業した工場の跡にマンションが建ち、若い人の流入があるために高齢化に歯止めがかかっている。非正規就業者率、低所得者世帯の割合が共に高く、生活保護率は京都市で2番目に高い

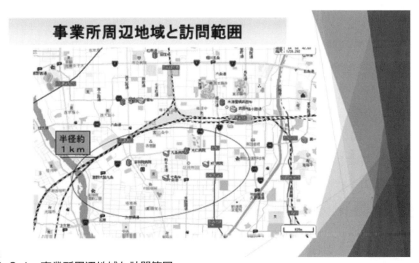

図1-3-1　事業所周辺地域と訪問範囲

地域である。

　居宅支援吉祥院病院の利用者の30％、吉祥院訪問看護ステーションの利用者の39％が生活保護受給者となっている。生計困難者が多く居住する地域での終末期ケアの実践報告として当院の在宅看取りの現状と看護小規模多機能型居宅介護（名称は「れんげそう」）との連携による看取りを紹介する。

2　吉祥院病院における終末期在宅医療の取り組み

　吉祥院病院は、地域包括ケア病棟44床の小規模病院である。2012年に病院の全面改装の時に在宅療養支援病院となり、訪問診療に力を入れている。在宅医療部の職員体制は、常勤医師3名、非常勤医師18名、常勤看護師6名、非常勤看護師3名となっている。365日訪問診療を行い、24時間オンコール体制を取っている。夜間のファーストコールは、看護師が対応し当番医へとつないでいる。2017年12月末で往診患者数は347名となり、重症者が多く、年間100名以上が死亡や施設入所のために入れ替わる激しい在宅医療となっている。図1-3-2にあるように2015年度は在宅での看取りが2014年度と比較して急増した。2016年度以降も年々増加し、2017年度は40名を超える勢いである。

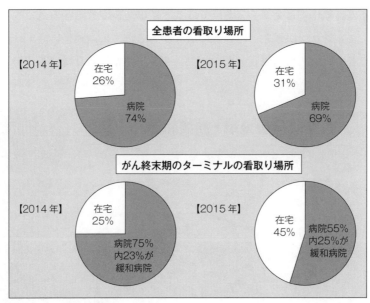

図1-3-2　看取り場所

団塊の世代が75歳となる2025年に向けて、政府が「病院から在宅へ」という政策を推し進めていることが背景にあるが、それだけではなく終末期の患者が人生の最期を自宅や施設で過ごしたいと希望する人が増えている。患者や家族のこの思いに応えることが地域の医療機関や介護事業所に求められている。終末期の在宅医療を支えるのは、在宅医療部以外に、吉祥院病院の地域包括ケア病棟、吉祥院訪問看護ステーション、看護小規模多機能型居宅介護「れんげそう」、居宅支援吉祥院病院などの事業所がある。

　2011年4月～2016年9月までのがん終末期の患者111例を検討した。図1-3-3に「看取りの環境」を示す。

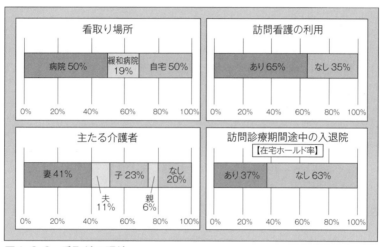

図1-3-3　看取りの環境

　在宅での看取りは増えているが、がんの終末期の患者さんの在宅死は31％にとどまった。訪問看護の利用率は調査時点では65％だったが、現在はがん終末期の患者にはほぼ全員訪問看護が入るようになった。終末期の訪問看護の役割に対する社会的評価が定着したと思われる。主たる介護者は妻が4割以上を占めたが、介護者のいない独居患者が全体の20％を占めた。

　在宅ホールドとは、亡くなるまで一度も入院しないか、最期の場面だけ入院となってもそれまでは入退院の繰り返しがないことと定義する。在宅ホールド率は63％であり、これだけの割合の患者が入退院の繰り返しをせずにすんだ。在宅ケアの質が向上したと思われる。

　図1-3-4に示したように、希望と実際の看取り場所が一致した患者は74％であり、これは、京都市が病床に恵まれた地域で、緩和ケア病棟が普及してきたことが原因と思われる。その一方、図1-3-5にあるように、在宅での最期を希望した55名のうち、それが可能だったのは32名（58.2％）にとどまった。独居で在宅生活の継続が困難となる場合や、介護者

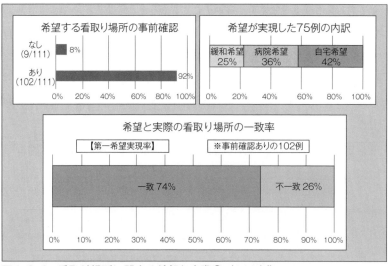

図1-3-4　看取り場所に関する希望と実際①（111例）

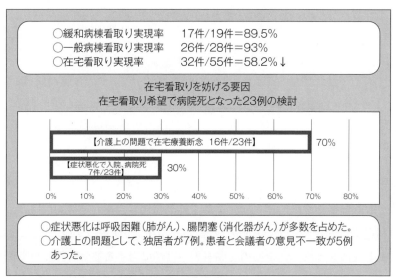

図1-3-5　看取り場所に関する希望と実際②

が断念する場合など、介護上の要因が多くみられた。肺がんや消化器がんで苦痛が激しく、医療上の理由で入院となったケースもあった。在宅看取りを希望する患者をどうサポートするか、医師の緩和ケアのスキルアップ、チームとしての力量アップ、多職種連携の習熟などが課題である。

看護小規模多機能型居宅介護における在宅看取りの可能性

　2013年10月に、当院の1階に看護小規模多機能型居宅介護「れんげそう」を開設した。京都市初の開設であった。当初は重症の在宅患者のサポートが目的であったため、入退院の繰り返しや死亡により入れ替わりが激しいのが特徴であった。看護小規模多機能型居宅介護事業所は47都道府県すべてにあるが、2017年3月現在、全国で357事業所とまだまだ少ない事業である。

　看護小規模多機能型居宅介護「れんげそう」は訪問看護ステーションとの一体運営で、定員は29名、通い18名、宿泊6名となっている。訪問看護、訪問介護、通所、宿泊を併せ持ち、同一事業所内のスタッフで関わり、利用者のニーズに合わせ、柔軟な対応を行っている。日中は看護師が常駐しており、重度の利用者の受け入れも可能である。夜間は、訪問看護師が必要時緊急対応を行う。また、吉祥院病院に隣接しているため、異常時や急変時、早期に往診や外来受診につなげることが可能である。

　職員体制は、介護職員11名、ケアマネジャー1名、非常勤看護師1名と訪問看護師11名である。月平均利用者20名前後、平均介護度4前後、1日泊まり平均5名前後となっている。夕方迎えでの宿泊、日中の一時帰宅、夕食を食べてからの送りなど、柔軟な対応を行っているため、介護職員は、送迎・入浴介助・訪問介護・フロアの見守り・食事介助等に、いつもフル回転している。訪問看護ステーションとの一体運営であることのメリットは大きく、利用者さんに安心感を与えている。毎朝、看護師と介護職の合同ミーティングを行い情報の共有を図っている。

　開設当初は夜間の体制が1人であったため看取りは考えていなかった。しかし、様々な状況の利用者や家族と関わるなかで、「れんげそう」での看取りを希望される方が増え、その声に応える必要に迫られた。悩むことも多くあったが、試行錯誤しながら、2017年12月までに16名の看取りを行った。職員の学びとなった事例の一部を紹介する。

【事例1】　最期まで知的障害を持つ娘と在宅で過ごしたいと希望したA氏を、娘とともに看取った事例

・A氏、80歳代、男性。慢性閉塞性肺疾患の終末期、要介護4。知的障害を持つ娘（三女）と二人暮らし。

　訪問診療、訪問看護、デイサービス、娘の介護を受けながら在宅療養していた。既往疾患の悪化に伴い入院した際、在宅療養の限界を指摘され、施設入所の方向で話が進む。しかし、娘から訪問看護に『お父さんが施設に入所する方向で話が進んでいる。本人の希望を考えると家での生活を続けたい』と訴えがあり、「れんげそう」を利用し、

在宅療養を継続することになった。

　「れんげそう」の利用開始後、しばらくは穏やかに過ごされていたが、病状悪化に伴い不穏症状がみられ始めると、娘は不安が増強し、父の入院を希望した。

　しかし、本人は娘を残していくことが一番の気がかりであり、入院せずに娘と一緒にいたいと言い続けた。本人の意思を尊重した結果、「れんげそう」の利用を継続した。日中の明るい時間、看護師が自宅に訪問、夕方暗くなる前に「れんげそう」に戻り、一晩過ごすなど柔軟な対応を行い、本人・娘の不安軽減に努めた。そして最期の時を「れんげそう」で穏やかに迎えられた。

【事例2】　痛い医療行為を拒否する本人の想いを尊重し、仲間とともに看取ることができた事例

・B氏、90歳代、女性。アルツハイマー型認知症、腹部悪性腫瘍。要介護4。独居。

　兄弟とは絶縁状態。認知症があるため、同じ宗教を信仰する仲間が実質的には後見人の役割を担っていた。「れんげそう」の利用開始当初から食欲不振があり、腹部の悪性腫瘍と診断された。通所中心の利用であったが、病状の進行に伴いADLも低下した。住居はアパートの2階であったため、自宅と「れんげそう」の移動が困難となり、「れんげそう」での看取りを前提に長期宿泊に切り替えた。

　「れんげそう」に、宗教仲間が面会に来られては談笑し、B氏も喜んでいた。しかし、徐々にB氏が衰弱していく姿を目の前にすると、宗教仲間は状況が受け入れられず、入院治療を強く希望した。だがB氏は「痛いことは嫌」と医療行為を拒否するため、「れんげそう」での看取りを検討した。宗教仲間と主治医も含めたカンファレンスを繰り返し行い、本人の意思が尊重されるよう訴え続けた。その結果、「れんげそう」での看取りに合意を得ることができた。仲間には信仰していた宗教の本やCD、好きな食べ物を差し入れてもらい、自宅でいる時と同じ雰囲気で過ごせるよう心がけた。亡くなる前日まで、調子のよい時間には、他の利用者の側で穏やかな時間を過ごし、強い痛みや苦痛もなく、安らかに息を引き取った。

【事例3】　発達障害を持つがん末期の息子と認知症の母親の願いが叶えられた事例
　　　　　～同一敷地内にある医療機関だからできた密な連携～

・C氏、80歳代、女性。認知症、廃用症候群、要介護5。

　発達障害を持つ50歳代の息子と同居していたが、息子ががんの末期状態となり、吉祥院病院に入院した。C氏は重度の認知症があり、状況が理解できているか不明だった。息子は入院しても母親に会いたいとの気持ちが強かった。その思いに応えるため、C氏に「れんげそう」を利用してもらい、可能な限り、息子と面会できる環境を整え

た。
　利用開始目前に、息子の状態が悪化したため、二人が会える機会を持てるように、急遽サービス調整を行い、利用を早めた。毎日「れんげそう」のスタッフまたは、病院の看護師が息子の病室まで送迎し、短時間ではあったが二人の穏やかな時間を持つことができた。息子が息を引き取った直後、C氏は一時的に体調を崩されたが、今では元気に、「れんげそう」で施設入所を待機している。

【事例4】　劣悪な住環境であっても、柔軟なサービス提供で乗り越え、自宅で看取った事例
・D氏、90歳代、女性。認知症、高血圧。要介護5。独居。
　D氏の自宅は古い木造の家屋で、エアコンが故障しているため、夏季は扇風機、冬季はパネルヒーターで過ごしていた。近所に娘夫婦が住んでいるが、必要最小限の関わりしか持っていなかった。夏には炎天下に路上で転倒し救急搬送されたり、冬には土間で倒れたまま長時間放置され、低体温となっていることもあった。経済的な理由で、介護保険施設のショートステイは利用できないため、頻回な通所・訪問にて対応を行った。安否確認のために、21時頃の訪問も行った。状態が悪ければ、飲食物を持参し（通所利用での食事代削減のため）、水分・食事の補給を行ったり、夏季・冬季には通所利用を増やすなど、その時々で柔軟なサービス調整を行った。
　こうした「れんげそう」と自宅を行き来する生活は3年ほど続いた。徐々に認知症が進行し、コミュニケーションはほぼ取れないと思われていたが、こちらの呼びかけに、思いもよらない素敵な表情や返答をしてくれるようになり、安心できる関係が構築されていることを実感した。しかし、ある朝、いつも通り介護職員が訪問すると、布団の中でまるで眠っているかのような、穏やかな表情で亡くなられていた。まだ身体は温かく、介護職員の訪問を待って亡くなられたかのように感じた。

「れんげそう」での役割の1つとして、看取りがある。
以下に「れんげそう」での看取りの特徴をまとめた。
①「れんげそう」でも自宅でも同じスタッフが関わることで、安心した最期の時間を過ごすことができる（事例1，4）。
②「れんげそう」は生活の場の延長であるため、これまでの日常と大きく変化することなく最期の時間を過ごすことが可能であり、最期の時まで利用者と家族の思いに寄り添い、その人らしく生き切るための支援ができる（事例2，3）。
③その時の状況に応じて、通所・宿泊・訪問サービスを柔軟に提供しながら、自宅と「れんげそう」どちらでも生活を送ることができる（事例4）。

④「れんげそう」での生活支援は介護職が中心で、夜間は一人で対応しなくてはならない。そのため、医療・看護・介護との連携・協働がさらに重要である。

　ほとんどの介護職員は看取りの経験がなく、不安を感じていた。その不安軽減に一番有効であったことは、主治医や看護師を含めた多職種カンファレンスであった。多職種カンファレンスでは、病状の確認や今後どのように状態が変化していくのか、本人と家族の意向や連絡体制を確認し、介護職員の対応方法などを話し合った。その結果、どういう最期を迎えられるのか具体的にイメージできるようになり、介護職員の看取りに対する受け止め方に変化が現れた。

　多職種カンファレンスを繰り返し開催することで、利用者・家族の意思を再確認し、その時々の状況に応じた、終末期ケアプランを確認することができる。そのことが医療・看護・介護の連携強化へとつながった。

　看取りの過程を利用者、家族とどのように関わり信頼関係を築けたかが看取りの基本だと再認識することができた。その信頼関係や何かあったら必ず医師や看護師が来てくれるという安心感が、「れんげそう」での看取りを支えた。

　図1-3-6にあるように、内閣府による2012年の『高齢者の健康に関する意識調査』や2010年の『介護保険制度に関する世論調査』において、「どこで誰のケアを受けて死にたいか」を問うアンケートでは、「自宅あるいは高齢者住宅に住み替えて、生活の場で介護を受けたい」「自宅で最期を迎えたい」という答えが過半数を占めている。

　しかし、そのような希望がありながらも、わが国の在宅死亡率は13％前後で、8割近くの人が病院で亡くなっているのが現状である。2012年の京都府においても、医療機関79％、在宅14％、介護施設4.5％となっている。その理由として、「家族に負担をかけたくない」「自宅では緊急時にすぐ対応してもらえるのか不安だ」といったものが挙げられており、自宅での看取りに踏み切れない人も多い。

　しかし、わが国は地域包括ケアへと大きく転換した。医療機関の病床を増やすのではなく、在宅や介護施設などでの看取りを増やす方針を明確にしている。在宅ケアの専門職として、生活の場での看取りの質向上に、訪問看護師に求められる役割は大きい。医療と介護をつなぐ架け橋となり、多職種の要になることが求められる。

　看護小規模多機能型居宅介護は、終末期ケアにおいて大きな可能性を持っている。訪問看護との一体運営であること、24時間365日対応可能な在宅医療部と細やかな情報共有と密な連携ができることが大きな強みである。在宅療養を継続しながら、利用者の状態に合わせた柔軟なサービス提供を行い、家族の負担を軽減することで、住み慣れた地域での看取りをサポートできる。最期の場所を、自宅、「れんげそう」どちらを選ばれても対応することができ、病院か在宅か決められずに悩んでいる患者や家族でも「れんげそう」は受け入れが可

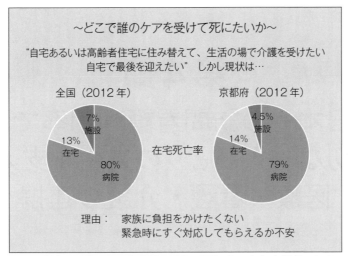

図1-3-6 「どこで誰のケアを受け、そして死にたいか」を問うアンケート

能である。

　私たちは、この恵まれた環境のなかで、多職種連携をさらに強化することで、「れんげそう」での終末期ケアの可能性が広がると考える。人生最期の時間をサポートできるチームとして、さらに研鑽を積み重ねていきたい。

第1章

第4節
日本一の訪問看護利用率で、大切な一人ひとりの人生を支える医療・看護・介護の連携

佐久総合病院の概要

　JA長野厚生連佐久総合病院（以下、当院）は、長野県東部に位置し（図1-4-1）、東信地域の高度医療と健康福祉の拠点を担う地域に密着した総合病院である。2次医療圏は佐久市、小諸市を中心に2市2郡・人口約21万人で構成されている。

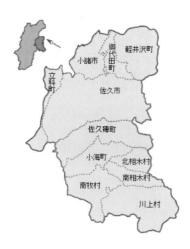

図1-4-1　東信地域の地図

　当院は1944年に開設され、「農民とともに」をスローガンに地域のニーズに応えながら、高度専門医療と地域医療の「2足のわらじ」を担ってきた。2014年3月、機能別に高度急性期機能を持つ佐久医療センター（450床）と慢性期・在宅医療・保健予防活動を行う当院（309床）との分割・再構築を行った。分割した2病院のほか、南部地域に小海分院（99床）、小海診療所があり、佐久病院グループとして3病院1診療所を有している。

当院の基本理念は、「佐久総合病院は『農民とともに』の精神で医療および文化活動を通じ、住民のいのちと環境を守り、生きがいのある暮らしが実現できるような地域づくりと、国際医療保健への貢献を目指します」であり、病院として地域づくりに取り組むことを使命としている。

　1959年、当時の院長（のちの名誉総長）故若月俊一医師が、取り組んだ八千穂村（現佐久穂町）全村健康管理活動・集団健康スクリーニングなど「予防は治療に勝る」「早期発見、早期治療」をモットーに保健予防活動にも力を注いできた。

　1947年より、地元の祭りに合わせて「病院祭」を開催し、最新の医療や疾病予防などを住民に向けて演劇・体験・パネル展示などを通じて啓発活動を行っており、来場者は毎年1万人を超えている。また、自治体が行う「健康と福祉の集い」などに参加し、地域に出ていくことが当たり前の文化を持っている。

2 命と暮らしに寄り添う地域ケア科

　当院の地域ケアの原点は、1945年に故若月俊一院長が始めた無医村出張診療にある。当時はボランティアとして、休日に農村に出かけていき診療を行うとともに、衛生教育といった啓発活動も行っていた。その後も南佐久郡下の診療所への医師派遣も行い、へき地医療・無医村の解消にも取り組んできた。

　当院の地域ケア科は、前身の在宅ケア実行委員会の活動を含めると1980年からの歴史を持つ。1988年10月より、高齢者の多い内科病棟を中心に、「できることから始めてみよう」を合言葉に、定期的な訪問診療のほか、24時間体制の①電話相談、②緊急往診、③緊急入院を3本柱とした在宅ケア活動を開始した。1994年10月に地域医療部が発足し、在宅ケア実行委員会の活動は地域医療部「地域ケア科」として位置づけられた。

　地域ケア科は「いつでも、誰でも、どこでも、必要な時に必要な医療サービスが受けられる」をモットーとし在宅医療サービスの提供を行ってきた。しかし、医療だけでは在宅療養者を支えることは困難であり、「暮らしに目を向ける」そして「支える」ことの重要性を認識してきた。そのため、他の医療機関や介護事業所・福祉施設・行政など様々な機関との連携を重要視してきた。

　現在、「佐久病院地域ケア科はいのちとくらしに寄り添い、対話とつながりを大切にした活動をつうじ、安心してくらせるコミュニティの文化を住民と一緒につくっていきます。」の理念のもと、訪問診療や訪問看護のみならず、住み慣れた地域で安心して暮らし続けられる地域ケア活動を展開している。訪問看護ステーションも、院内の組織図上、地域医療部地域ケア科の所属となっている。

3 佐久総合病院訪問看護ステーションの概要

　訪問診療を中心とする活動から始まった当院の在宅ケア活動は、1992年に3人の専任の看護師を配置し、組織的な訪問看護を開始した。1995年には当院第1号の訪問看護ステーション「うすだ」を開設、その後、地域別に6カ所の訪問看護ステーションを開設した。当院に併設した訪問看護ステーション「うすだ」以外は、地域のJA店舗や自治体の保健センターなどに併設し、他の保健福祉の関係機関とも連携しやすい状況をつくってきた。これらは、JAや行政など地域の意向も踏まえたものであった。

1. 訪問看護ステーション基本方針

　基本方針は、
　①人権を尊重し利用者様、ご家族に寄り添える訪問看護を目指します
　②看護の質向上と、自律（自立）した訪問看護を目指します
　③利用者満足の向上のため、地域に根ざした訪問看護を目指します
であり、一人ひとりの人生を大切にする訪問看護を目指している。

　2014年3月、当院は機能別に高度急性期病院である佐久医療センターと本院機能を有し、2次救急・回復期機能を持つ当院に分割再構築を行った。これを機に佐久医療センターからの医療依存度の高い利用者の紹介が増え、定期・緊急とも訪問回数が増加した。しかし、少人数で運営する訪問看護ステーションでは訪問看護師の負担が増え、受け入れが困難な状況が発生した。そのため、多様な要望に応えられるよう、2016年11月に、佐久市内4カ所の訪問看護ステーションを統合し、「佐久総合病院訪問看護ステーション」（以下、当訪問看護ステーション）を設立した。独立していた各訪問看護ステーションをサテライト化し、在宅での療養を望む患者や療養に不安を抱える患者の要望に対応できる体制づくりを行った（図1-4-2）。現在、訪問看護師が45名、理学療法士・作業療法士が専任で4名在籍している。

　医療依存度の高い利用者が多く、医療保険の機能強化型管理療養費1、介護保険の看護体制強化加算が認められ、年間延べ4万件の訪問看護を提供している。また、当院や佐久医療センターをはじめ、小海分院や地域の病院や開業医等に出向き、利用者の入院時の情報提供や状態確認・退院調整会議への参加など、積極的に退院支援に関わっている。

　当訪問看護ステーションの活動は、訪問看護の提供だけではなく、地域の事業所との契約による看護師の業務支援も行っている。
　①地域のデイサービスでの看護師業務
　②認知症対応型グループホーム入所者の健康管理の定期訪問・相談支援・変調時の緊急時対応

	2006年度	2007年度	2008年度	2009年度	2010年度	2011年度	2012年度	2013年度	2014年度	2015年度	2016年度
STうすだ	10,145	10,329	10,301	9,992	10,646	10,186	11,181	12,171	11,352	11,441	10,192
STのざわ	12,833	12,050	11,942	11,397	10,876	10,996	12,375	8,870	8,134	7,631	6,895
STやちほ	3,655	3,760	3,438	4,054	4,727	5,313	6,197	7,230	6,596	6,703	6,299
STこうみ	4,481	4,280	3,451	4,051	4,227	4,276	5,957	5,621	5,949	6,200	6,598
STあさしな	4,884	4,772	4,598	4,447	4,722	5,144	6,555	6,262	6,166	6,477	6,736
STひらね※1	0	0	0	0	0	0	0	3,453	5,423	5,202	5,951
計	35,998	35,191	33,730	33,941	35,198	35,915	42,265	43,607	43,620	43,654	42,671

※1 2013年7月にSTひらね開設。

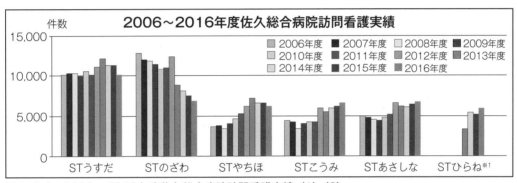

図1-4-2　2006〜2016年度佐久総合病院訪問看護実績（1）（2）

地域事業所を支援する活動は、単なるマンパワーの支援にとどまらず、共通の利用者の情報交換が業務中可能となり、ケアや処置が統一されるようになった。これらの活動は、様々な地域の機関との顔が見える関係が形成され、地域の看護師として信頼をえられるようになったと考えられる。

2. 訪問看護利用率、日本一

2009年の厚生労働省の調査により、高齢者人口1,000人あたりの訪問看護を利用している人数の割合が示された。全国の中でも当院のある長野県は22人で、最も訪問看護を利用している高齢者が多い。長野県内のどの地域が訪問看護を利用しているか分析していくと、佐久地域は高齢者人口1,000人あたり41.3人が利用しており、全国平均の2.5倍、長野県平均の1.8倍になる。また、このデータを当院のある臼田地域に限定すると52.0人となり、全国平均の4倍、長野県平均の2.5倍と高く、佐久は訪問看護が充実した地域モデルともい

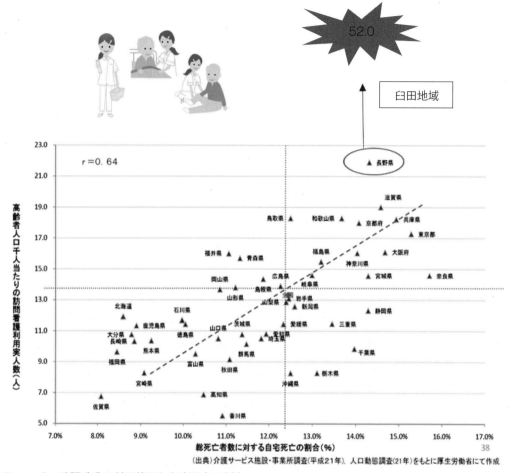

図1-4-3　訪問看護の利用状況と在宅死亡の割合
都道府県別高齢者人口千人あたりの訪問看護利用者数は約4倍の差がある（最多は長野県・最少は香川県）。高齢者の訪問看護者数が多い都道府県では、在宅死亡するものの割合が高い傾向がある。
〔出典　介護サービス施設・事業所調査（2009年），人口動態調査（2009年）をもとに厚生労働省にて作成〕

われている（図1-4-3）。

　訪問看護の利用状況をみると、機能別分割再構築を行ったこともあり、医療依存度の高い利用者の紹介が増え、年々増加している。また、訪問看護における看取り場所の動向をみると、医療機関での看取りが多数を占める中、在宅での看取り割合は40％を超えている（図1-4-4, 5）。

4　多彩な訪問看護ステーションの取り組み

　当訪問看護ステーションの対象は小児から高齢者まで、また疾患や障がいに関係なく医

	2015年度	2016年度	2017年度	合 計
自 宅	118	95	84	297
病 院	150	158	114	422
その他	15	13	8	36
計	283	266	206	755

図1-4-4　2015～2017年度における看取り場所の動向（1）（人数）

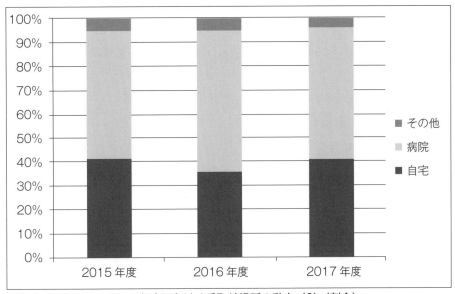

図1-4-5　2015～2017年度における看取り場所の動向（2）（割合）

　療、介護を必要とする方を対象にしている。サテライトを含めたステーションごとに常時、相談体制を取り24時間緊急時対応をしている。特に医療依存度の高い方やがんターミナルの方の紹介が多く、カテーテル類、人工肛門、持続点滴、持続皮下輸液、在宅酸素等の管理の割合が、医療保険では40～50％、介護保険では30％超えている。

1. 訪問看護師の教育

　訪問看護師には医療に関する幅広い知識や質の高い技術が求められるほか、接遇・コミュニケーション能力・調整能力など様々なスキルが求められる。看護師の教育には、病院内の看護師と同様にクリニカルラダーシステムによる段階に応じた研修を行っている。また、e-ラーニングや外部の専門的な研修（小児、リンパ浮腫、在宅支援リーダー研修等）などにより、訪問看護の基礎的な教育から専門性の高い教育まで充実した体制を整えている。また、2名の訪問看護認定看護師による学習会も実施している。このような研修体制が可能な

のは併設病院があり、多くのスタッフを抱える大規模な事業所であることも一因である。

また、当訪問看護ステーションの多くは地域に施設を置いているが、看護部の委員会組織に所属し、最新の医療や看護の情報を得るとともに、地域の状況を院内にフィードバックする重要な役割を担っている。

2. 訪問看護ステーションへのPNS導入

2014年に当院看護部は、パートナーシップ・ナーシング・システム（以下、PNS）を導入した。PNSは看護師が安全で、質の高い看護を提供することを目的に2人の看護師がペアになり、お互いの特性を活かし補完し合い毎日の看護ケアを提供していく看護方式である。

当訪問看護ステーションでは訪問看護ステーションこうみが2016年にこのシステムを導入している。PNS導入により、状態についてのアセスメント・医療依存度の高い利用者の処置、要介護度の高い利用者のケアの身体的負担・家族への対応など様々なことが、訪問看護師の不安解消、負担軽減につながっている。

今後、他のステーションでも導入予定である。

3. グリーフケアの取り組み

訪問看護を利用した方の多くは、死亡により利用が終了となっていく。しかし、亡くなられたことで看護が終了するのではなく、グリーフ（悲嘆）ケアとして遺族に関わっている。逝去時、家族とともにエンゼルメイクを行ったり遺族訪問・遺族会など、大切な人を亡くされた家族に寄り添うケアを実践している。

1）エンゼルケア

逝去後、出棺直前まで見られる「顔」は遺族にとって貴重なお別れの場である。生前の「その人らしさ」を取り戻すためのエンゼルメイクは、ケアの一環であると考えている。また、逝去直後の遺族に寄り添うことにより、グリーフケアにつながると考えている。そして施行者である私たち自身が「生」と「死」の境を感じなくなるとともに、生前のその人に戻っていくことに喜びや、やりがいを感じるようになっている。

2）遺族訪問

訪問看護で関わって看取りとなった方の遺族に対し、在宅・病院等看取り場所を問わず、49日を目安に遺族訪問を行っている。遺族の思いを傾聴することでグリーフケアになり、スタッフにとっては、ケアの振り返りの機会となっている。

3）遺族会

また、大切な家族を偲び、遺族同士のつながりをつくる場所として遺族会「故人を偲ぶ会」を2007年に立ち上げた（図1-4-6）。訪問診療や訪問看護で関わった遺族が対象となり、スタッフを含めると年間100名以上の参加がある。

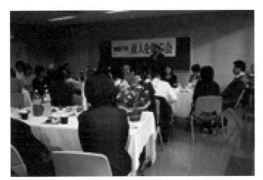
図1-4-6　遺族会「故人を偲ぶ会」の風景

遺族として参加した方からは翌年も参加したいとの希望もあり、ボランティアとして「ののはな会」と名前を改め、故人を偲ぶ会だけではない活動に幅が広がっている。

4. 地域の保健室「はぐみ」

　当院は、開設時より「農民とともに」の精神で地域に出向き、地域住民との「対話」を大切にする活動を進めてきた。地域ケア科の活動、健康管理部の活動などを通じて地域に出ていく活動は継続されていたが、病院の規模が大きくなるにつれて、地域住民とのつながりが薄れているように感じられた。また、地域包括ケアシステムの構築では、病院完結型医療から地域完結型医療への転換が求められている。地域完結型医療では住民同士のつながりが重要であるが、住民同士がつながる場も少なくなっており、老夫婦、独居、子育て世代の母親の孤立化なども問題となっている。

　このような状況の中、当院のある佐久市臼田地域での「まちづくり構想」が始まった。住民が立ち寄り、気軽に困りごとを相談でき、つながりをつくっていけるような場所をつくりたいとの思いから、2013年7月訪問看護ステーションひらね（現ひらねサテライト）事業所内に「まちの保健室」を試験的に開設した。

　その後、2015年4月、臼田商店街に場所を移し、地域の保健室「はぐみ」が誕生した（図1-4-7）。2016年10月からは、佐久市が開設した佐久市健康活動サポートセンター、通称「うすだ健康館」（図1-4-8）の運営を当院と地元NPO法人が共同で運営委託を受け、施設内で保健室を開催している。「うすだ健康館」も地域ケア科を主体に運営をしている施設である。

　当院の職員が話題提供をしながら、住民とお茶を飲みながら気軽におしゃべりができるサロン「佐久病院とお茶べり」も定期的に開催し（図1-4-9）、つながりを大切にし、安心して暮らせるコミュニティづくりを目指している。

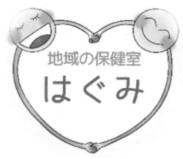

図1-4-7　はぐみマーク

「はぐみ」とは…　　　地域全体を包み込む（抱き込む）＝ハグする
　　　　　　　　　　　地域の方々と一緒に育む　　　　＝はぐくむ

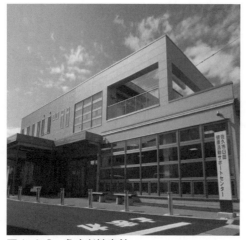

図1-4-8　うすだ健康館

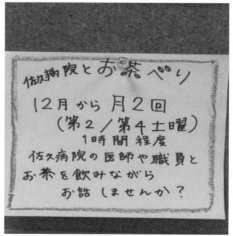

図1-4-9　「お茶べり」の案内

5. キッズケアチャレンジ活動

　地域ケア科では、訪問看護や訪問リハビリテーションを通じて、重症心身障害児（以下、重心児）との関わりも多い。子どもの体は年々成長するのに対し、両親は年齢を重ねていくため、必然的に介護負担が大きくなっていく。また、高齢者に比べ使えるサービスも少なく、介護をしている母親は孤立しやすい現状がある。そこで2012年、佐久の地域で重心児を対象に何ができるかを考えるため、福井県にあるオレンジホームケアクリニックでの日中一時支援「キッズケアラボ」への視察を行った。

　その後、近隣の特別支援学校保護者会との情報交換を行い、「日中預けるところが少ない」「レスパイトを受け入れてくれるところがない」等の課題が見えてきた。そこで、佐久地域の重心児対応に関わる問題を共有、検討できる体制づくりとして、佐久病院グループ重心児

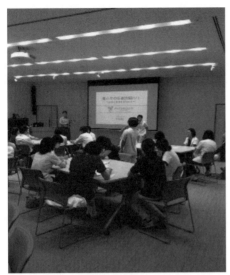

図1-4-10　学習会の風景　　　　図1-4-11　キッズケアチャレンジさくチラシ

対応プロジェクトチームの立ち上げを行い、重心児学習会を定期的に行った（図1-4-10）。また、オレンジホームケアクリニックによる「軽井沢キッズケアラボ」へのスタッフ研修派遣を行いノウハウを学んだ。

そして、2016年7月、佐久市で重心児日中一時支援イベント「キッズケアチャレンジ」を開催することができた（図1-4-11）。佐久市・当院・佐久医療センター・浅間総合病院などと共同開催となり、翌年より「キッズケアチャレンジさく2017」として開催している。参加した保護者からは「昨年参加して、今年の開催を楽しみにしていた」「安心して子どもと離れる時間が持て、たくさんの方に子どもを知ってもらういい機会でした」「たくさんの人と関わることができて、子どもも母も楽しめた」との多くの意見が聞かれた。

また、訪問看護を利用している重心児の両親より、「修学旅行」に行きたいという希望があり、同行し多職種で支援を行った。

このように、当訪問看護ステーションは、訪問看護活動のみならず地域での幅広い活動の場を持つことで、視野を広げながら地域のニーズを拾いあげている。

5　医療・看護・介護の多職種連携と協働

1. 訪問看護ステーションと医療機関との連携

訪問看護ステーションは主治医の指示書により訪問看護を行い、訪問看護の計画書や報告

書を主治医に提出している。また、利用者の変調時には、電話や面談などにより主治医と相談し、対応している。

このような日常的な連携のほか、緊急訪問後の救急搬送時には簡単に状態を記録した情報用紙を家人や救急隊に持たせたり、可能であれば搬送先の病院へ出向き直接申し送りを行っている。入院時には「情報提供用紙」を作成し、入院病院の連携室に届けている。直接、入院病棟へ情報提供に出向きたいと考えているが、時間の制約もあり、実現していない。

2. 退院後の病院へのフィードバック

訪問看護師は、退院後の訪問看護の中で利用者の自宅へ帰れたうれしそうな表情や、落ち着いて生活されている様子を見ると、本当に「うちっていいんだなあ」と思う反面、在宅生活での不安や困りごとにも直面することもあり、訪問看護師としては病院の調整不足を感じることもある。

訪問診療では退院後の初回診療時の様子を画像等で関係した部署に知らせる取り組みを行っているが、訪問看護では、伝え方を間違うと病院との関係悪化になりかねないという懸念から、フィードバックができていなかった。この課題について当院の退院支援委員会に提案し、新たな取り組みとして、佐久病院グループ内のみではあるが「在宅経過報告書」として退院後の在宅での生活の様子をフィードバックする取り組みを開始した。この報告書を通じて、入院していた患者の在宅での生活を知ってもらい、在宅支援に不足していたものはなかったか振り返り、退院支援・調整の質を上げることを目的にしている。

3. 「数時間でも自宅に帰る」願いを叶える

2017年6月に、佐久医療センター循環器内科病棟と「おうちに帰ろうプロジェクト」と題して心不全終末期患者の退院支援を開始した。強心薬依存の状態で退院が困難であっても、自宅での生活を強く望む患者（家族）もおり、数時間でも、「1泊でも住み慣れた自宅に帰る望み」を叶えようということでプロジェクトが立ち上げられた。循環器内科医師、循環器内科病棟看護師、地域ケア科医師・看護師、訪問看護師、医療ソーシャルワーカーなどの職種で構成されている。病院側には学習会を依頼し、訪問診療・看護側は患者の自宅療養の様子を紹介するなど、高度急性期病院と地域の医療・看護をつなぐことができた。これらの取り組みにより、強心薬を切らすことができない状況でも患者の希望を取り入れ、関係者のカンファレンス（薬剤調整、緊急時の窓口確認、機器のトラブル時の対処等）を経て一時退院が可能となった。短期間ではあるが自宅に戻られた利用者からは「家が一番！　うれしいね。」と満面の笑顔で話してくれたことが印象に残っている。

4. 認定看護師との連携

このほか、皮膚排泄ケア・乳がん看護・慢性心不全看護認定看護師等との同行訪問や病棟のプライマリーナースとの訪問などにも取り組んでいる。入院中から関わっていた看護師が訪問することで利用者、家族の安心にもつながっている。

当院訪問看護ステーションには2名の訪問看護認定看護師が在籍し、ステーションスタッフの教育を担っている。地域ケア科内のスタッフ教育を中心的に担うほか、外部の講師や看護研究にも取り組んでいる。

5. 厚生労働省モデル事業への取り組み

当院は2012年度に厚生労働省在宅医療連携拠点病院事業（以下、拠点事業）に取り組んだ。この事業の目的は「在宅医療を提供する機関を拠点とした多職種協働による在宅医療の支援体制の構築」であり、医療と介護の連携を促進するものであった。

この事業の1つの取り組みとして、佐久市内の急性期を担う基幹病院と佐久市、消防署、職業団体、事業団体、医療機関、介護事業所、施設の方たちと連携に関する意見や課題を出し合うために「医療と介護の連携懇談会」（以下、懇談会）を行った。懇談会で出された意見からは（介護側）「相談窓口を明確にしてほしい」「長く病院においてくれない」「病棟に（ケアマネが）情報提供書を持参しても渡しにくい」、（病院側）「病気が治っても退院を受け入れてくれない」「突然病棟にきて『情報がほしい』と言われても対応できない」など86項目の課題が抽出され、お互いの立場や役割に対する理解が不十分であることが浮き彫りとなった。

また、互いの「顔が見える多職種連携の構築のための交流研修」を実施し、佐久市内96カ所の事業所間で交流研修を実施した。この研修は、研修受け入れ事業所を募り、半日〜1日単位で研修を受け入れるとともに、希望する事業所に研修に行くという事業である。この研修は、懇談会の意見から「互いの役割についての理解不足」があると考えられ、その解決策として、「顔見知りになる、相手の仕事を見る、役割を知る」ことを目的として行われた。当訪問看護ステーションでも他の訪問看護ステーションの看護師やクリニックの看護師、薬剤師・ヘルパー等の研修を受け入れ、当院のスタッフも他の訪問看護事業所や、消防署等に研修に行き、互いの日常業務を知ることができた。

この拠点事業は、翌年から佐久市が実施主体となり「在宅医療・介護連携体制推進事業」に引き継がれた。懇談会は「カフェ交流会」として毎年実施している。「退院支援」「外来受診」「在宅の連絡ノート」「高齢者の救急搬送」など、テーマを決めて多職種・多事業所から毎回100名前後の参加を得ている。カフェ交流会の参加者からは「普段顔を合わせないような人と意見交換できるのはとてもよい」「様々な職種、立場の人から意見を聞くと自身に

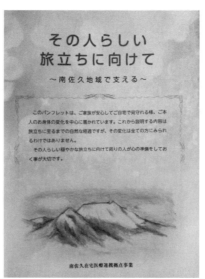

図1-4-12　看取りパンフレット

とってよい刺激になる」という声が聴かれている。多職種が集う会だからこそ、様々な視点に立った意見が挙げられ、自身では気づかない角度からの意見によって、新たな気づきが生まれている。

また、南佐久6ヵ町村でも拠点事業の取り組みを行い、医療機関（特に小海診療所）を中心に「看取りのパンフレット」を作成した（図1-4-12）。このパンフレットは、在宅での看取りを見据えた中で、その経過や心配なこと等がまとめられたもので、訪問診療や訪問看護の際に活用し、利用者や家族の不安が取り除けるよう工夫し、残された貴重な時間を有意義に過ごせるよう活用している。

6. 地域ケアネットワーク佐久の活動

「地域ケアネットワーク佐久」（以下、SCCNet）は2012年8月より開始した佐久地域の在宅医療、在宅ケアに関わる多職種が集まる勉強会である。SCCNetは佐久地域の団体（佐久医師会、佐久保健福祉事務所、佐久圏域介護保険事業者連絡協議会、訪問看護ステーション連絡協議会等々）の協力のもと運営を行っている。

年間でテーマを決め、毎回違う職種からの報告があり、地域での現状や問題点等を検討している。「看取り」・「認知症」・「医療×介護」・「医療と介護が取り組むまちづくり」などについて勉強会を開催してきた。在宅医療・介護に関わる様々な職種の交流と学習、情報交換の場となっている。

また、地域の薬局、薬剤師との多職種連携研修会も開催されている。互いの立場を理解し、多職種の方々との関わり、気になることなど話し合われた。

地域包括ケアシステムの構築のためには、地域や介護との連携は不可欠であり、連携を促進するためには「顔が見える関係」だけではなく「互いの役割について理解し尊重し合うこと」が真の連携につながるのではないかと感じている。

6 さらなる発展のために

　地域での訪問看護の認知度は年々上がってきてはいるが、まだ十分ではないと思われる。高度急性期医療の提供を行っている佐久病院グループだが、急性期病院からの退院では"訪問看護の導入時期"についてが今後の課題に挙げられる。ターミナル期の中でも、看取りとなった時期に訪問看護の依頼を受けるが、訪問看護と利用者家族の信頼関係が築きにくく、意思決定支援も行いにくい。早い時期からの導入により、利用者の暮らしや人生にふれ、意思決定支援を支え、その人らしい最期を支えられるよう、導入時期の検討が必要と思われる。

　退院支援についても医療機関に任せるのではなく、退院支援看護師と協働し訪問看護師も積極的に関わっていく必要があると思われる。在宅に戻ってからの調整や、多職種の連携の要になるよう訪問看護師のマネジメント力が不可欠となる。

　地域医療が根付く佐久地域では、最期は「自宅で迎えたい」と考える方も多い。私たちの訪問看護師の役割は、単なるケアの提供にとどまらず、共に悩み考えて「意思決定の支援を行う」ことにあると考える。在宅へ戻り「家で看取りたい」と思われていた家族でも悩み、迷うこともある。また、「最期は病院で」との思いで在宅に戻られた方でも、在宅で療養生活を送る中、悩み、揺れながら、在宅での看取りに変更していく利用者や家族もいる。

　在宅の生活を支えるためにはケアマネジャー、主治医、訪問看護師、介護事業所等の多職種での関わりが不可欠である。その中で訪問看護師は、変調時の相談を含め24時対応するなど、利用者の最もそばにいる支援者として、重要な立場あると考えている。

　高度急性期医療から在宅、訪問看護まで展開している当院グループでは、まずグループ内スタッフ間の連携が取れる体制を整えていかなければならない。病棟看護師の役割、訪問看護師の役割、外来看護師の役割等、互いにそれぞれの役割を理解し合うことが重要となる。一人ひとりの人生を支える医療、看護、介護の連携を強固なものとして一人ひとりの思いに寄り添った支援を行っていきたい。

第1章

第5節
スーパーケアミックス病院が取り組む終末期ケア
―安城市の地域包括ケアシステムの中に位置づけられる八千代訪問看護ステーションの取り組み―

1 スーパーケアミックスで取り組む「社会医療法人財団新和会」の医療・介護

　ケアミックス病院とは、急性期や回復期など機能の異なる病棟を併せもつ病院である。「スーパーケアミックス」というのは社会医療法人財団新和会理事長の松本隆利による造語で、運営する八千代病院内に様々な病棟や機能を併設するだけでなく、地域の病院・医師会・介護福祉施設・行政と連携を図りながら、地域で不足している機能を補い、救急から在宅ケアまで切れ目のない医療・介護を展開する地域包括的な体制のことを指す。その根底にあるのは「地域最適化」の発想であり、言い換えれば、患者から見て穴（や量的な不足）がないように地域の医療・介護を展開していくための病院機能の集合体こそが「スーパーケアミックス」ということができる。

　八千代病院は、愛知県安城市（西三河南部西医療圏）にあるが、市内でも北部に位置し、安城市以外にも、隣接する豊田市・岡崎市・知立市・刈谷市等を診療圏に含む。

　病床数420床で、二次救急を担い、一般床は270床、療養・回復期・地域包括ケア病棟を併せ持つ（**表1-5-1**参照）。また、**図1-5-1**のように疾病予防・早期診断を担う総合健診センター、委託事業として院内には地域包括支援センター、認知症疾患医療センターおよび認知症初期集中チームも設置されている。在宅療養支援には、同一法人内に居宅介護支援事業所、介護保険サービス事業所（通所リハビリ・訪問リハビリ・訪問看護・訪問介護・通所介護・居宅療養管理指導）をもつ。

介護保険みなし指定として通所リハビリ、訪問リハビリ事業所は病院内にある。通所リハビリは、一般的なデイケアとは異なり短時間で集中的に行うもので、医療保険の対象期間外となった方などが利用する。これに対し通所介護「八千代リハビリデイサービス彩―いろどり―」は、総合事業も含めて生活リハビリを中心に行う。訪問サービスに関しては、訪問リハビリは介護保険でのリハビリ利用のみを希望する方を担当する。訪問看護ステーションが担当するのは、看護師とリハビリスタッフとの協働での介入が望ましい場合や、医療保険優先での利用者である。看護師・リハビリスタッフについては法人内での兼務による応援体制がある。そのほかに訪問介護「ホームヘルプ八千代」や、病院の管理栄養士が行う居宅療養管理指導がある。サービスの調整を行う主体として、居宅介護支援事業所「ケアサポート八千代」や、「安城市地域包括支援センター八千代」があるが、法人内での連携のみでなく、それぞれの事業所が地域の社会資源として活用されている。

表1-5-1　八千代病院概要

設置体	社会医療法人
	愛知県安城市　　名鉄電車　新安城駅　徒歩7分
診療科	29科
救急	二次救急医療（2016年度　3,453台）
病床数	420床（一般270床、療養52床、回復リハ52床、地域包括ケア病棟46床）
平均在院日数	急性期13日　入院利用率：90%
手術件数	2,955件（2016年度）
1日平均外来患者数	860名
入院基本料	急性期7対1、回復リハビリ13対1、療養病床20対1、地域包括ケア13対1

DPC対象病院、認知症疾患医療センター
・日本医療評価機構認定Ver.6　2013年3月
・臨床研修指定病院

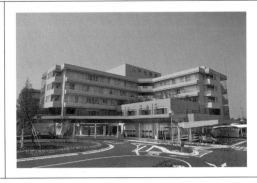

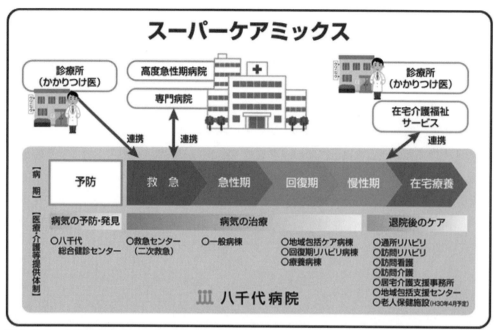

図1-5-1　八千代病院のスーパーケアミックス

2 安城市で取り組む地域包括ケアシステム

1. 安城市の医療体制

　安城市は古くより、農業分野における先進的な取り組みが行われてきたことから「日本のデンマーク」と称されるが、近隣には自動車関連などの大手企業があり、若い世代も多いため、高齢化率は国や愛知県よりも低い（表1-5-2）。七夕まつりや、安城市産業文化公園デンパークなどの見どころもある。

表1-5-2　安城市の高齢者人口の推移

区　分			2013年度	2014年度	2015年度	2016年度	2017年度
総人口			183,552人	184,780人	185,179人	186,104人	187,192人
高齢者人口			33,200人	34,904人	35,627人	36,840人	37,679人
	高齢化率		18.09%	18.89%	19.20%	19.8%	20.1%
		県	22.3%	23.2%	23.5%	23.8%	24.1%
		国	25.1%	25.6%	26.4%	27.0%	27.5%

※住民基本台帳（2013～2014年度：各年10月現在、2015～2017年度：4月1日現在）

市内には、南部に愛知県厚生農業協同組合連合会 安城更生病院（749床）があり高度急性期医療を担っている。また、周産期医療や心臓血管外科、血液内科など、八千代病院が診療機能をもたない領域については、八千代病院より安城更生病院に患者紹介を行っている。同病院での治療終了後は再度八千代病院で医療を提供しており、2病院間での「紹介・逆紹介」の流れが定着している。その他、脳卒中、大腿骨頸部骨折などの回復期リハビリテーションや在宅復帰までに準備を要する場合は、八千代病院へ転入院となる。

　八千代病院では、二次救急の受け入れと高度急性期医療を脱した患者の急性期・亜急性期医療への対応はもちろん、地域生活へ移行するための様々な医療サービスを展開している。さらに、在宅療養を支援するレスパイト入院の受け入れも行うことで、切れ目のない医療・ケアを提供し、安城市の地域包括ケアの一翼を担っている。

　在宅医療については、安城市医師会が「在宅医療サポートセンター」と「在宅医療中核センター」を運営しており、コーディネーター、コンダクターは当院を含む市内2病院から出向した経験のある元訪問看護師が担当している。

2. 安城市の地域包括ケアと安城訪問看護ネットワーク

1）安城市における地域包括ケアの概要

　安城市の地域包括ケアシステムは図1-5-2のように構築されている。

　本市では、地域福祉活動の中心として町内福祉委員会があり、今後、急速に増える高齢者の生活を支える基盤は地域住民であるとの考えから、地域住民主体による高齢者の見守り支

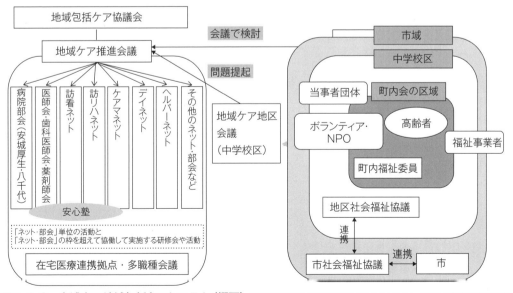

図1-5-2　安城市の地域包括ケアシステム（概要）「安城市が目指す地域包括ケアシステムのイメージ図」を参考に筆者作成

援体制を、医療・介護・福祉などの専門職と市・社会福祉協議会が連携してサポートしている。また、地域の課題を自ら解決するマネジメント体制を敷き、住まい・医療・介護・予防・生活支援のため連携した体制構築を目指している。医療・介護・予防の連携については、在宅医療連携拠点推進事業で取り組むこととされており、社会医療法人財団新和会も、様々なネットワークに所属し、活動している。具体的には、病院部会、訪看ネット、訪リハネット、ケアマネット、デイネット、ヘルパーネット等それぞれの部会・ネットワークにおいて、地域の中で協働している。

2）安城訪問看護ネットワーク

「訪看ネット」は、正式名称を「安城訪問看護ネットワーク」という訪問看護事業所間の組織的連携であり、市内訪問看護ステーション10事業所（2017年12月現在）、安城市医師会在宅医療サポートセンター、安城市高齢福祉課が参画している。その活動内容は、安城市地域包括ケア推進会議への代表者の参加、他の部会との多職種連携研修会や交流会の開催、訪問看護の啓発活動、および月1回の定例会議の開催などである。

訪リハネットやケアマネットも、同様に事業所間の組織的連携の推進のため活動しており、月1回の地域ケア推進会議には14の専門部会の代表者が出席する。部会の役割は、課せられた課題や自らの活動の中で生じる課題について検討し、解決策を地域ケア推進会議に提案すること、地域からの事案、各部会からの事案、市からの提案などを推進会議で話し合い、すべての関係者で情報や方向を共有することである。

訪問看護師からみると、以前に比べれば在宅医療・訪問看護は一般にも認知されるようになったと思うが、まだまだ「看護師が自宅に来て何ができるの？」という声も少なくない。訪問看護を利用することで、自宅で点滴や創傷処置が受けられると知り驚き歓迎されることもあれば、薬が処方できないことに落胆されることもある。そこで2016年に安城訪問看護ネットワークが重点目標にしたのは、訪問看護の啓発活動である。

医療職のみでなく、介護職・福祉職や、町内会や民生委員など地域住民の代表も参加する「地域ケア推進会議」（会議の位置づけは図1-5-2参照）で、ネットワークの代表者が訪問看護についての説明を行ったほか、地域住民に訪問看護をより身近に感じていただけるよう福祉祭りに参加し広報を行った。また、医師会との交流と普及啓発の目的で事例検討会を始めた。訪問看護指示書を発行したことのない診療所の医師とも連携を図りたいと考え開始したこの活動は、「安心塾」と名付けられ、訪問看護師が業務上の困りごとを医師に相談するよい機会ともなっており、相互理解の促進に役立っている。

現場での実感としては、まだまだ在宅看取りが当たり前の地域ではない。しかし質の高い看取りは、看取った場ではなく終末期ケアのプロセスが大切とされている。そこで、自宅での死にこだわらず、利用者にとって最適であることは何かを常に問い、訪問看護師の立場で終末期ケアの質について考えていかなくてはならない。安城市では、「安心塾」での事例検

討、多職種協働での研修会などの機会を通して、終末期ケアを大切なテーマとして、繰り返し取り上げている。

　また、2017年以降、地域ケア推進会議では「在宅医療ガイドブック」の作成を検討しており、継続的な活動を続けている。

八千代訪問看護ステーションにおける終末期ケア

1. 概　要

　事業所の概要は表1-5-3の通りである。

　リハビリスタッフは、訪問リハビリとの兼務が多く、訪問看護ステーションにおける実働時間が少ない者もいるが、リハビリ3職種（PT・OT・ST）が揃い、それぞれの視点からの意見が出せるというのは当ステーションの強みだと考える。

　また、介護保険での訪問リハビリテーション・通所リハビリテーション・通所介護の利用者が、状態変化により訪問看護を必要とした時や、その逆などもスムーズに連携を行うことができる。

表1-5-3　八千代訪問看護ステーション概要

職員数	15名 管理者（保健師　訪問看護認定看護師）1名 看護師7名（常勤6名、非常勤1名） 理学療法士4名（常勤専従2名、兼務2名） 言語聴覚士2名（常勤2名兼務） 作業療法士1名（常勤1名兼務）
利用者数	約115名（医療：介護＝4.5：5.5）
訪問件数（2017年12月現在）	約680件
在宅看取り件数（2016年度） 　介護保険 　医療保険	20件/年程度 ターミナルケア加算3件＋算定なし1件 ターミナルケア療養費5件＋算定なし13件
訪問看護療養費に関する届け出 　介護保険	24時間対応体制加算 特別管理加算 精神科訪問看護基本療養費 看護体制強化加算 訪問看護サービス提供体制加算

2. 終末期ケアの提供状況

　当訪問看護ステーションのターミナルケア加算の算定件数は以下の通りである（表1-5-4）。がん末期のケースは在宅から再入院後、数日の経過で他界されることも少なくない。ただ、医療保険による診療報酬の算定上、「24時間以内に在宅以外で死亡した者」でなくては算定要件を満たさないため、加算の対象の件数には入らない。また、介護保険でのターミナルケア加算対象は、状態悪化に伴う特別指示書の発行もないケースのため、算定要件はかなり限定される。しかし、加算要件には該当しないものの、在宅での看取りに関わるケースは多くあり、おおよそ年間20件超の在宅終末期ケアを提供している。

表1-5-4　八千代訪問看護ステーションのターミナルケア算定件数

		2013年度	2014年度	2015年度	2016年度	2017年度12月現在
介護保険ターミナルケア加算	算定あり	6	8	4	3	3
	算定なし	1	1	1	1	0
医療保険ターミナルケア療養費	算定あり	1	6	5	5	4
	算定なし	2+α	3+α	18（自宅等9 病院9）	13（自宅2 病院11）	19（自宅2 病院17）
合計	算定あり	7	14	9	8	7
	算定なし	3+α	4+α	19	14	19
総合計		不明	18+α	28	22	26

（　）内は死亡した場所を示す。

　当法人は居宅介護支援事業所等を併設しているため、病院からの依頼に対し臨機応変に対応できる。一方で、病院では早期に医療ソーシャルワーカーが関わり、患者家族に退院後の訪問看護利用を提案しているものの、すぐに訪問看護利用には至らないというケースも少なくない。その要因は、経済的負担を考慮して利用を控えたり、本人、家族のどちらかあるいは両方が、他人を自宅に招き入れることに心理的な抵抗があり、家族間で何とかしようと思うなど様々である。もちろん、家族だけの力でよい看取りができるケースもあるだろう。しかし、ぎりぎりまで訪問看護や介護サービスの利用がなく、救急搬送を繰り返すようなケースもある。訪問看護師からみて、利用者本人が自宅で過ごすことを望み、家族も協力してうまく在宅療養が成り立っていると思っていても、いよいよ看取りという段階に入ってから入院を希望されることもある。

　また、「がん」「臓器障害」「認知症・老衰」など、疾患別の予後予測に応じた関わりが必要である。対象ががん末期であれば、比較的予後のめどが立ちやすい。家族も主治医からの説明で病状の変化や予後を承知しているため、痛みの増強に対しては、在宅でのコントロー

ルを行うより早々に入院を希望したり、近隣の緩和ケア病棟に早期に申し込みをすることもある。当院は緩和ケア病棟をもたないが、急性期病棟を退院される際、「何かあったら病院に来ればよいですよ」と声かけをしている。そうすると、患者家族も安心され、特に老々介護の場合などでは、状態変化をきっかけに再入院されることも多い。

　がんと比較して訪問看護が長く介入する呼吸器疾患（慢性閉塞性肺疾患など）も、在宅での看取りは困難なことが多いと感じる。喫煙歴が長く、在宅酸素となっても自宅で思うように過ごしたい方などは、呼吸器リハビリや、労作に伴う症状に対するサービス調整（福祉用具の活用や訪問入浴など）を関連多職種で行っている。しかし、一時的には安定するが徐々に悪化し入院を繰り返し、療養病棟などで他界となることが多い。

「スーパーケアミックス」における看取りケアの実践

1. 事例紹介

　90歳代女性、誤嚥性肺炎（疑）、寝たきり、全介助。

　既往歴：食道潰瘍、便秘、誤嚥性肺炎、脱水、膀胱炎。

1) 在宅支援チームの構成員
　・本人・家族（息子、妻）
　・主治医：病院医師→診療所医師
　・介護支援専門員：居宅介護支援事業所ケアサポート八千代
　・訪問入浴事業所職員
　・訪問看護師：八千代訪問看護ステーション（2名）

2) 経　過

【入院前】

　200X年9月、連休直前に、併設する居宅介護支援事業所の介護支援専門員より「在宅看取りを希望している方の状態が悪化した」と連絡があった。これまで訪問看護の利用はなく、継続診療を必要とする既往歴もないので、対応する医療機関（主治医）が決まっていない。

⇒主治医が決まっており、訪問看護指示書が発行されれば連休中も訪問看護は介入できる。しかしそれが難しいとなると、救急外来経由で一旦入院し、訪問診療医を決めて早期退院が望ましいのではないかと提案した。

【入院時】

　200X年9月（祭日）、救急外来受診、発熱、意識低下で入院。

息子「もう年だから延命はいいのかなと思います。点滴をするかなどの選択はわれわれがするのですか？　家に帰らず、こちらの病院でお世話になることはできますか。」
⇒訪問看護師は、病棟看護師に連絡し、病棟で在宅看取りの意思確認ができ自宅退院と決まれば早急に対応したい旨、を伝えた。病院医師、病棟看護師らにより、家族の思いに配慮しての意思決定支援がされた。

【入院期間】
本人が、息子に対し「家に帰りたい」と表現する。
息子より、「家で看取りたいと思います。近くのA診療所に今日行って、訪問診療を頼んできます。」との発言があり、病院医師により、在宅看取りの意思確認がされた（入院7日目）。
病棟看護師により、おむつ交換や吸引、体位変換の介護指導が行われ、医療ソーシャルワーカーの調整により、在宅に関わるスタッフに退院カンファレンスが計画された（入院12日目）。

【退院カンファレンス】
出席者：息子・医療ソーシャルワーカー・病院言語聴覚士・病院作業療法士・介護支援専門員・訪問入浴事業所職員・訪問看護師

検討・決定事項
・点滴は徐々に減らし、退院後は行わない。
・経口摂取はトロミ付けし、お楽しみ程度。
・吸引指導の家族の習得状況や物品の管理など。
・利用する介護サービスは、訪問看護（週6回、緊急対応）、訪問入浴（週1回）。

【退院後～在宅7日目、他界】
退院翌日より、訪問看護は毎日1回（計6回）介入し、介護指導や、今後起こりうることを説明し、家族の不安緩和に努めた。
キーパーソンは同居の息子で、息子の妻は疾病あり療養中でもあったため、主には息子が吸引やおむつ交換、状態観察をしており、ケアに協力的だった。
在宅に戻って7日目の早朝、他界された（診療所医師により確認）。

2. 訪問看護師としての振り返り（ケアマネジメント・ツールを活用したカンファレンスを通して）

①訪問看護師にとっては短期間の介入であるのに対し、介護支援専門員は長く関わりがあったので、訪問看護師が知らない本人の生活状況や思いなどをよく理解していた。
カンファレンスでは、開始期、安定期、移行期、臨死期～死別後と時系列でケアを振り返るが、訪問看護師は、移行期から臨死期にかけての介入であった。その時期には本人の苦

痛の緩和や家族の行う介護の支援が優先されるうえ、本人はすでに話すことができない段階であり、限られた時間の中でケアとなる。訪問看護師は、一時的には介護支援専門員よりも集中的な関わりを行うが、安定した日常生活に長く関わった介護支援専門員は、訪問看護師では難しい対象者への深い理解が可能となっていた。

　この事例では訪問看護師だけでなく、診療所医師も短期間での介入であった。

　多職種で協働して行う終末期ケアにおいて、介護支援専門員が中心となって行うケアマネジメントの重要性を感じることができた。

②診療所医師からの情報で、この時初めて、息子は以前より「在宅看取り」をA医師に依頼していたことがわかった。息子自身が慢性疾患でA医師のもとに定期通院しており、常々「母の看取りを自宅で頼みたい」と話していたという。

　診療所医師は、当訪問看護ステーションとのやり取りも臨機応変に対応される気さくな医師である。在宅看取りの希望を訪問看護師が把握していれば、9月連休直前の受付時間外であっても、直接、診療所医師に電話で問い合わせをしていたであろう。結果的には、希望された在宅看取りができたが、本人の意思に反して病院での看取りに至る可能性もあった。

③本事例では、訪問看護の緊急携帯電話が鳴らなかった。それは、診療所医師が家族の心配事も含め細やかなことを電話対応していたからである。訪問看護師は、家族が現在の状況を受容し落ち着いておられるため、定期訪問の関わりでよかったのであろうと思いこんでいたが、実際には診療所医師が、頻回な電話対応をしていた。

　安城市では訪問診療医が少ない。そのため、診療所医師には、電話での相談対応は訪問看護が担うことと、診療所医師にしかできない診療に時間とエネルギーを費やしてもらいたいという、訪問看護師としての思いを伝えた。

④介護支援専門員からの情報で、「在宅看取り希望」であることは、八千代病院の病棟責任者にも知らせ、急な退院決定でも応じるよう努めたいと連絡を取り合っていた。しかし、入院後に本人や家族の気持ちが変わることは珍しくはない。そのため、病棟責任者や医療ソーシャルワーカーは、特段の配慮を心がけていた。

　その結果、「在宅看取り」という意思を家族から明確に受け取るまでは慎重に対応し、意思確認後は素早い対応ができた。病棟責任者は意向の変化に備え、療養病棟への転棟も想定していたであろう。急性期病棟の病床管理において、様々な連携先に迅速につなぐことができるのは同一法人のメリットである。

　多様な医療・ケアを提供するスーパーケアミックスであっても、同一法人内の事業所のみでケアチームを組むことは、極めてまれなことである。例えば、主治医が八千代病院で、居宅介護支援事業所がケアサポート八千代、訪問介護事業所がホームヘルプ八千代という組み

合わせで、八千代訪問看護ステーションが関わるケースはほとんど見当たらない。八千代病院は訪問診療を行わないので、在宅での終末期となると概ね地域にある診療所の医師が主治医となる。また、訪問介護も近隣に大手の事業所があるため、頻回な訪問介護を要するほど他事業所とチームを組むことが多い。

今回の事例でも、当法人以外に、多くの事業所・専門職の関わりがあったことが確認できた。しかし、そのことは、八千代病院のスーパーケアミックスが、広く地域に開かれたものであることの証であると考えられる。

今後も、地域包括ケアシステムを担う一事業所として、地域の多職種、多事業所との連携を大切に活動していきたい。

●引用文献
・樋口京子，篠田道子，杉本浩章，近藤克則編著（2010）『高齢者の終末期ケア―ケアの質を高める4条件とケアマネジメント・ツール』中央法規出版
・安城市・安城市社会福祉協議会・安城市シルバー人材センター（2017）「2017福祉のあらまし」
https://www.city.anjo.aichi.jp/manabu/documents/29hukusiaramasi.pdf（2018年3月1日閲覧）

●参考文献
・秋山正子（2016）『つながる・ささえる・つくりだす在宅現場の地域包括ケア』医学書院
・秋山正子（2011）『家で死ぬこと。考えたことありますか？』保健同人社
・鈴木和子、渡辺裕子（2012）『家族看護学―理論と実践 第4版』日本看護協会出版社
・篠田道子編（2010）『チームの連携力を高めるカンファレンスの進め方』日本看護協会出版会
・Matsumoto T, Iyomasa S, Fukatsu A (2016) YACHIYO HOSPITAL; Center of SUPER CARE MIX-Comprehensive Care from Emergency to Home for the community. World Hospitals and Health Services. (152)-1, p.11-13.
・安城市における地域包括ケアモデル事業の取り組み
https://www.city.anjo.aichi.jp/kurasu/fukushikaigo/documents/h26houkoku.pdf

【コラム1】「スーパーケアミックス」とは何か
～再認識のきっかけとなった振り返りの機会～

　これまで、「ケアマネジメント・ツールを活用したカンファレンス」をもとにした多職種による事例の振り返りに参加してきた。三度目となったカンファレンスは、筆者が希望した事例であり、特に興味深いものであった。

　カンファレンスには、当法人以外から、主治医である急性期病院の訪問診療医、急性期病変の医療ソーシャルワーカー、訪問入浴事業所、福祉用具事業所といった外部の方もお付き合いくださり、受講者6名とにぎやかになった。

　対象者は難病の方で、すでに発症より数年経過している。同一法人では、介護支援専門員、訪問看護師、リハビリ3職種が交代で連日介入している。発症当時、地域診療所から当院とは違う急性期病院に紹介され、その後専門病院を選択された。尿路感染や誤嚥性肺炎を繰り返すが、その場合は専門治療を行う大学病院ではなく当院に入院された。

　対症療法での当院への入退院を繰り返しながら、徐々にADLは低下していった。本人・配偶者共に専門病院の治療への期待が大きく、進行性疾患であることを受容できない状況であった。ほぼ寝たきりとなり、当院入院時に担当した医師より、「主疾患から生じる合併症によるものだから、主治医ときちんと今後のことを相談するべきだ」と、本人家族に話をした。入院中に配偶者が専門病院の主治医に相談に行き、末期状態であることをあらためて告げられ、ようやく現実を受け入れることができた。

　退院後のケアは、通院が困難となった専門病院から、急性期病院の訪問診療を行う神経内科医に引き継がれている。この経過の中で、入退院時の医療ソーシャルワーカー、地域包括支援センター職員、介護支援専門員、老人保健施設相談員、保健所難病担当保健師、介護タクシー、医療機器業者、冠婚葬祭所職員など多職種、多人数が関わった。機会のあるごとに、何度も退院カンファレンスや、サービス担当者会議などが開催されたチームである。

　しかしこの事例における振り返りでは、多職種、多人数が関わっているのだが「質の高い終末期ケア」に向けた4条件（樋口ら2010）のうち、「①本人・家族の意思表示」の情報共有が不足していたことがわかった。

　「スーパーケアミックス」つまり地域医療を最適化するには、構成員同士の連携が欠かせない。自分の立場でしか見られないのでは、質の高いケアは提供できないであろう。このケースにおいても介護支援専門員や福祉用具相談員は対象者の親世代からの関わりで、ケアの提供開始期以前の家族情報を持っており、その情報は本人の意思決定にも影響を与えうるものであった。

　「質の高い終末期ケア」を行うには、そのための意図的な話し合いが必要である。日々の看護のみではなく、対象を時間軸でとらえて何が必要であるのかを振り返ることで、地域の連携、協働による「最適化」が実感できるのではないか。この研修を通してカンファレンスはスーパーケアミックスが機能するための基盤となるものだと実感した。

第1章

第6節
名古屋市立西部医療センターの組織横断的活動
―30分で行う多職種デスカンファレンスの取り組み―

 1　はじめに

　名古屋市立西部医療センターは、2011年に開院した500床の急性期総合病院である。地域における中核的病院として、小児・周産期医療、成育医療、がん医療、最先端の陽子線治療等特長のある医療を提供している。緩和ケアにおいても、がん診断初期から積極的治療と並行して行うべきものとして、早い段階からがんの治療の一部として行われている。西部医療センターの緩和ケアチームは2012年に発足し、活動を開始した。2015年には愛知県がん診療拠点病院として指定を受け、専従看護師（緩和ケア認定看護師）を配置するなどして整備を進めてきた。問題を抱える患者・家族に対して依頼元の担当医や看護師が解決に至る過程の支援や、患者・家族に直接ケアを提供するなど臨機応変に活動をしているコンサルテーション型チームである。患者の問題や状況に合わせて、チームリーダーやメンバーを変化させ、共通の目標を達成するために、職種を越えて良好なコミュニケーションを図りながら、患者・家族、医療者の支援を行っている。そのための多職種とのカンファレンスは必須である。しかし、実際の臨床の場ではそのような機会を持つことへの難しさも感じている。

　本節では、まず当院の緩和ケアチームの概要を紹介したうえで、緩和ケアチームの組織横断的活動の1つとして、多職種間のコミュニケーションの向上に向けた多職種デスカンファレンスの取り組みを紹介する。

2　緩和ケアチームの紹介

当院の緩和ケアチームとは、
- 院内の入院中、外来通院中のがん患者の痛みやその他の身体の辛さ、気持ちの辛さなどの症状緩和、生きている意味や価値についての疑問、がん治療のゴール設定やそのために必要な意思決定、療養場所や医療費のこと、終末期のケアなどの様々な問題に対し、がん患者や家族も含めた療養生活の質の維持・向上を目的として、病院内を横断的に活動しているコンサルテーション型のチームである。
- 2012年に発足、入院中のがん患者・家族に対する緩和ケアチーム活動が開始された。
- 2015年4月に愛知県がん診療拠点病院として指定を受け、緩和ケア外来を設置、緩和ケアチームに専従看護師が配置された。

1．緩和ケアチームの構成

現在、次の多職種メンバーで構成されている。

チームリーダー身体症状担当医師（専任）1名、精神症状担当医師（専任）1名、緩和ケア認定看護師（専従）1名、身体症状担当医師（非常勤）1名、緩和薬物療法認定薬剤師（兼任）1名、臨床心理士（兼任）2名である。

2．主な活動内容

1）臨床活動：院内横断的コンサルテーション

①症状緩和、精神的支援、意思決定の支援、療養場所の調整、家族の支援、終末期の諸問題への対応などについて医療従事者の支援を行う。

②依頼元の担当医（以下、担当医）・依頼元病棟や外来の看護師（以下、看護師）などの医療従事者からの情報、患者の診察、家族との面談、診療録などに基づき患者・家族の様々な苦痛を多面的にアセスメントし、推奨および緩和ケアチームによる診察やケアを行う。

③推奨や直接ケアの結果について、フォローアップと見直しを行う。

④定期的にカンファレンスを行うなど、緩和ケアチーム内でのコミュニケーションを図る。

⑤必要に応じて、担当医や看護師などの医療従事者とカンファレンスを行う。

2）資源の整備

①病院内に緩和ケアマニュアルを整備する。

②外来および病棟に緩和ケアリンクナースを配置する。

3）教育活動

①病院内の医療従事者に対し、日々の臨床活動を通して緩和ケアに対する相談助言を行う。

②病院内の医療従事者に対し、院内全体および部署ごとの勉強会や緩和ケア研修会などを定期的に行う。

3. 活動実績（2016年度）

- 活動時間：毎週木曜日14：30～17：00（チームカンファレンスとその後の回診）。その他、必要に応じてチームメンバーによる個別回診を実施している。
- コンサルト状況
- 年間依頼件数57件
- 介入依頼の時期：診断から初期がん治療前12％、がん治療中25％、積極的がん治療終了後63％（がん治療とは手術、放射線治療、化学療法を単独、または組み合わせて治療を行うことを示す）
- 転帰：緩和ケア病棟転院5％、その他の転院5％、退院（死亡退院や転院は含まない）6％、在宅ケア導入11％、死亡退院60％、介入継続12％
- 介入依頼内容：痛みの緩和44％、その他の身体症状の緩和15％、不安や不眠など精神症状の緩和12％、家族ケア14％、地域との連携13％、その他2％。

3 コンサルテーションの流れ

1. 緩和ケアチーム依頼

- 担当医が患者（事例によっては家族にも）への説明と同意を得た後、電子カルテを用いて依頼をする。
- 緩和ケアチーム専従看護師が依頼を受け付け、原則翌日までに担当医や病棟・外来看護師の訪問と初回の患者・家族の面談を行い、依頼内容を再確認する。

2. 介入実施と評価

①専従看護師は、初回介入依頼のあった患者のチーム回診時に、担当医がカンファレンスに参加できるように調整する。また、予期しない病状の変化により、迅速な対応が必要な場合には、臨時の回診やカンファレンスを開催するなど担当医や看護師と緩和ケアチーム間の連絡の窓口となる。各メンバーは電子カルテから事前に情報収集を行ったうえで、チームカンファレンスに参加する。

②チームカンファレンスでは、患者や家族の経過、意向の確認、治療方針などを電子カルテで確認をし、個別介入した結果などの情報共有を行い、依頼内容に対する緩和ケア

チームとして推奨する提案をまとめる。
③チームカンファレンス後、メンバー全員による病棟・外来回診を行う。
④依頼元の病棟や外来に行き、担当医と看護師らとカンファレンスを行う。カンファレンスでは、患者・家族の情報、担当医や看護師が対応に困っていること、取り組んでいるケアの評価を共有した後、緩和ケアチームが推奨するケアを提案する。また、その内容は電子カルテに回診記録として記載する。
⑤担当医や看護師が緩和チームの提案を治療やケアに取り入れるか最終判断を行う。

3. 課　題

　緩和ケアチームとしての活動期間が浅く、個々のメンバー、チームワークも試行錯誤しながら緩和ケアを提供している。今後の経験の蓄積が課題である。また、専従看護師以外のチームメンバーは兼務の活動であり、人員配置に課題がある。現状では、情報収集などに十分な時間の確保が難しく、活動日のみですべてに対応することが困難である。

4. コンサルテーションの実際とポイント

　緩和ケアチーム介入のフローチャート・手順を各病棟、外来に配布して活用方法を周知している。コンサルテーション活動は、週1回のチームカンファレンスと回診である。依頼を受けたら、当日中に情報を集め、依頼元の病棟や外来に出向き、患者・家族と面談をしている。定期的なカンファレンスのほかに予期しない病状の変化がみられ迅速な対応が必要な時には、随時緩和ケアチームメンバーに連絡し、臨時の多職種カンファレンスと回診を行っている。

　緩和ケアチームは、担当医や看護チームで解決できない複雑な問題を扱うことが多い。そのため、電子カルテの診療録や看護記録、メールでは詳細を把握できないことが多く、継続して関わっている医療者からタイムリーに情報を得ている。毎週行われる緩和ケアチーム回診では、看護師と担当医に可能な限り直接会い、短時間でも必ずカンファレンスもつようにしている。その際は、担当医や看護師の考え方を理解しながら依頼内容に対する提案をするように心がけている。

　職種を超えて顔の見えるコミュニケーションを図ることは、担当医や看護師にしか得ることができない情報を共有することにつながり、それは、担当医、看護師チーム、緩和ケアチーム全体で患者・家族の抱える問題に気づき、寄り添う姿勢をもつことにつながる。また、苦しんでいる患者・家族と向き合う担当医や看護師の抱える気持ちのつらさなどの感情に気づく機会となり、そのことを緩和ケアチームも共有することで、ケア提供者である担当医や看護師の情緒的サポートを行うという役割も果たしている。

①緩和ケアチームの活動に関して、活動指針、具体的な活動内容を決める
②コンサルテーションの手続きを簡略化して、病院組織として定着させる。
③依頼の内容だけでなく、緩和ケアチームメンバーは自らも情報収集を行い問題点を明確にする。
④緩和ケアチームは、担当医、看護師を含めて1つのチームである意識をもち活動する。
⑤患者・家族、担当医や看護師などの医療従事者それぞれの持っている力を引き出しつなぎ合わせる橋渡しの役割を担う。

4 30分で行う多職種デスカンファレンスの取り組み

　デスカンファレンスは、死亡後に開催されるカンファレンスであり、担当医や看護チームとの間でケアの振り返りや看護の妥当性、看護師のバーンアウト予防として行われることが多い。

　緩和ケアを受ける患者・家族は多種多様な問題を抱えている。そのような患者・家族の問題に応えていくためには、多職種で協力し合う、多職種チームアプローチを効果的に機能させることが重要である。当院の緩和ケアチームは、多職種とのコミュニケーションを促進させ、今後のケアの質の向上を図ることや、ディスカッションを通じて、個々の医療者として、チームとしての成長を目指している。

　そこで、関わった多職種全体で亡くなられた患者のケアを振り返るデスカンファレンスを開催し、関わる多職種との効果的なコミュニケーションの促進に取り組んでいる。しかし、病院業務は多忙であるため、限られた時間で効果的に行うことが求められると考えられたため、開催時間などの環境を整え、その中で効果的に多職種デスカンファレンスが行えるように取り組んでいる。

　以下が、緩和ケアチームが30分で行う多職種デスカンファレンスの方法である。

　なお、多職種デスカンファレンスの具体的な会の運営方法は、篠田（2010）の方法を参考にしている。

1. 症例・テーマの選考手順

1）対　象
　当院で亡くなられた患者

2）テーマ
　テーマの決定は、対象となったケースの担当看護師が、「身体症状のケアでできたことや

できなかったこと」「不安やせん妄など精神症状に対する看護でできたことやできなかったこと」「その他、関わりの中でできたことや困ったこと」「家族との関わり」の4つの視点から行った看護を振り返り、テーマを決定する。緩和ケア認定看護師や緩和ケアリンクナースも共にケースを振り返りながら、テーマの選定やデスカンファレンスの運営を支援する。

多職種デスカンファレンスの例

> - ○○様への医療・看護を通じて得たものを再認識する。
> - ○○さんとの「関わり」の中で「できたこと」を明らかにする。
> - 家族との関わりを振り返る終末期の患者の対応について振り返る。
> - 最期まで積極的治療を希望した患者・家族の対応について考える。
> - 院内外の多職種連携について。

2. デスカンファレンスの実際

1）事前準備

①テーマの決定
②テーマに応じて参加者（担当医、担当看護師、病棟看護師、栄養士、病棟薬剤師、リハビリスタッフなど）を決める。
③担当医や担当看護師が参加できるように開催日時と場所を決める。
④テーマと日時・場所を周知する。
⑤当日の役割を決める（司会者、ファシリテーター、書記）。

2）当日の流れ

①司会者の役割
　ア）開催の宣言、目的の明確化、時間配分の確認、グランドルールの共有を行う（グランドルールとは、時間厳守、目的に向かって発言・行動、積極的に参画・発言、共感的に聞き反応、できたことに着目、一般論より具体論という、参加者全員の発言を保証するルール）。
　イ）参加者の紹介を行う。
　ウ）主治医に患者の治療経過、担当看護師が行ったケアとテーマを選んだ理由の説明を求める。

②ファシリテーターの役割
　ア）多職種デスカンファレンス全体の舵取りを行う。
　イ）参加者の感情を大切にし、できたことを共有するなど発言しやすい環境をつくる。
　ウ）ディスカッションのまとめを行い、終了の宣言をする。

③書記の役割
　ア）テーマ、グランドルール、参加者の意見をホワイトボードに書き示し、参加者全員で

視覚的に共有できるように配慮する。
　　イ）ホワイトボードの代わりに紙媒体で行うなど臨機応変に対応する。
3）30分で行う多職種デスカンファレンスの効果
　本チームが参画することで、多職種デスカンファレンスは、院内の各部署で開催されるようになった。また、緩和ケアチームが介入していなかった事例に参加の依頼を受けることもある。

　開催することに慣れていない時には、緩和ケアチームが中心となって開催していたが、経験を重ねるごとに、開催する部署の看護師が中心となり事前準備を行い、当日もそれぞれの役割を理解して参加するなど、積極的に取り組む姿勢がみられている。30分という限られた時間の中でも、多職種で患者・家族のケアを振り返り、できたことやできなかったことを共有し、自分たちが行ったケアを考える時間となっている。

5　多職種デスカンファレンスに関する調査

1. 目　的
　「多職種デスカンファレンスがコミュニケーションに及ぼす影響」について明らかにするアンケート調査とインタビュー結果を紹介する。
　多職種カンファレンスの方法は、現在実施している方法と同様である。

2. 方　法
1) アンケート調査：多職種デスカンファレンス全9回終了後に一連のカンファレンスを振り返るアンケートを行った。
<アンケート内容>
　・多職種デスカンファレンスで自分の思いを話せたか。
　・テーマを決めたことで話しやすくなったか。
　・自分以外の職種へ関心を持つようになったか。
　・デスカンファレンス以外の場で自分以外の職種へ話しかけやすくなったか。
2) 半構造化面接法によるインタビュー調査：アンケートで明らかになったコミュニケーションの内容についてより詳細に明らかにするために、フォーカスグループインタビュー（以下、インタビュー）を行った。事前にインタビューガイドを示したうえで、同意を得られた対象者のうち7名を無作為に選出した。インタビュー内容は、参加者の承諾を得てICレコーダーで録音した。

＜インタビューガイド＞
- 多職種デスカンファレンスの場で、思いや考えを話すことができたか。
- 多職種デスカンファレンス以外の場でも思いや考えを話せるようになったか。

3. 結　果

1) アンケート結果（表1-6-1）（N＝33、回収率100％）
   - 24名（73％）が「自分の思いを話せた」、31名（94％）が「カンファレンスのテーマを決めたことで話しやすくなった」と回答した。
   - 33名（100％）が「自分以外の職種へ関心を持つようになった」、27名（83％）が「デスカンファレンス以外の場で自分以外の職種へ話しやすくなった」と回答した。
2) インタビュー結果（表1-6-2）
   26のコードが抽出され、さらに11のサブカテゴリーから7カテゴリーを抽出した。
   カテゴリー、サブカテゴリー、コードの関係は表1-6-2の通りである。

4. 調査結果から考えられたこと

　多職種デスカンファレンスは「発言しやすい環境づくり」の機会となり、多職種デスカンファレンス以外の場でも医療スタッフ間のコミュニケーションが深められることが明らかになった。その要因は、ポジティブな「思いを語る」経験をしたこと、多職種デスカンファレンスの目標・方法・役割分担を事前に明確にしたことで「発言する不安」が軽減され、「事前に意見を用意する」ようになったことの2つが考えられる。カンファレンスの場でポジティブな思いを語り、自分の思い・考えが多職種で共有・理解され、ポジティブフィードバックがなされることで、「自分の思いを話すこと」を自己肯定感が高まるポジティブな経験としてとらえた、と考える。人前で思いを話すことに慣れていないと、周囲からの評価が気になり、自分の思いを素直に発言しにくい。会を重ねることで参加者は、「自分以外の職種へ話しかけやすくなった」「自分の思いを話せるようになった」と感じるように変化した。つまり、目標・方法・役割分担を意識的に明確に決めたことにより、「想定外」が減り、さらに「できたこと」に焦点を当てるよう努めたことで、カンファレンスが反省会ではなくなったことによる、と思われた。

　さらに、デスカンファレンスは答え（結論）を導き出す必要はないため、発言に対する責任を感じにくいという点では話しやすく、そこにポジティブな「思いを語る」経験と「発言する不安」が軽減された結果、「発言しやすい環境づくり」につながったものと思われる。そして会を重ねることは、「事前に意見を用意」して積極的に関わる参加者も現れるようになった。

　多職種デスカンファレンスを行うことによって、カンファレンス以外の場でも職種を越え

表1-6-1　全9回デスカンファレンス開催後のアンケート結果（N=33）

	できた （なった）	できなかった （ならなかった）	記載なし
自分以外の職種へ話しかけやすくなったか	27名（82%）	6名（18%）	0名（0%）
自分の思いを話せたか	24名（73%）	8名（24%）	1名（3%）
自分以外の医療スタッフへ関心を持つことができたか	33名（100%）	0名（0%）	0名（0%）
テーマを決めたことで話しやすくなったか	31名（94%）	0名（0%）	2名（6%）

表1-6-2　インタビュー結果

カテゴリー	サブカテゴリー	コード
準備・心構え	発言内容の準備 発言することへの心構え	・開催日が決まっているので、意見を言わなければと用意する。 ・当てられたら言えるように準備をする。 ・経過がよくわかるので、主体的に意見を言わなければという思いがある。 ・自分のチームなので、いきなり振られても だいたいはわかる。
デスカンファレンスの方法の理解	デスカンファレンスの方法の理解	・やれたことをみんなで認めてよかったという会と言われて、理解ができた。 ・みんなで共感して、昇華させる目的である。 ・やり方もわかり、多職種が入っていること、自分が変わったのか違和感はなかった。 ・最初のほうは反省会みたいだった。
話の内容を聴き自分が感じたことを伝える	相手の話の内容を聴いて、自分の感じたことを話す	・話題になったことを聞いて、何か気になることを言わなければと思う。 ・皆さんの振り返りを聞きながら自分の感想を言う。
自己肯定感	自己の肯定感 他者からの承認	・チームを飛び越えて周りの人にも聞いてもらうことで良かったと思う。 ・認めてもらって安心する。 ・理解してもらった。
多職種で共有	多職種で共有	・病棟の中で情報共有ができた。 ・一人の思いでとどめておくのではなく、みんなで共有する。
今後のケアへの意識づけ	ケアを振り返り、今後に活かす意識づけ	・デスカンファレンスは意識づけのきっかけ。 ・今の患者さんへの意識づけになる。 ・思いが言えていないと、次につながらないのではないか。
デスカンファレンスの負担	会のマイナス的な雰囲気 デスカンファレンスの役割の負担 発言することへの戸惑い	・空気が暗くなる。 ・表情が硬くなる。 ・担当看護師として、もう少しやれたのではないかと、患者のことを思い出す。 ・悪いこと（点滴よく抜いたなど）しか残らないので、どう言ってよいかわからない。

たコミュニケーションが深まっていった。インタビューでは、「多職種に相談しやすくなった」「何気ない時にも検討するようになった」と発言があったように、多職種デスカンファレンスの場で今まで接点の少なかった他の職種に関心を持ち、聴いてもらったり共感してもらったり相手からのポジティブフィードバックを受け取ったりすることで、参加者に「肯定的な自己概念」が形成されたと考える。他の職種の思いや考えを聴くことで、ほかの医療スタッフが「話の内容を受け入れ自分自身の人格を尊重してくれる存在」であることに気づき、相手との信頼関係が育まれ、参加者相互の理解も深まり、その結果、多職種デスカンファレンス以外の場でも「発言しやすい環境」が構築されると考える。

　多種多様な患者・家族のニーズに応えていくためにも、多職種デスカンファレンスに参加し、医療者間のコミュニケーションを深めるためには、開催方法を決め、話しやすい環境をつくりや、参加者に自己肯定感が高まるポジティブな「思いを語る」経験をしてもらうことが重要である。今後は、多職種デスカンファレンスだけでなく、様々な臨床の場面で、医療者一人ひとりが話しやすい場をつくり、コミュニケーションが深められるように、互いに理解し協力し合いながら、個人として、チームとして成長し、患者や家族に質の高いケアを提供してくことが必要であると考える。

●引用文献
・篠田道子（2010）『チームを高めるカンファレンスの進め方』日本看護協会出版社，p.56-115

●参考文献
・篠田道子，他（2013）「終末期ケアにおける多職種連携・協働の実態―特別養護老人ホームと医療療養病床の異同を通して―」『日本福祉大学社会福祉論集』129，p.15-38
・小野芳子，他（2010）「明日の看護に活かすデスカンファレンス，山口赤十字病院―緩和ケア病棟でのデスカンファレンスの実際」『看護技術』156（3），p.248-253
・堀　公俊（2007）「Ⅲ．場のデザインのスキル」『ファシリテーション入門』日本経済新聞出版社，p.60-63
・山田淳子（2007）「医療者間のコミュニケーションを深めるコツ―SPIKESを応用して」新城拓也，他，『社会保険神戸中央病院の看取りのケア指針緩和ケアコミュニケーションの実践』日総研出版，p.158

第2章

多職種で支える終末期ケアの実践研究

第2節

第1節
日本福祉大学終末期ケア研究会が行った終末期ケア研究の到達点と課題
― 1999～2009年までに実施した4つの調査のまとめ―

 はじめに

　日本福祉大学終末期ケア研究会は、高齢者の在宅死の実態と終末期ケアの質を評価する目的で、1999～2000年にかけて、全国訪問看護ステーションの協力を得て、次の3つの調査を行った。第1調査は、訪問看護ステーションを対象にした高齢者の終末期ケアの実態調査。第2調査は、終末期ケアマネジメントの過程と成果の関係で、特に訪問看護ステーションから訪問を受けて在宅療養をした後に死亡した患者の「死亡場所」と「介護者の満足度」に関連する因子を明らかにした調査。第3調査は、高齢者を看取り終えた後の「介護者の満足度」の構造である。

　これら調査の結果からは、次の3つの重要な知見が得られた。①介護者の満足度は死亡場所ではなく、ケアの質や過程が影響している、②質の高い終末期ケアの実践には、ケアマネジメント手法（アセスメント・ケアプラン作成・カンファレンス・モニタリング・評価）の開発が有効、③死別後の介護者の「満足度」の特徴は、介護開始以前から死別後まで、時間軸を長くとった評価であり、介護者は主観的な思いに基づいて「満足度」を評価していることが明らかになった。これらについては、近藤（2002）、樋口ら（2004）が報告し、宮田・樋口ら（2004）が書籍としてまとめた。

　終末期ケアマネジメント手法の開発が重要であるとの結果を受け、2006年には、国際的研究組織インターライの協力を得て、同組織が開発した緩和ケア用のアセスメントツール（Minimum Data Set-Palliative Care：緩和ケア用MDS-PC）の日本語版の信頼性と有用性

を検証した。この研究成果については、杉本ら（2007）が報告した。

　これら量的調査と並行して、2000～2009年の10年間は、日本福祉大学終末期ケア研究会が主催する公開研究会を毎年開催し、20事例の終末期ケアマネジメントについて質的な分析を重ねてきた。その結果、後述するように、「終末期ケアマネジメントの質を高める4条件」と、終末期ケアの質を評価する構成要素、「終末期ケアマネジメント・ツール」の開発を行った。これらの内容については、樋口・篠田ら（2010）が『高齢者の終末期ケア─ケアの質を高める4条件とケアマネジメント・ツール』にまとめた。

　また、2012～2013年の2年間は、日本福祉大学学内研究助成制度公募型研究プロジェクトの採択を受けて、「要介護高齢者の終末期ケアマネジメントの実証的研究」に取り組んだ。ここでは、多死時代の看取りの場としての役割が期待されている特別養護老人ホームと医療療養病床の多職種連携について質的調査を行った。

　第1節では、1999～2009年までに実施した、上記4つの調査概要（目的、対象と方法、結果）と、20の事例検討から導き出した「終末期ケアの質を高める4条件」（以下、「質を高める4条件」）について論じたうえで、終末期ケアとチームマネジメントについて考察する。

2　全国訪問看護ステーションを対象にした高齢者の終末期ケアの実態

1.　第1調査：訪問看護ステーションを対象にした高齢者の終末期ケアの実態

1）目的
　全国訪問看護ステーションを対象に在宅死亡割合に影響を及ぼすステーションや地域の特性を明らかにする。

2）対象と方法
　1998年時点で開設していた全国訪問看護ステーション2,914カ所を対象とした質問紙調査。有効回答率は45.5％。質問内容は、①過去1年間の死亡患者の内訳、②ステーションの属性、②地域属性、③指示書を出す医師の属性、である。

3）結果の概要
- 対象者の死に至る経過は、次の3つに分類され、それぞれ3割ずつあった。①死亡の数週間前まで機能は保たれ、ある時点から急速に悪化する（がんなどの場合）。②慢性疾患で増悪と緩解を繰り返し、機能は徐々に（2～5年で）下降線をたどる（心臓・肺・肝臓など慢性疾患の場合）。③長期間（5年以上）にわたり、徐々に機能が低下する（認知症や老衰の場合）。高齢になるほど②③のパターンが多くなった。この3つのパター

ンはLynn (2003)、池上 (2004) の先行研究とも一致する。
- 死亡場所は、在宅が49.6％、非在宅は50.4％でそのうち96％が病院であった。入院理由は、病状（疼痛、呼吸苦、急変など）変化・悪化によると看護師が判断したものが74.8％と最多であった。主病名は「脳血管疾患」が31.6％、「悪性腫瘍」が27.9％で、残りはその他（認知症や内部疾患）であった。
  - 在宅療養開始理由は、「思うように時間を使いたい」(44.7％)、「家族や友人との時間を大切にしたい」(40.9％)、「気兼ねしなくてもいい」(31.8％)、「好きなものを食べ、風呂に入りたい」などと、家族や自由に関するものが多い。
- 事前に意思表示していた人は25％にとどまり、「意思が不明」(31.3％) と「障害のため意思表示が不明」(17.0％) 合わせると半数は意思表示が困難であった。
- コーディネーターは6割が訪問看護師であった。調査の実施が介護保険制度の導入前であること、調査対象が訪問看護ステーションの利用者であったことも影響しているものと思われる。

2. 第2調査：終末期ケアマネジメントの過程と成果の関係

1）目的
訪問看護ステーションから訪問を受けて在宅療養をした後に死亡した患者の「死亡場所」と「介護者の満足度」に関連する因子を明らかにする。

2）対象と方法
第1調査で協力を得られた856カ所に調査票を送付。428カ所のステーション（有効回答率50％）が回答。訪問看護を受けて、直近の3カ月間に死亡した1,422人（平均年齢82.8歳）を対象に、担当した訪問看護師に質問紙への調査を依頼。調査項目は、①死亡場所、②本人・家族の状況、③訪問看護師からみた「介護者の満足度」である。

3）結果の概要
- 死亡場所を規定していたのは、「介護者の意思」「臨死期の症状」「意思の条件」の3つであった。
- 担当した訪問看護師が評価した「介護者の満足度」(5段階評価) をみると、満足 (21.8％)、「まあ満足」(44.2％) を合わせると、65％に上った。一方で、「悔いが残る」(3.1％) と「やや悔いが残る」(12.5％) の両者を合わせると16.1％である。また、訪問看護師が終末期ケアのプロセスを丁寧に実施しているほど、「介護者の満足度」も高かった。
- 介護者の満足度は死亡場所に関連しない。「介護者の満足度」に影響する因子を層別分析した結果、「在宅での望みが実現した」「医師の積極的関与」「コーディネーターあり」「予想される経過の事前説明あり」「患者が高齢」「医師の所属が無床診療所」が関連し

ていた。

3. 第3調査：高齢者を看取り終えた後の「介護者の満足度」の構造

1）目的
高齢者を看取り終えた後の「介護者の満足度」の構造を明らかにする

2）対象と方法
訪問看護を受けて在宅療養をした後に自宅または自宅以外で死亡した65歳以上の高齢者1,305名のうち、介護者の満足度に対する自由記述があった704名の発言内容を質的に分析した。

3）結果の概要
- 介護者は、配偶者37.9％、子ども56.3％（娘25.1％、嫁26.7％、息子4.1％）であった。
- 「介護者の満足度」を構成している主なカテゴリーとして、①在宅療養開始時から死に至るプロセスにおいてどのように介護し、高齢者本人がどのように過ごすことができたか、②死をどのように迎えたか、③介護者自身が「死別」に対してどのような準備をし、意味づけをしたか、が抽出された。
- 3つのカテゴリーの構成要素は、①では「本人の自宅での過ごし方を評価」「介護を評価」「サポートを評価」、②では「安らかな死」「予期せぬ死」「見守りの中での死」「死に関わる対応をした罪責感」「死亡場所を評価」など、③では「介護者の死に対する肯定的な意味づけ」「死に対する尽きない思い」が抽出された。
- 「介護者の満足度」は、①高齢者本人の満足度をある程度反映すると思われる要素と、②介護者自身の介護への評価、③介護者の死別の準備に関する要素からなることが明らかになった。

これらの内容は、樋口ら（2004）が報告した。さらに、20事例の終末期ケアマネジメントの分析を加えて、次のように5つの構成要素と5つの時期区分に再構築した。5つの構成要素は、①高齢者本人、②介護者自身、③高齢者と介護者との関係、④フォーマル・インフォーマルサポート、⑤介護者の死別のとらえ方・意味づけである。5つの時期区分は、①介護開始以前、②介護開始前後、③安定期、④終末期から臨死期、⑤死別後である。

介護者の満足度は、臨死期前後の段階だけではなく、介護開始以前の高齢者との関係や、療養開始時の高齢者・介護者の希望や期待度と実際の過ごし方などが影響していることが明らかになった。つまり、死別後の介護者の「思い」「満足度」の特徴は、介護開始以前から死別後まで、時間軸を長くとった評価であること、介護者は主観的な思いに基づいて「満足度」を評価していることが明らかになった。これらの結果は樋口（2009）が詳細な内容を発表している。

3 緩和ケア用MDS-PCの日本語版の信頼性と有用性の検証

　緩和ケア用MDS-PCとは、国際的研究組織インターライが開発したアセスメント方式で、多職種による利用を前提に共通言語で構成されている。また施設と在宅のアセスメント基本項目が共通しているため、切れ目のないケアを提供するうえで有用である。

　アセスメント項目は、基本情報（11項目）、現在受けているケア（31項目）、症状・状態（41項目）、認知機能をコミュニケーション（12項目）、気分（10項目）、ADL・IADL（8項目）、希望（31項目）、社会的関係・支援（20項目）、スピリチュアリティ（3項目）の9領域167項目で構成されている。また、今回は、独自の項目として、入院・入所理由、本人の希望、介護者の健康状態など9項目を追加した。

1. 目的

　緩和ケア用MDS-PCの日本語版の信頼性と有用性を検証する。

2. 対象と方法

　5種類の計27施設・機関で、調査対象者は、調査期間内（2003年2月3日～翌月8日）に余命6カ月未満と推定される利用者71人とした。内訳は、①緩和ケア病棟5カ所（対象者18人）、②一般病床2カ所（10人）、③訪問看護ステーション16カ所（37人）、④特別養護老人ホーム1カ所（1人）、⑤老人保健施設3カ所（5人）である。

　調査の信頼性を高めるために、同一調査対象者に対して、2人の調査員（評価者）が別々にアセスメントした。

3. 結果の概要

- 調査対象者の概要は、男性が40人（56.3％）とやや多く、年齢は65歳以上の高齢者が52人（73.2％）を占めた（平均年齢±SD＝71.4±14.4歳）。主病名は8割ががんであった。ADLは「ベッド上の可動性」（33.8％）であった。「自立」と判断される人が3割いた。

- 信頼性の検討結果は、信頼性検証の対象となった145項目の領域別信頼度係数の平均は0.73～0.94で、全項目において「信頼性あり」とみなされる0.4を上回っていた。内訳は、信頼度係数0.8以上が86項目（59.3％）、0.6以上0.8未満が42項目（29.0％）で、合わせるとほぼ9割を占めていた。

- 有用性の検討結果は、緩和ケア用MDS-PCへの記入時間は平均57分であった。ただし、事例を重ねるごとに時間は短縮化されていた。また、4割の評価者が緩和ケア用MDS-PCを用いたアセスメントにより、「初めて得られた情報や新しく発見された課題があった」と回答した。また、17.5％の例で「ケアプランの追加や変更の検討」につながっており、ケアの質の向上に寄与した可能性が高い。

- 在宅と緩和ケア病棟の比較をしたところ、9領域29項目で有意差がみられた。そのうち8項目が、終末期ケアにおいて重要となる「痛みのコントロール」などの症状マネジメントに関する領域であった。「痛みのコントロール」において、緩和ケア病棟では、94.4％が「痛みなし」もしくは「適切にコントロール」されているが、在宅では65.7％と有意に少なかった。同様に、痛み以外の身体症状では、「咳・痰の喀出」「労作時の息切れ」「口腔内乾燥」「不穏」「易疲労感」「痛みの程度」「過去3日間における痛みの有無」の7項目において、緩和ケア病棟のほうで「問題なし」の割合が高かった。これらの項目は、緩和ケアに関する知識とスキルがあれば十分対応できるものであり、在宅ケア従事者のスキルの底上げが必要である。
- 緩和ケア用MDS-PCの普及上の課題として、アセスメントに要する時間が長い、CAPS（課題領域）やガイドラインの開発がなされていないこと、日本の実情にあった終末期ケアの項目に精選することが望ましいなどが挙げられた。

4 終末期ケアの質を高める4条件と終末期ケアマネジメント・ツール

1. 終末期ケアの質を高める4条件

　これまでの調査結果から、終末期ケアにおける介護者の満足度は、死亡場所ではなく、どのようなケアを受けてきたのかというプロセスに影響されるという知見が得られた。高齢者や介護者の希望や期待度など主観的な思いの変化に寄り添い、生活の延長上にある死をどのように迎え、看取るのか、そのプロセスを高めることを重視したケアマネジメントの実施と終末期ケアの質を高める4条件（①本人・家族の意志表示があること、②ケアを支える介護力や周りの人々のサポート、③終末期ケアを支える医学医療ケア、④本人や家族の願いを実現するためのケアマネジメント）を導き出した。以下、質を高める4条件について説明する。

①本人・家族の意志表示があること：高齢者の意思決定を尊重し、QOLが向上するような工夫をし、死にゆく過程が安心で安らかであることをサポートすることが重要である。そのためには、希望と期待度を確認し、それらに応じたケアマネジメントを実施し、満足度が高まるようなサポートをする。

②ケアを支える介護力や周りの人々のサポート：家族の介護に対する見通しや期待度を確認し、家族のニーズへの対処と負担感の軽減、死別および死別後の家族への悲嘆に対するケアを実施する。

③終末期ケアを支える医学医療ケア：症状マネジメントを行い、過不足のない医療や質の高い技術が提供され、ケア提供者とよい関係が構築されるように働きかける。

④本人や家族の願いを実現するためのケアマネジメント：本人や家族の願いを実現するためには、患者と家族・社会との関係を調整し、継続したケア、一貫したケアができるようにマネジメントする。

2.「終末期ケアマネジメント・ツール」とは

「終末期ケアマネジメント・ツール」（以下、ツール）とは、目標指向型アプローチに基づく、質の高い終末期ケアを実現するため、次の3種類のツールで構成されている。①「終末期ケア・プランニングシート」（開始期・安定期・移行期・臨死期）、②「終末期ケア・チェックリスト」（開始期・安定期・移行期・臨死期）、③「振り返りシート」である。これらのツールを活用することによって、ケアプランの質の向上を図るとともに、終末期ケアを支えるチームの成長という効果も期待できる。

開発にあたっては、実際の終末期ケアの実践場面において試用を重ねてきた。完成段階に入ったところで、自宅・療養病床・特別養護老人ホーム・グループホームの4カ所でツールの有用性を検討し、「質を高める4条件」の整備を促すことを確認した。以下、ツールの概要である。

- 「終末期ケア・プランニングシート」とは、開始期、安定期、移行期、臨死期という各ステージに、質を高める4条件に沿って状況をアセスメントし、取り組むべき課題を抽出し、プランニングを支援するためのシートである。2回目以降は、モニタリングを行い、ケアプランの見直しを支援するシートとして用いることができる。
- 「終末期ケアチェックリスト」とは、「終末期ケア・プランニングシート」を作成するための視点を提供するもの。開始期、安定期、移行期、臨死期のステージごとに1枚ずつ確認する。
- 「振り返りシート」とは、ケアマネジメントのプロセスをモニタリングし、振り返る機能である。ケアマネジメントのプロセスで使えばモニタリングに、事後の評価に使えば振り返りに使える。これによって、目標の到達状況や課題、次の時期や事例に向けた教訓を引き出すことを目的としている。

また、「振り返りシート」を用いた事例検討を通して、支援チームはチームの力量を知り、チームが取り組むべき課題を見出すことになる。そして、新たなケア提供体制に基づく、「プランニングシート」を用いた実践を経て、再び「振り返りシート」でチームの課題を探っていく。「振り返ることで知り、知ることで振り返る」という一連のサイクルが、自然と成り立っていく。このようなことから「終末期ケア・プランニング」セットを用いた、ケアプランの質の向上を図るプロセスは、同時に、支援チームが成長するプロセスでもあった。

以上のことから、「終末期ケアマネジメント・ツール」の5つの機能を整理した。

①情報の収集・整理・共有を進める機能（多職種連携・協働を促進する機能）
②質の高いケアをするための課題を抽出する機能
③そのステージにすべきことをチェックしてプラン作成を支援する機能
④ケアマネジメント・プロセスをモニタリングし振り返る機能
⑤個人とチームの成長を支援する機能

5 考　察

　2010年に101.9万人だった年間死亡者数は、2040年には170万人に増加するとされている。わが国はこれまで経験したことがない「多死亡社会」を迎えることになる。今後は医療機関だけでなく、特別養護老人ホームなど介護保険施設での看取りも増加することが予測される。2011年の老人ホーム（特別養護老人ホームや養護老人ホームなど）での死亡割合は4.0％、老人保健施設は1.5％であり、両者は10年間で3ポイント増加している。

　通説では、住み慣れた我が家での死が望ましく、病院あるいは施設での死は好ましくないので、できるだけ入院・入所をしない在宅終末期ケアに期待がかけられている。しかし、第1調査では、在宅療養者の入院理由の大半が「病状の悪化」（疼痛、呼吸苦、急変など）であった。第2調査では、介護者の満足度は死亡場所に関連しないことや介護者が希望しない在宅死の満足度は低かった。また、緩和ケア用MDS-PCを用いた調査でも、「痛みのコントロール」などの症状マネジメント8項目については、在宅ケアのほうが緩和ケア病棟よりも有意に低い数字であった。

　しかし、終末期医療に関する調査（2008）では、一般国民の6割以上が「できるだけ長く在宅で生活したい」（自宅で療養して、必要になれば緩和ケア病棟や医療機関に入院したいを含む）と回答しており、この数字は10年間あまり変化がない。希望する場所で過ごすことは終末期ケアの質の向上の必須条件である。そのため、「痛みのコントロール」など不快な心身の症状を可能な限りなくす緩和ケアの知識と技術を、医療従事者はしっかりと習得すべきであろう。

　また、コーディネーターである訪問看護師が丁寧なケアマネジメントを実施しているほど、介護者の満足度が高くなっていたことから、ケアの質はプロセスに影響するものと確認できた。質の高い終末期ケアは、ケアマネジメントのプロセスに沿って、愚直にそれを展開するというマネジメントサイクルを回すことが重要である。

　ケアマネジメントのプロセスを展開するには、これらを支援するツールが必要と判断し、前述した「終末期ケアマネジメント・ツール」を開発した。特に、医療職の配置が手薄な介護保険施設には、終末期ケアの質の低下を招かないためにも有効であろう。今後は、これら

ツールの簡便化を図ったうえで、普及のための研修と評価が必要になる。

　一方で、非がんにおける終末期ケアはまだ道半ばである。厚生労働省人口動態調査によれば、2011年の死亡者数のうち、がんの占める割合は28.5％である。割合からすると、非がんのほうが圧倒的多数である。一般的に非がん患者の予後予測が困難であること、療養期間が長く介入の時期が難しいことなどが挙げられている。

　平原ら（2006）は、在宅で死亡した非がん疾患患者242名のうち、主治医が死を予測しえた159例の終末期の症状について調査したところ、78％に緩和すべき終末期の症状を認めた。また、最期の1週間に出現する19の症状について、その出現率を検討したところ、全体では食思不振（83％）、嚥下障害（72％）、呼吸困難（71％）の3つが多かったとし、さらに、終末期に主治医が最も緩和すべき症状について聞くと、呼吸困難（46％）、食思不振（13％）、喀痰（9％）、疼痛（6％）、褥瘡（5％）、せん妄（2％）の順であった。つまり、呼吸苦と呑み込めない、食べられないことが多かったと報告している。

　本来、緩和ケアは特別なケアではなく、疾患、年齢、場所を問わずに受けられるケアである。一部の医療従事者だけで提供するものではなく、すべての専門職がチームで関わるものである。非がん患者の終末期ケアに出現する症状は、高齢者の終末期に特有な症状と重なる。ゆえに、特別養護老人ホームなど介護保険施設やグループホームなどでも、特別なケアではなく、日常生活の延長線上のケアとして位置づけることが重要である。

●引用文献
- 池崎澄江, 池上直己（2012）「特別養護老人ホームにおける特養内死亡の推移と関連要因の分析」『厚生の指標』59（1）, p.14-20
- 池上直己（2004）「終末期ケアの課題と展望—検討会報告の向こう側」『健康保険』58（11）, p.18-23
- 医療経済研究機構（2003）「特別養護老人ホームにおける終末期の医療・介護に関する研究」
- 医療経済研究機構（2005）「療養病床における医療・介護に関する調査報告書」p.2-3.
- 小田博志（2010）『エスノグラフィー入門—＜現場＞を質的研究する』春秋社
- 厚生労働省第3回介護施設等の在り方に関する委員会（2007）「療養病床の入院患者の状態像と必要なケアについて」（2007年3月12日）資料, p.6
- 厚生労働省（2008）『終末期医療に関する調査』
- 厚生労働省ホームページ（2011）「第5表　死亡の場所別にみた死亡数・構成割合の年次推移（2011年12月1日発表資料）」『人口動態統計』
  http://www.mhlw.go.jp/toukei/saikin/hw/jinkou/suii10/dl/s03.pdf （2013年2月28日閲覧）
- 厚生労働省（2010）『平成22年介護サービス施設・事業所調査結果の概要』p.11-13
- 厚生労働省（2011）『介護老人福祉施設の基準・報酬について』第84回社会保障審議会—介護給付費分科会資料1（2011年11月10日）, p.9
- 国立社会保障・人口問題研究所ホームページ（2012）「中位推計」『日本の将来推計人口（平成24年1月推計）』
  http://www.ipss.go.jp/syoushika/tohkei/newest04/gh2401.asp （2013年2月28日閲覧）
- 近藤克則（2002）「高齢者の在宅死と終末期ケアの質—在宅ターミナルケアに関する全国訪問看護ステーション調査の結果から」『社会保険旬報』2129, p.24-28
- 篠田道子（2011）「高齢者の終末期におけるケアの課題—意思決定能力が低下した高齢者への対応に焦点を当てて—平成22年度分担研究報告書」『要介護高齢者の生活機能向上に資する医療・介護連携システムの構築に関する研究』厚生労働科学研究費補助金（政策科学推進研究事業）
- 篠田道子, 上山崎悦代, 宇佐美千鶴（2013）「終末期ケアにおける多職種連携・協働の実態—特別養護老人ホームと医療療養病床の異同を通して」『日本福祉大学社会福祉論集』129, p.15-38
- 冷水豊編著（2009）『「地域生活の質」に基づく高齢者ケアの推進—フォーマルケアとインフォーマルケアの新

たな関係をめざして―』有斐閣
- 杉本浩章，近藤克則（2006）「特別養護老人ホームにおける終末期ケアの現状と課題」『社会福祉学』46（3），p.63-74
- 杉本浩章，近藤克則，樋口京子，篠田道子，五十嵐智嘉子，池上直己（2007）「緩和ケア用MDS-PCの日本語版の信頼性と有用性」『病院管理』44（3），p.49-57
- 全国老人福祉施設協議会（2011）『平成24年度介護報酬改定等に関する要望書』
- 全日本病院協会（2012）『終末期の対応と理想の看取りに関する実態把握及びガイドライン等のあり方の調査研究（報告書）』
- 田中克恵（2011）「特別養護老人ホームの終末期ケアに関する研究―看取り介護加算の算定を支える終末期ケアのストラクチャーとプロセス」『社会福祉学研究』6, p.11-19
- 田城孝雄，高橋隆，瀬戸恒彦，片山濤，田中滋（2006）「尾道式ケアカンファレンスの構造と機能―サービス担当者会議の実態と介護支援専門員の意識に関する調査」『介護経営』1（2），p.12-20
- 田嶋香苗，中島民恵子，金圓景，斎藤雅茂，冷水豊，平野隆之（2011）「地域特性に即したインフォーマルケアの実践的課題抽出の試み（2）―福祉でまちづくりを目指す高浜市での調査から―高齢化が進む大都市近郊の春日井市S地区での調査ら」『日本福祉大学社会福祉論集』125, p.121-134
- 辻彼南雄，渡辺大輔，中島民恵子（2012）「終末期の介護・医療と看取りに関する国際比較調査」『平成23年度理想の看取りと死に関する国際比較調査報告書』p.196-199
- 中島民恵子，田嶋香苗，金圓景，奥田佑子，冷水豊，平野隆之（2011）「地域特性に即したインフォーマルケアの実践的課題抽出の試み（1）」『日本福祉大学社会福祉論集』125, p.103-119
- 日本慢性期医療協会ホームページ『療養病床における終末期医療・看護に関する調査―病院調査』（2008年9月）
  https://jamcf.jp/enquete.html　（2013年3月20日閲覧）
- 二木立（2012）「今後の死亡急増で「死亡場所」はどう変わるか？」『日本医事新報』4626, p.26-28
- 樋口京子，篠田道子，杉本浩章，近藤克則編著（2010）『高齢者の終末期ケア―ケアの質を高める4条件とケアマネジメント・ツール』中央法規出版
- 樋口京子，久世淳子，森扶由彦，島田千穂，篠田道子（2004）「高齢者の終末期ケアのおける『介護者の満足度』の構造―全国訪問看護ステーションの調査から」『日本在宅ケア学会誌』7（2），p.91-99
- 樋口京子（2009）「高齢者の終末期ケアにおけるケアマネジメント」『Geriatric Medicine（老年医学）』47（4），p.471-475
- 平原佐斗司，他（2006）『非がん疾患の在宅ホスピスケアの方法の確立のための研究』2006年度後期在宅医療助成・勇美記念財団助成事業
- 三菱総合研究所（2008）『特別養護老人ホームにおける重度化・看取り対応に関する研究報告書』
- 三菱総合研究所（2010）『介護施設における医療提供に関する調査研究報告書』
- 宮田和明，近藤克則，樋口京子編（2004）『在宅高齢者の終末期ケア―全国訪問看護ステーション調査に学ぶ』中央法規出版

第2章

第2節
特別養護老人ホームにおける終末期の多職種連携
―インタビュー調査の進め方とまとめ方―

> **ポイント**
> ● インタビュー調査を行うまでにすべきこととして、目的の設定、対象者の選定と並行して、インタビュー調査の項目の設定、インタビューガイドの作成、該当する場合は倫理審査のための書類準備も必要である。
> ● 調査に際し、インタビューガイドを作成したのは、調査目的に沿って、質問項目を事前に準備しておくことで、参加者が発言しやすく、内容も整理しやすくするためである。

1 はじめに

　特別養護老人ホーム（以下、特養）で最期を迎えたいと希望する利用者や家族に対し、質の高いケアマネジメントを実施するためには、死亡30日前から死亡日まで（以下、看取り期）のケア実践の積み重ねが重要である。

　樋口ら（2010）は、高齢者の終末期ケアの質を高めるケアマネジメントについて、終末期ケアの質を高める4条件を示している。終末期ケアの質を高める4条件とは、①利用者本人（以下、利用者）・家族の意思表示、②家族および多職種で構成される多職種がケアできると判断した見通しや支援（以下、ケアを支える介護力や周りの人々のサポート）、③終末期ケアを支える緩和医療をはじめとする医学医療の過不足のないケア（以下、医学医療ケア）、④利用者・家族の願いを実現させるためのケアマネジメントである。

　さらに樋口ら（2010）は、終末期を4つのステージに区分し、各ステージ別のケアマネジメントのポイントを示している。そのうち、臨死期〜死別期ステージにおいて、「ケアチームによる振り返りや介護者からのケアの評価を得る機会をつくり、次の実践に向けての

教訓を得る作業も重要な取り組みとなる」と示している。

　看取りを振り返るカンファレンスについて、島田ら（2015）は、看取りケアの振り返りによって、現在の利用者のケアの改善、動機づけや看取りとは何かなど客観的な視点を獲得することにつながると示した。しかし、「これらの影響は参加者によって多様であり、形成された内省の場によっても異なる可能性が示唆された」としている。

　そこで、特養において「看取り介護加算」を算定できる要件があるのではないかと考えた。その要件には、看取りケアを振り返る体制があること、ケアチームを機能させるために専門職が各自の役割を果たすことでチームに貢献しようとする姿勢、専門職種間の垣根が低く、話し合いやすい職場風土も含まれるのではないかと考えた。

　調査対象のA特養は、利用者80名の従来型の特養で、2014年度に19名の利用者を施設内で看取った。看取りに関わった職員は、多職種間で連携をとりながら、利用者および家族の意向を大切にして支援してきた。

　今後は、特養利用者の重度化が進む中で、看取りケアは、特養の体制の一部に組み込まれ、ケアの質の評価と改善行動が求められるのではないだろうか。

　2015年度介護報酬改定において、施設における看取りケアの体制構築・強化をPDCAサイクルにより推進することを要件として、手厚い看取りケアの実施を図ることが示された。

　多職種で構成されているA特養の職員は、多職種チームによる看取り期のケアマネジメントを振り返るために必要な知識、方法と技術を体系的に学ぶために、日本福祉大学終末期ケア研究会（以下、研究会）による事例検討と講義に参加した。研究会は、1998年に設立された、終末期ケアの質の向上を目指した研究者と実務者による多職種参加型の研究会である。

　本調査では、看取り介護加算を算定し、年間5件以上の施設内看取りを実施しているA特養の多職種に対し、研究会による事例検討と講義を受講後、多職種で構成される7名の職員と非常勤の嘱託医1名へのフォーカスグループインタビューを実施した。

　グループインタビューの内容に関する整理と考察を行うことで、特養の多職種連携に焦点を当てて、看取り期のケアマネジメントの現状と課題を明らかにすることを目的とした。

2　研究目的

　A特養における多職種連携に焦点を当てて、看取り期のケアマネジメントの現状と課題を明らかにする。

3 研究方法

調査方法は、フォーカスグループインタビューを選択した。調査の手法としてグループインタビュー調査を選定した理由は、多職種による連携の現状を知るために、グループ内の話し合いによる相乗効果を想定し、その内容に関する整理と考察を行うことで、看取り期のケアマネジメントの現状と課題を示すことができると考えたためである。

1. 調査対象者

調査対象者は、調査先の管理者または倫理委員会に対し、調査目的や調査方法、調査項目、倫理的配慮について書面で示し、許可を得たうえで個別に書面および口頭で調査内容を説明し、同意を得られた者とした。同意を得られた人数に合わせて、調査を行う場所の選定や日程調整を行った。

本調査は、A特養に勤務し2014年度に看取り介護加算を算定した利用者へのケアに関わった多職種とした。本研究に同意と協力を得られた職員8名(看護職1名、介護職3名、介護支援専門員1名、生活相談員1名、管理栄養士1名、医師1名)を対象とした(表2-2-1)。

表2-2-1 調査対象者

A特養職員	Aさん	Bさん	Cさん	Dさん	Eさん	Fさん	Gさん	Hさん
職　種	看護師	医師	生活相談員	管理栄養士	介護支援専門員	介護職	介護職	介護職
役　職	—	—	副主任	—	—	介護長	副主任	主任
性　別	女性	女性	女性	女性	女性	女性	男性	男性
年　齢	50歳代	70歳代	30歳代	20歳代	30歳代	40歳代	30歳代	30歳代
特養勤務年数(他施設含む)	3〜5年	3〜5年	7〜10年	1〜3年	5〜10年	11年以上	5〜10年	5〜10年
当該施設の勤続年数	1〜3年	3〜5年	1〜3年	1〜3年	5〜10年	11年以上	5〜10年	5〜10年
事例検討参加者		○	○	○	○	○	○	○
講義参加者	○	○	○	○	○	○	○	○

注)嘱託医は非常勤であるため、特養に嘱託医として配置された年数を勤務年数とした。

2. データ収集方法

特養における多職種連携と看取り期のケアマネジメントについてフォーカスグループインタビューを行う。

安梅(2010)は、フォーカスグループインタビューを「当事者の言葉や行動、実践、生活の場から新しい理論や方法を生み出す質的研究方法の一つである」としている。

本調査にフォーカスグループインタビューを選択した理由は、2点ある。A特養の看取りケア実践を経験した多職種のなまの声を体系的に整理するため。もう1点は、グループダイナミクスを活用して、看取り期における多職種連携に関する暗黙知を言語化できる可能性があると考えたためである。

　インタビュー会場は、A特養会議室で、インタビュー時間は90分であった。インタビューの実施過程は、A特養に勤務する多職種で構成される職員8名に対し、インタビュアー（調査に熟達した日本福祉大学終末期ケア研究会所属の教員）がインタビューガイドに基づき質問し、自由な意見交換を促進した。

　インタビュー内容は、参加者から承諾を得たうえで、ICレコーダーに録音した。さらにデータ収集の妥当性を高めるために発言だけでなく、表情や態度など非言語的データを記録する2名の記録係が同席し、重要と思われる発言および態度や表情について観察ノートに書き留めた。

3. 調査項目

　本調査は、樋口ら（2010）が示した終末期ケアの質を高める4条件に沿った設問に基づいて看取りを振り返ったうえで、気づいたこと等を自由に発言してもらう、フォーカスグループインタビューである。インタビューガイドには、研究会による事例検討と講義で得た知見を参考に、4つの設問を準備した。

　設問①：看取り期において、利用者や家族の意思・意向（看取り方や延命治療の有無など）をいつ、どのように確認していますか。

　設問②：看取り期において、ケアを支える介護力や周りの人々のサポートをどのように確保し、コーディネートしていますか。

　設問③：看取り期の医学医療ケアは、いつ、どのようなものを提供していますか。

　設問④：看取り期における利用者・家族の願いを実現させるためのケアマネジメントは、どのように実施していますか。

4. 分析方法

　篠田ら（2013）の分析方法を参考に、4段階の方法で分析する。

　第1段階：テープ起こしにより作成された逐語録から"コード"を抽出する。その際、観察ノートの非言語的データを加える。

　第2段階：第1段階で抽出した"コード"の見直しを行い、"コード"に該当すると判断したものを精選する。具体的には3名の分析者が集まり、それぞれが拾い出したコードを持ち寄り、2名以上が一致してコードに該当すると判断したものを精選する。

　第3段階：第2段階で精選したコードについて、なまの声の内容を損なわないよう、"二

次コード"に整え、さらに類似していると判断したものを集めてサブカテゴリーにまとめる。

第4段階：第3段階のサブカテゴリーについて、3名の分析者と議論し、類似していると判断したものを集めてカテゴリーを決定する。

5. 倫理的配慮

インタビュー調査にあたり、インタビューの目的や方法について書面および口頭で説明した。個人名が特定されないように配慮すること、データは本研究以外の目的で使用しないこと、調査への参加は自由意思によるものであり、断っても不利益は受けないこと、途中でインタビューを中止することも可能であることを重ねて説明し、インタビュー内容の録音への了承を得たうえで同意書に署名をいただいた。

> **ポイント**
>
> 調査結果は、カテゴリー、サブカテゴリー、コードの関連を文章化することが重要である。一覧表で示すだけでは、結果に至るまでのプロセスが見えない。そのプロセスを論文内で丁寧に示すことで、オリジナリティが求められる考察の基礎となる。

4 結　果

グループインタビューの結果、抽出されたカテゴリーは11、サブカテゴリーは29、コードは106であった。インタビューの設問ごとにコードを分類し、1. 利用者・家族の意思表示、2. ケアを支える介護力やサポート、3. 医学医療ケア、4. ケアマネジメントの4つの設問に沿って分析を行った。

分析方法で述べたように、まずコードを抽出し、二次コードに整えた後、サブカテゴリー、カテゴリーの順に整理した。それらを以下の文章で説明するが、ここでの表記方法は、カテゴリーを【　】で示し、それに属するサブカテゴリーを＜　＞、さらに代表的な二次コード" "の順に説明する。

1. 利用者・家族の意思表示

3カテゴリー、7サブカテゴリー、31コードに分類した。3つのカテゴリーは【利用者・家族・多職種間での看取りに関する情報共有】【利用者と家族に対する多職種協働によるこまめな意向確認】【看取り同意時から多職種チームで合意形成を本格化】であった。各カテゴリーについて、結果を述べる。

【利用者・家族・多職種間での看取りに関する情報共有】は、＜介護と看護を中心とした利用者の状態把握と情報収集＞、＜相談員と医師を中心とした看取りケアの説明＞の2つのサブカテゴリーで構成されていた。"介護職員間で情報収集した利用者の状態を相談員や看護師に報告"、"看護師は入所時の看取りに関する意向を把握したうえで利用者への直接ケアや情報収集実施"など、介護職と看護師が中心となって情報収集を実施していた。

　"利用者や家族の意思・意向を受けて、嘱託医が看取りケアについて説明するという順序がある"、"相談員は入所契約の時点で、施設で看取りケアを行うことが可能であると説明する"など、嘱託医と相談員は、看取りケアについての説明を入所契約時および看取り期に実施していることがうかがえた。

　【利用者と家族に対する多職種協働によるこまめな意向確認】は、＜介護職に利用者の意向を確認する役割が定着している＞、＜入所時の意向確認は看護師と相談員が中心となって実施＞、＜入所時から看取り開始時までに意向確認と利用者、家族と親戚間での話し合いを促す＞の3つのサブカテゴリーで構成されていた。

　"看取り期ではなく、元気なうちに利用者の意向を会話の中でさりげなく聞く"ことが介護職の役割として定着していることがうかがえた。

　"相談員が入所してすぐに看取りケアについて説明し、利用者、家族と親戚の意向確認を促す"、看護師は"家族への現状報告と看取りに関する意向確認を相談員に促す"、"看取り期が近いことを予測し、家族と話し合いを重ねる"など、半年に1回の担当者会議の開催時期にこだわらず、多職種協働によるこまめな意向確認が行われている現状が示された。

　【看取り同意時から多職種チームで合意形成を本格化】は、＜利用者や家族に看取りケア内容の説明と意向確認を同時実施＞、＜多職種協働で看取りケアに取り組めるようなカンファレンスの実施＞の2つのサブカテゴリーで構成されていた。

　"多職種が集まって看取りケア内容の説明後、看取りの意向を確認"と示され、看取りの説明と意向確認は一組として同時に実施することが現実的であることがうかがえた。

　看取り同意後のカンファレンスを出発点として、多職種協働による看取りケアおよび合意形成の本格化が進む現状が示された。

2. ケアを支える介護力やサポート

　2カテゴリー、7サブカテゴリー、25コードに分類した。2つのカテゴリーは、【介護職、看護師と相談員の3者が協力してコーディネート】、【多職種が利用者と家族を巻き込んでサポート】であった。各カテゴリーについて、結果を述べる。

　【介護職、看護師と相談員の3者が協力してコーディネート】については、＜介護と看護の役割が重なることで介護力が高まる＞、＜相談員が家族への説明・連絡・調整の要＞、＜多職種チーム内で連携を積み重ねながらコーディネート＞、＜介護職は利用者と家族の願い

を叶える土壌づくりに注力＞の4つのサブカテゴリーで構成されていた。

介護職は、"利用者の様子を介護と看護で一緒に見ると安心"、看護師は"協力してケアを行った時の介護職の安心した表情を見ると一緒に行ってよかったと感じる"のように、"看取り期は、介護と看護の役割が大いに重なる"ことが示された。

相談員は介護と看護間ほどの役割の重なりはないものの、"家族への連絡に関する看護と相談員の連携"、"看取りのカンファレンスをとりまとめるのは相談員"のように、家族との連絡を一手に担いつつ、多職種間の関係調整も行う役割を担っている。

【多職種が利用者と家族を巻き込んでサポート】については、＜看取りケアに家族を巻き込む＞、＜家族は苦痛緩和以外の希望はほぼない＞、＜医師、施設ケアマネジャーと管理栄養士は後方支援＞の3つのサブカテゴリーに分類された。

職員は、"施設だけでなく、家族を巻き込んで利用者のサポートをしていきたい"と考えていても、"家族から具体的に実施してほしい願いはほとんど出ない"のように、家族の願いを引き出すまでの働きかけが十分でない現状が示された。

"ケアマネは相談員にコーディネートの役割を委譲している現状"のように、医師、管理栄養士と施設ケアマネジャーは、介護職、看護師と相談員の後方支援に徹している現状も示した。

3. 医学医療ケア

2カテゴリー、6サブカテゴリー、18コードに分類した。2つのカテゴリーは、【積極的な医学医療ケアは実施していない】、【嘱託医と連携が取りやすい関係】であった。各カテゴリーについて、結果を述べる。

【積極的な医学医療ケアは実施していない】については、＜急変時は介護と看護で連携できる範囲で対応＞、＜介護職員が行う医学医療ケアは喀痰吸引と坐薬使用が中心＞、＜多職種と比して栄養士とケアマネジャーは医学医療ケアへの関与が少ない＞、＜痛み、痒み、苦しみのコントロールが難しい人以外は施設内で対応する＞、＜介護職は予後がどうなるかわからず、不安を感じる＞という6つのサブカテゴリーで構成されていた。

"急変や命に関わる可能性の低い夜間発熱時の坐薬使用"や"介護職員の中でも喀痰吸引の資格を持った者が必要時や夜間に実施する"などのように、事前に対処方法を相談し、準備しておくことができる医学医療ケアもある。

しかし、"痛み、痒み、苦しみに関しては介護職員だけでは受診判断も対処もできない"と示されているように、昼夜問わず"介護職員は看護師と相談しながら、利用者の発熱や苦痛に対応"している現状が明らかになった。それでも"痛みや苦しみを訴える利用者に対して、不安を感じた"とする意見もあり、介護職や看護師のように直接利用者と関わることの多い職種からの医学医療ケアに関する発言が中心であった。

【嘱託医と連携が取りやすい関係】については、＜看護師から嘱託医へ連絡を入れて細かく指示をもらう＞という1つのサブカテゴリーで構成されていた。

日ごろから"看護師が電話やメールで嘱託医に相談しやすい関係ができている"のように、昼夜問わず看護師を主軸として嘱託医と連携を取りやすい関係ができていることを示した。

4. ケアマネジメント

4つのカテゴリー、9つのサブカテゴリー、32コードに分類した。3つのカテゴリーは、【現場レベルでよいと思うことを試すことができる職場風土】、【看取り経験の振り返りと知識を積み重ねる体制の構築】、【利用者や家族の願いを引き出す方法をチームで模索】、【多職種の緩やかな役割分担によるケアマネジメント】であった。各カテゴリーについて、結果を述べる。

【現場レベルでよいと思うことを試すことができる職場風土】については、＜フラットな関係で取り組む看取り＞という1つのサブカテゴリーで構成されていた。"介護職、看護師と相談員と相談しながら、現場レベルで一丸となって看取りを実施"しているA特養の職場風土が示された。

【看取り経験の振り返りと知識を補う体制改善】については、＜看取りケア指針の理解や積み重ねてきた看取りの振り返りが不十分＞という1つのサブカテゴリーで構成されていた。"職員が特養における看取りをどのようにとらえるのか看取り指針の理解が不十分のままケアを実施"のように、A特養では、看取りケアに関する考え方や仕組みを理解し、共有する工夫やケアを振り返る時間を十分確保できていない現状を示した。

【利用者や家族の願いを引き出す方法をチームで模索】については、＜多職種がいる場で意向確認できることが理想＞、＜介護職は利用者や家族の願いを引き出す方法を工夫＞、＜家族は看取り期に多くの願いの実現を望んでいない＞、＜看護師と相談員が協働で家族の意向を聞き出す＞の4つのサブカテゴリーで構成されていた。

"多職種それぞれの視点で聞くことができるのは意思決定にはいい"と示され、"介護職は家族に利用者の近況報告をしながら、リクエストや質問を引き出そうと働きかけている"、"介護職員は、利用者のつぶやきを蓄積して、看取り期の利用者の意向を考慮したケア提供を検討"がなされている現状を示した。

また、"家族の願いを実現する際、看取り期だからといって特別なことをすることは少ない"と示されたが、"ささいなことでも家族のぽろっと出る願いを聞き逃さないようにする"のように"現場発信で利用者や家族の願いを聞く方法を模索している"現状も示した。

A特養では"利用者のことに関しては介護職発信で意向確認"、"家族の意向に関しては、相談員と看護師で確認"のように各職種がそれぞれで役割分担している現状や各職種が利用

者や家族の願いを引き出す方法を協力して模索している現状も示した。

【多職種の緩やかな役割分担によるケアマネジメント】については、＜介護職単独では家族の願いを実現できない＞、＜介護職、看護師と相談員が協働して利用者や家族の願いを実現＞、＜介護職と栄養士が協働して食に関するマネジメント＞の3つのサブカテゴリーで構成されていた。

"介護職は利用者の願いを叶えるために栄養士に提案し、協力して看取り期の食事充実を図る"とした利用者の願い実現に注力している現状が明らかになった。しかし、"介護職は家族と腰を据えて話をする場面がない"と示されたように、"家族は相談員に悩みや葛藤を話し終えているため、介護職が家族の悩みにその場で対応するのは難しい"現状も示した。

介護職が家族の意向を聞きにくい分、"看護師と相談員は介護職に家族から聞いた利用者の希望を伝えて、その実現のために必要なものがあるか聞く"のように、入所時から随時、利用者および家族の看取りケアを含めた希望するケアに関する意向の聞き取りと情報共有を繰り返し、A特養の看取り期には多職種の緩やかな役割分担によるケアマネジメントが実施されている現状が明らかになった。

5 考　察

特養の看取り期における多職種連携とケアマネジメントについて、終末期ケアの質を高める4条件に沿った設問を作成し、その現状と課題を示した。その結果を踏まえて、4条件の核となるケアマネジメントにおける評価と改善行動について、3点に絞って考察する。その理由は、条件3：医学医療ケアについては、今後の課題として示しているためである。

その3点は、1) 条件1：利用者・家族の意思表示におけるケアマネジメント、2) 条件2：ケアを支える介護力や周りの人々のサポートに関わるケアマネジメント、3) 条件4：本人・家族の願いを実現させるためのケアマネジメントである。

1. 利用者・家族の意思表示におけるケアマネジメント

看取り期において、本人・家族の意思表示は【利用者・家族・多職種間で看取りに関する情報共有】と【利用者と家族に対する多職種協働によるこまめな意向確認】を経て、【看取り同意時から多職種チームで合意形成を本格化】へというプロセスをたどっていることが明らかになった。このプロセスは入所時から最期の時まで繰り返され、看取り期の利用者、家族と多職種がチームとして合意形成を積み重ねていることを示している。

A特養では、施設で看取りを行うということへの理解と協力を得るために、＜入所時から看取り開始時までに利用者、家族と親戚間での話し合いを促す＞のように、利用者だけでな

く家族と親戚へも意向確認を促していた。

　鶴若ら（2010）は、利用者に判断能力があっても、28.6％は家族のみにしか意向確認を行わず、入所時の意向確認後は、終末期と判断された時までほとんど行われていないと示した。A特養は、"半年に1回は担当者会議の時に、体調の悪化を考慮して意向確認"している。A特養の多職種チームは＜利用者や家族に看取りケア内容の説明と意向確認を同時実施＞し、入所時からこまめに話し合うことを通して、利用者や家族との信頼関係を構築している。A特養の現状は、鶴若ら（2010）が示した結果とは異なっている。

　A特養多職種チームは、【利用者・家族・多職種間で看取りに関する情報共有】をする場であるカンファレンスを入所時の意向確認後、利用者の状態観察を行いながら、医師の診断による看取りケアが始まる前までの間に年に2回ほど実施している。

　平野ら（2011）は、特養内で看取られた利用者は、年齢がより高く、入院回数が少なく、終末期に関するカンファレンスの実施回数が多かったと報告している。

　カンファレンスを積み重ねることによって、利用者や家族と多職種チームで情報共有し、多職種チームは話し合いの中で利用者や家族の心のゆらぎを受け止める体制を確保しやすくなることが考えられた。

　2012年度老人保健健康増進等事業「介護サービス事業所における医療職のあり方に関する調査研究事業」によると、介護老人福祉施設のうち、約7割で利用者や家族の求めに応じて看取りを行っていた。A特養は、カンファレンスの場面で定期的に利用者や家族の意向を確認し、看取りの意向を示した場合はほぼすべての求めに応じている。

　特養において、利用者や家族との信頼関係を基盤に、多職種チームで意向確認を積み重ねてきた経験は、次の看取りケアへの鍵となる。島田ら（2013）は、「施設からの情報提供と、家族や本人の意向確認を重ねることが、安定的な看取りケア提供につながる」としている。特養の多職種チームは、定期的に看取りケアに関する意向確認と意向に沿ったケアの実施を繰り返しながら、看取りケアを提供する体制の整備も進めていた。

2. ケアを支える介護力や周りの人々のサポートに関わるケアマネジメント

　篠田（2011）は、チームマネジメントを実践するためには、それぞれの職種が「特定の役割や仕事に限定されるのではなく、関係する複数の職種が重なり合う業務も存在することをお互いに認識」し合って、柔軟に対応することの重要性を示している。

　また、樋口（2009）は、長期の生活支援の視点に立ったケアマネジメントの中で、意思決定過程を共有しゴールを設定することに関して、状況の変化に応じて利用者や家族、職員などケアチームメンバーそれぞれが役割を担い、「ある面では重なり合いながら協働できるよう柔軟な対応を心がける」ことが重要であるとしている。

A特養の看取り期において、ケアの面については＜介護職と看護師の役割が重なることで介護力が高まる＞のように、互いにサポートしながら、体制や関係調整の面では、【介護職、看護師と相談員の3者が協力してコーディネート】のように、多職種が重なり合う役割を認識しながら協働している。前掲の篠田（2011）や樋口（2009）が示す、ケアチーム内における役割の重なりとその時に合わせた柔軟な対応が実施できていた。

　また、＜医師、施設ケアマネジャーと管理栄養士は後方支援＞のように、特養に勤務する職種それぞれが専門性を活かして、必要に応じていつでも協力できる関係にあることも明らかになった。

　A特養における多職種連携は、利用者と関わりの深い介護職、看護師と相談員が役割を重ね合わせながら、利用者と家族とともにコアチームを形成している。篠田（2011）は、コアチームの役割を「①他メンバーとの意見のすり合わせを、カンファレンスなどで丁寧に行う、②チームメンバー間で情報の共有化を図る、③コミュニケーションをこまめにとり、信頼関係を築く」としている。

　さらに、医師、施設ケアマネジャー、管理栄養士と機能訓練指導員は、コアチームの周りで必要に応じて柔軟に協力する役割を担うサポートチームを形成している。

　コアチームとサポートチームは、必要に応じてメンバーを入れ替えることもあるため、利用者、家族とチームメンバー間の情報共有や信頼関係の構築は必須である。コアチームとサポートチーム間は利用者と家族への意向確認のたびに、合意形成を積み重ねて、柔軟なよい関係を更新し続けている。

　つまり、A特養の多職種連携は、利用者・家族、介護職、看護職と相談員が関わりを深めることで成果を得るコアチームと、コアチームから協力依頼を受けた時に後方支援するサポートチームによる二重構造となっていることが明らかになった（図2-2-1）。

　この多職種連携の二重構造の特徴として、3点を示す。1つ目に、コアチーム内において職員の役割が重なっていることで、利用者と家族の希望に沿ったケアの提供に関する情報が抜け落ちにくいことが挙げられる。この職員同士の役割の重なりを活かして、利用者と家族の意向に沿った対応を行うための情報共有や調整を行いやすいことにある。

　2つ目として、看取り期は、病状の変化が著しいため、コアチームだけで適時に対応をする。サポートチームはコアチームの対応後に情報を得るという特徴が挙げられる。

　しかし、時間差ができても必要なサービスが提供できるような情報共有の方法に配慮が必要である。コアチームとサポートチーム間でうまく情報を共有し、利用者と家族の意向に沿った調整を行うことで、＜多職種チーム内で連携を積み重ねながらコーディネート＞を実践することが可能になると考えた。

　また、3つ目として、コアチームとサポートチーム間の相互作用によって、多面的な見方や柔軟な対応を実施できることが明らかになった。その時の課題によってコアチームとサ

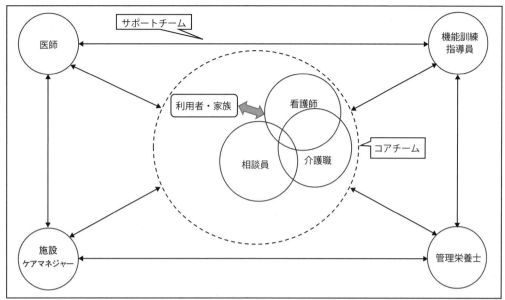

図2-2-1　A特養における連携の二重構造

ポートチームは互いに働きかけ、影響を及ぼすことで柔軟な発想や経験を活かす対応を積極的に実施している。さらに、【多職種が利用者と家族を巻き込んでサポート】するために、コアチームとサポートチームは適宜メンバーを入れ替え、その時に求められる役割を果たしていると考えた。

3. 利用者・家族の願いを実現させるためのケアマネジメント

A特養において、看護職と相談員が中心となって入所時の看取りケアの意向確認を行い、それ以降も＜介護職は利用者や家族の願いを引き出す方法を工夫＞している。

利用者や家族に職員それぞれが役割分担して意向確認する仕組みは整っているが、＜家族は看取り期に多くの願いの実現を望んでいない＞と示されたのは、家族は看取り期だからといって特別なケアを希望するわけではなく、今までと変わらない願いの実現で十分と考えているのではないか。

今後も【利用者や家族の願いを引き出す方法をチームで模索】し、最期までよりよいケアを提供できるような多職種連携によるケアマネジメント体制を評価し、改善行動を行うことが求められる。

田中（2011）は、特養において看取り介護加算を算定できるということは、その加算算定のための構造や過程については、要件を満たしており、一定の終末期ケアの質を担保していると言える。しかし、看取り介護加算算定の結果については、データがないため、評価することができない。そのため、看取り介護加算を算定しているからといって、質の高い終末

期ケアを実施しているとは断言できない。

　今回の質的調査において、A特養では質の高い終末期ケアが実施できているとは評価できない。その理由として、看取り介護加算算定のための構造があることについて評価できても、質の高い終末期ケアを実施するプロセスの評価や、利用者および家族の満足度のような効果に対して評価ができるわけではないためである。しかし、看取り介護加算を算定していることで、一定の終末期ケアの質は担保されていることを示すことはできたのではないか。これは、田中（2011）の調査と同様の結果であった。

　今後の課題として、本人・家族の願いを実現させるためのケアマネジメントの課題を3点示す。

　1つ目の課題は、【嘱託医と連携が取りやすい関係】を継続できる体制の確立、2つ目は、多職種チーム内と家族による看取りケアの評価方法の検討、3つ目は、家族や職員への心理的支援体制の整備である。

　1つ目の課題について、A特養は、看取りケアの実施に関して、【嘱託医と連携が取りやすい関係】を背景に、利用者の状態変化に合わせて＜看護師から嘱託医へ連絡を入れて細かく指示をもらう＞体制ができており、嘱託医がほぼすべての看取りケアに対応することができている。

　栗田ら（2012）は、「高齢者に終末期ケアを提供するには多くの職種の関わりと専門性を発揮することが大切であり、殊に終末期医療に関心のある医師の協力は欠かせない」と示している。

　第84回厚生労働省社会保障審議会介護給付費分科会の介護老人福祉施設における医療提供において、「現行、外部の医師が特養の入所者を診ることができるのは、緊急の場合、配置医の専門外の疾病の場合、末期の悪性腫瘍の看取りの場合である」としている。

　A特養で看取りを継続して行うために、嘱託医と嘱託医以外の地域の医療機関や訪問看護などとの連携も特養の脆弱な医療提供体制を補い、利用者や家族の願いを実現できる力になるのではないか。

　今後は、看取りケアにおける多職種間の連携について、嘱託医だけでなく、チームメンバーが変わっても利用者や家族の願いを実現できる看取りケアの体制を継続できるのかも課題である。

　2つ目の課題について、小山ら（2010）は、特養において看取りを行う際の課題が「連携」、「知識・技術」、「手引書」、「記録」、「人員」、「評価」の6つにまとめられたと示している。

　特養において、看取りケア指針の見直しと看取りケア実践を多職種チーム内で評価する指標づくりとともに、家族の視点からも看取り期のケアの評価を受けて、次の看取りに活かすことも必要ではないか。

また、A特養では、看取り経験を積み重ねていても、＜介護職は予後がどうなるかわからず、不安を感じる＞のような看取りケアへの不安を払拭することは難しい現状を示唆した。

　3つ目の課題として、大西（2013）は、家族および職員のグリーフケアについて、「特養の相談職である生活相談員が終末期ケアとしての職種間の調整から、グリーフケアとしてのアフターフォロー、吐露し励まし合う心理的支援体制を一貫し担う施設内職種として存在しうる可能性が生じる」としている。

　大西（2013）が示した、職種による役割分担も目的によっては必要であるが、看取りケアの質の向上、次のケアに活かすための多職種による振り返りと看取りケアに関して職員が一人で不安を抱え込むことのないようなグリーフケアの実施を改善行動の一環として実施することが優先であると考えられた。

結　論

　A特養の多職種連携に焦点を当てて、看取り期のケアマネジメントの現状を3点示した。
①半年に1回の看取りの意向確認を通して、ケアマネジメント体制を整備している。
②利用者と家族、介護職、看護師と相談員によるコアチームを医師、施設ケアマネジャーと管理栄養士等によるサポートチームが後方支援する多職種連携の二重構造がある。
③入所時から利用者や家族の希望を聞き取り、叶える方法をチームで模索していることである。

　また、特養における多職種連携の二重構造の特徴として、3点を示した。
①コアチーム内において職員の役割が重なっていることで、利用者と家族の希望に沿ったケアの提供に関する情報が抜け落ちにくい。
②看取り期は、病状の変化が著しいため、コアチームだけで適時に対応をする。サポートチームはコアチームの対応後に情報を得る。時間差ができても必要なサービスが提供できるような情報共有の方法に配慮が必要である。
③コアチームとサポートチーム間の相互作用によって、多面的な見方や柔軟な対応を実施できることが明らかになった。

　今後の課題について、3点を示した。
①嘱託医との連携体制を維持することが困難であること。
②看取りケアの評価方法について、職員だけでなく利用者および家族による評価も活かすことで対応が改善するのではないか。
③家族や職員への心理的な支援体制の整備であった。

7　本研究の意義と限界

　本研究は、A特養を対象とした。A特養を選択した理由は、利用者80名の従来型の特養で、2014年度に19名の利用者を施設内で看取っており、看取りケア加算も算定しているためである。

　調査対象者がA特養に勤務する職員のみで構成されているため、一般化には限界があることを認めつつ、今後の特養の終末期ケアにおける多職種連携のあり方を検討するうえで役立つ可能性があると考えた。

> **ポイント**
>
> 　考察では、この研究における新しい知見、新規性が求められる。調査結果と先行研究の結果が一致している部分とそうでない部分を明確にし、この調査によって新たに明らかになったことをこの研究の意義として示すことが必要である。調査結果と先行研究の結果がほとんど一致している場合も、併せて研究の限界も示すことで、今後の研究はどこを焦点化すべきかの道しるべとなる。

●引用文献
- 樋口京子，篠田道子，杉本浩章，近藤克則編著（2010）『高齢者の終末期ケア―ケアの質を高める4条件とケアマネジメント・ツール』中央法規出版，p.39, 55
- 島田千穂，伊東美緒，平山亮，高橋龍太郎（2015）「看取りケア経験の協働的内省が特別養護老人ホーム職員の認識に及ぼす影響」『社会福祉学』56（1），p.87
- 厚生労働省（2015）『平成27年度介護報酬改定の骨子』
- 篠田道子，上山崎悦代，宇佐美千鶴（2013）「終末期ケアにおける多職種連携・協働の実態―特別養護老人ホームと医療療養病床の異同を通して―」『日本福祉大学社会福祉論集』129，p.20-21
- 安梅勅江（2010）『ヒューマン・サービスにおけるグループインタビュー法Ⅲ/論文作成編―科学的根拠に基づく質的研究法の展開』医歯薬出版，p.4
- 鶴若麻理，仙波由加里（2010）「特別養護老人ホームの看取りケアについての入居時の意向確認に関する研究」『生命倫理』20（1），p.161
- 平野美理香，萩原美砂子，坂本安令，山際清貴，守口恭子，飯島節（2011）「特別養護老人ホームにおける看取りに関する研究―施設内で最期を迎えた入居者の特徴と終末期の意思確認の現状―」『日本老年医学会雑誌』48（5），p.512
- 三菱総合研究所（2012）『介護サービス事業所における医療職のあり方に関する調査研究事業』平成24年度老人保健健康増進等事業，p.4
- 島田千穂，堀内ふき，鶴若麻理，高橋龍太郎（2013）「特別養護老人ホームにおける看取りケア実施状況と関連要因」『老年社会科学』34（4），p.506
- 篠田道子（2011）『多職種連携を高めるチームマネジメントの知識とスキル』医学書院，p.19, 28
- 樋口京子（2009）「高齢者の終末期におけるケアマネジメント」『Geriatric Medicine』47（4），p.473
- 田中克恵（2011）「特別養護老人ホームの終末期ケアに関する研究　看取りケア加算の算定を支える終末期ケアのストラクチャーとプロセス」『社会福祉学研究』6，p.18
- 栗田明，品川直介，小谷英太郎，岩原真一郎，高瀬凡平，草間芳樹，新博次（2012）「特別養護老人ホームにおける看取りケアの経緯と医師の役割」『日本老年医学会雑誌』49（3），p.342
- 厚生労働省（2011）『介護老人福祉施設の基準・報酬について』第84回社会保障審議会―介護給付費分科会資

料1（2011年11月10日），p.13
- 小山千加代，水野敏子（2010）「特別養護老人ホームにおける看取りの実態と課題に関する文献検討」『老年看護学』14（1），p.59
- 大西次郎（2013）「特別養護老人ホームにおけるグリーフケア―ソーシャルワークの視点から―」『佛教大学大学院紀要　社会福祉学研究科篇』41，p.6

●参考文献
- 安梅勅江（2010）『ヒューマン・サービスにおけるグループインタビュー法Ⅲ/論文作成編―科学的根拠に基づく質的研究法の展開』医歯薬出版
- 樋口京子，篠田道子，杉本浩章，近藤克則編著（2010）『高齢者の終末期ケア―ケアの質を高める4条件とケアマネジメント・ツール』中央法規出版
- 野中猛（2014）『多職種連携の技術』中央法規出版
- 櫻井紀子（2008）『高齢者介護施設の看取りケアガイドブック―「さくばらホーム」の看取りケアの実践から』中央法規出版
- 島田千穂（2012）「特別養護老人ホームにおける終末期ケア実践と他職種協働の課題」『日本認知症ケア学会誌』11（2），p.470-476
- 篠田道子（2011）『多職種連携を高めるチームマネジメントの知識とスキル』医学書院

第2章

第3節
医療療養病床における看取りケア体制とプロセス評価
―質問紙調査の進め方とまとめ方―

 はじめに

　医療療養病床で看取る患者は年々増加し、今後も多くの看取りが行われると予測される。医療療養病床の終末期ケアに関する報告は少なく、現状や実態は明らかにされていない。医療療養病床は、医療保険診療報酬上は包括診療であり、終末期ケアに関する加算等は定められていない。介護保険施設では、2006年に看取り介護加算が設けられ、高齢者の看取りに関する体制整備や質の評価に向けた取り組みが報告されている。

　ドナベリアン（2007）は、医療の質を評価する構成要素として、ストラクチャー（構造）、プロセス（過程）、アウトカム（結果）の3つを提示している。ストラクチャーがプロセスに影響を及ぼし、プロセスがアウトカムに影響を及ぼすとの関係性を示している。田中（2011）は、特別養護老人ホーム（以下、特養）の看取りケア加算を支える終末期ケアのストラクチャーとプロセスについて明らかにしている。

　そこで本研究では、筆者が在住する東海3県の医療療養病床を対象とした実態調査を行い、医療療養病床の終末期ケアのストラクチャーとプロセスを検討することを目的とした。

> **ポイント**
> - 研究テーマに関するデータ（人口動態統計、調査報告等）、先行研究を検討し、医療療養病床の終末期ケアの実態に関する報告は少ないことから、終末期ケアの質の評価に注目した実態調査を行うことにした。
> - 調査票（質問紙）を用いた研究を実施する際には、まず予備調査を行い、評価項目（質問項目）が適切かどうかを検討したうえで、本調査の前に完成度の高い調査票を作成しておくことが必要である。

2 研究目的

本研究の目的は、医療療養病床における終末期ケアの実態を明らかにすることである。終末期ケアの質の評価指標であるストラクチャー（構造）とプロセス（過程）がどのように実施されているかを調査する。

3 研究方法

1. 予備調査：医療療養病床の終末期ケアの質の評価指標についての調査

1）目的

医療療養病床終末期ケア調査票の項目が、医療療養病床における終末期ケアのストラクチャーとプロセスの評価項目として、適切であるかどうか妥当性を評価する。

2）対象

保健・医療・福祉の専門職で、次の①②③のいずれかに該当する者、合計43名。

①保健・医療・福祉の専門職で終末期ケアの研究者8名。

②保健・医療・福祉の専門職で終末期ケア、多職種連携について大学院で学んでいる者9名。

③保健・医療・福祉の専門職で、医療療養病床の中間管理者としてマネジメントを行っている者26名。職種は、看護師、介護福祉士、理学療法士、作業療法士、医療ソーシャルワーカー、管理栄養士。

3）データ収集方法

特養の看取りケア加算に関連する要件項目、終末期ケアの質評価に関する先行研究を参考

に調査票を作成した。調査票の項目が質の評価指標として適切かどうか問う質問紙を作成し、調査を依頼した。留め置き法による自記式質問紙調査法とした。

4）期間

2015年7月6日～20日

5）内容

質問内容は、医療療養病床の終末期ケアのストラクチャーとプロセスに関する項目として適切かどうかを項目別に5段階（1＝全く適切でない、2＝やや適切でない、3＝どちらともいえない、4＝やや適切である、5＝非常に適切である）で評価するように依頼した。さらに、指標内容の過不足等についての意見を自由記述で求めた。項目は、特養の看取りケア加算の要件項目、終末期ケアの質評価に関する先行研究を参考にして終末期ケアの質向上に関連すると考えられる内容を含むように作成した16項目とした。詳細は次の①～⑯である。

- ストラクチャー（構造）に関する項目：①終末期ケアの指針の作成、②事前指示書の作成、④終末期の判断基準の作成、⑤個室の確保、⑥家族の宿泊、⑪相談支援体制、⑫職員研修の開催
- プロセス（過程）に関する項目：③治療やケアについての説明、⑦治療やケアについての希望の確認、⑧急変時の医療についての希望の確認、⑨在宅看取りについての説明、⑩予後や看取りに向けての説明、⑬個別経過の作成、⑭終末期ケアカンファレンス、⑮デス（看取り後）カンファレンス、⑯グリーフケア（看取り後の遺族に対するケア）

6）分析方法

5段階評価について、統計パッケージSPSS Statistics22.0を用いて単純集計を行い分析した（資料1）。

7）予備調査の結果

対象者43名より回答が得られた。指標の適切性についての平均点は、16項目中15項目は4.0以上であった。平均4.0未満の項目は、④終末期の判断基準の作成：3.7であった（表2-3-1）。

8）評価項目の決定

評価指標としての項目の適切性について、平均点が4.0以上の評価項目は、適切であると評価が得られたとして、そのまま本調査の項目に採用した。平均点が3.7点であった項目については、3点：どちらともいえない、4点：やや適切である、の点数の判断の中間点よりも高いことから、結果分析時に検討を加えることを条件として本調査の項目に採用した。

資料1　終末期ケアにおける専門職間協働（IPW）への研究協力について

No.1

終末期ケアの質の評価指標についての調査協力のお願い

2015年7月

榊原　麻子

　医療型療養病床で看取る患者は年々増加しており、質の高い終末期ケアが求められています。
この調査は、「医療療養病床の終末期ケアの質の評価指標」の適切性を検討することを目的としています。
　得られた調査データは、研究の目的のみに使用します。分析時には個人が特定できないよう統計学的に処理をするため回答者個人および回答者の所属先が公になることはありません。お忙しいところお手数をおかけしますが、ご協力頂きますようお願い申し上げます。

【調査内容と方法について】
　＜目的＞　調査項目が医療療養病床で行われている終末期ケアの質の評価指標として適切かどうかを検討すること
　　　　　　を目的とします。
　＜対象＞　①医療療養病床で中間管理者としてリーダーシップを発揮している保健・医療・福祉の専門職の方、
　　　　　　②終末期ケアの研究者の方、③終末期ケア・多職種連携について大学院で学んでいる方
　　　　　　　　①、②、③のいずれかの方を対象としています。
　＜方法＞　無記名自記式質問紙と封筒を配布します。施設毎に回収袋を設けます。
　　　　　　調査用紙記入後、封筒に入れて、提出袋に入れて下さい。
　　　　　　所要時間は約10分です。

【調査期間】
　　2015年　7月　6日　～　7月　25日
【提出について】
　　施設毎に回収袋を設けます。調査に同意された方は、調査用紙記入後、封筒に入れて回収袋に提出して下さい。
　　＊調査に関して何か不明な点がありましたら、下記の連絡先にお問い合わせ下さい。

　　　連絡先：〇〇〇〇　〇〇〇〇〇〇〇〇〇〇〇〇
　　　　　　　〒〇〇〇-〇〇〇〇　〇〇〇〇〇〇〇〇〇〇

医療療養病床における終末期ケアの質の評価指標についての調査

1. あなたのことを教えてください。（選択肢は該当する項目の数字に〇を、（　）内には文章・数字で回答を記入してください。

職種：（　　　　　　　　　　　　　　　）	性別：　1　男　　　2　女
職種経験年数：（　　　　　）年	＊医療療養病床に勤務している方のみ、お答えください。 医療療養病床経験年数：（　　　　　）年

資料1　つづき

No.2

2. 以下の項目について、「終末期ケアの質の評価指標」として適切だと思いますか？
   すべての項目について、該当するものに○をつけてください。

評価指標	全く適切ではない	やや適切ではない	どちらともいえない	やや適切である	非常に適切である
① 終末期の治療やケアに関する指針（ガイドライン）の作成	1	2	3	4	5
② 終末期の治療に関する事前指示書の作成	1	2	3	4	5
③ 終末期の治療やケアについての患者・家族への説明	1	2	3	4	5
④ 終末期の判断基準の作成	1	2	3	4	5
⑤ 看取りのための個室での対応	1	2	3	4	5
⑥ 家族が宿泊できる環境	1	2	3	4	5
⑦ 終末期の治療やケアについての希望・看取りについての希望の確認	1	2	3	4	5
⑧ 急変時の医療、転院搬送についての希望の確認	1	2	3	4	5
⑨ 在宅での看取りについての説明	1	2	3	4	5
⑩ 終末期の症状や予後の説明、および看取りに向けての準備・心構えについての説明	1	2	3	4	5
⑪ 終末期に関する患者・家族への相談に対する支援体制	1	2	3	4	5
⑫ 終末期ケアに関する職員研修の開催	1	2	3	4	5
⑬ 終末期ケアに関する個別計画の作成	1	2	3	4	5
⑭ 終末期ケアに関するカンファレンスの実施	1	2	3	4	5
⑮ デスカンファレンス（看取り後のカンファレンス）の実施	1	2	3	4	5
⑯ グリーフケア（看取り後の遺族に対するケア）の実施	1	2	3	4	5

3. 上記の終末期ケアの質の評価指標について、過不足と思われる内容やご意見がありましたら、
   以下に記載してください。

ご協力ありがとうございました。

表2-3-1 医療療養病床の終末期ケアの質の評価指標についての予備調査結果

	調査項目	一致度(%)	平均値	最頻値	最小値	最大値
ストラクチャー（構造）	①終末期の治療やケアに関する指針（ガイドライン）の作成	86.0	4.35	5	1	5
	②終末期の治療に関する事前指示書の作成	83.8	4.17	5	1	5
	④終末期の判断基準の作成	74.0	3.74	4	1	5
	⑤看取りのための個室での対応	84.2	4.20	5	1	5
	⑥家族が宿泊で切り環境	86.0	4.30	5	1	5
	⑪終末期に関する患者・家族への相談に対する支援体制	94.0	4.70	5	2	5
	⑫終末期ケアに関する職員研修の開催	94.0	4.70	5	3	5
プロセス（結果）	③終末期の治療やケアについての患者・家族への説明	95.8	4.77	5	3	5
	⑦終末期の治療やケアについての希望、看取りの希望の確認	95.8	4.88	5	3	5
	⑧急変時の医療、転院搬送についての希望の確認	94.0	4.70	5	3	5
	⑨在宅での看取りについての説明	86.0	4.30	5	1	5
	⑩終末期の症状や予後の説明、看取りの準備・説明	94.0	4.70	5	3	5
	⑬終末期ケアに関する個別計画の作成	94.0	4.70	5	3	5
	⑭終末期ケアに関するカンファレンスの実施	94.0	4.70	5	3	5
	⑮デスカンファレンス（看取り後のカンファレンス）の実施	88.0	4.40	5	3	5
	⑯グリーフケア（看取り後の遺族に対するケア）の実施	86.0	4.30	5	1	5

2. 本調査：療養病床の終末期ケアの現状に関する調査

1）目的

医療療養病床で行われている終末期ケアの実態を調査する。

2）対象

東海3県の医療療養病床を対象とする。県の病院名簿から病床20床以上を有する医療療養病床の218施設。

3）データ収集方法

郵送法による自記式質問紙調査法とした。自記式質問調査用紙を作成し、調査依頼状とともに対象施設長あてに郵送で依頼した。回答者は終末期ケアについてよく把握している人として、選定は施設長に一任した。

4）調査期間

2015年8月1日～10月9日。

5）調査内容

先行研究（田中2011他）を参考に予備調査の結果を踏まえ、終末期ケアの質の評価に関わるストラクチャーとプロセスの項目を検討し、調査用紙を作成した。詳細は、施設の基本情報、終末期ケアの実施状況（予備調査で検討した16項目）、医療療養病床での終末期ケアに関する意見の自由記載、である。

①施設の基本情報：施設の設置場所（県）、設置主体、一般病床の併設の有無、併設施設（施設サービス・在宅サービスを含）の有無、入院施設基準（療養病床入院基本料）、病床数、退院患者状況（退院患者数、死亡退院患者数）、職員体制。
②終末期ケアの実施状況：予備調査で検討した16項目について、実施しているかどうか、および実施している職種または内容について調査した。
③自由記載：質問紙に自由記載欄を設けて、「療養病床での終末期ケアについてのご意見を伺います。自由に記載してください。」と表記した。

3. 分析方法

　回答者の属性、施設の設置場所・設置主体、併設施設、病床機能として算定している入院基本料、病床数、退院患者状況、職員体制について単純集計と、「終末期ケアの実施状況の分析」として、終末期ケアのストラクチャーとプロセスの実施状況について単純集計を行った。そして、クロス集計による「施設の基本情報と終末期ケアの取り組み状況の比較分析」として、一般病床を併設の有無としている施設と終末期ケアの取り組み状況の比較、併設施設（事業所）の有無と終末期ケアの取り組み状況の比較について分析を行った。統計パッケージSPSS Statistics22.0を用いて統計学的解析を行った。単純集計およびクロス集計にカイ2乗検定を行った。

　自由記載欄は、以下の3段階で分析した。
　第1段階：自由記載欄の文章から意味内容を変えないようにコードを抽出する。
　第2段階：第1段階で精選したコードについて、類似していると判断したものを集めてサブカテゴリーにまとめる。
　第3段階：第2段階で整理したサブカテゴリーを見直し、カテゴリーを決定する。

4. 倫理的配慮

　対象者に研究目的、意義、方法、個人情報の取り扱いについて、および参加しないことで不利益が生じないことを説明する。同意の得られた施設、対象者のみを対象とする。なお、本研究は筆者が所属する医療法人の倫理委員会の審査承認を受けて実施した。

資料2　面接調査　同意書

平成27年8月1日

療養病床施設長様

研究協力へのお願い

　盛夏の候、皆様方におかれましては、ますますご健勝のこととお慶び申しあげます。
　私は、愛知県の医療法人豊田会高浜訪問看護ステーションで看護師をしております榊原麻子と申します。この度、「医療療養病床における終末期ケアの質の評価に関する研究　－ストラクチャー（構造）とプロセス（過程）に焦点をあてて－」をテーマに、東海3県の療養病床を対象とした調査を実施することになりました。この調査は、療養病床の終末期ケアに関わる施設の体制と、多職種チームの状況を明らかにすることを目的としています。得られたデータは、研究の目的のみに使用します。分析時には個人が特定できないよう統計的に処理をするため、回答者個人および施設が公になりことはありません。つきましては、お忙しいところお手数をおかけしますが、是非、本研究にご協力頂きますようお願い申し上げます。

　調査用紙は3枚（両面で6ページ）で、回答にかかる時間は20分程度です。貴院で終末期ケアの取り組みについて把握されている方（職種は問いません。）に、調査票の記入をして頂いてください。なお、ご返送頂いたことをもちまして、研究への参加の同意が得られたとさせて頂きます。

　お忙しいところ、お手数をおかけしますが、何卒、よろしくお願い申し上げます。

　　　　　　　　　　　　　医療法人豊田会高浜訪問看護ステーション　榊原麻子
　　　　　　　　　　　　　　　指導教授：日本福祉大学社会福祉学部　篠田道子
　調査の内容につきまして、ご質問等がありましたら、下記までご連絡ください。

　　　　　　　　　　　　　　　○○○○○○○○○○○○○○　○○　○○
　　　　　　　　　　　　　　　〒○○-○○　○○○○○○○○○○○○
　　　　　　　　　　　　　　　　　　　　　　　　連絡先：○○○○○○○○
　　　　　　　　　　　　　　　　　　　　　E-mail：○○○○○○○○○○○○

資料3①　インタビュー対象者への質問シート

医療療養病床の終末期ケアに関する調査

(お願い)

　この調査は、医療療養病床の終末期ケアに関わる施設の体制と、多職種チームの状況を明らかにすることを目的としています。得られた調査データは、研究の目的にのみに使用します。分析時には個人が特定できないよう統計学的に処理をするため、回答者個人および回答者の所属先が公になることはありません。お忙しいところお手数をおかけしますが、ご協力頂きますようお願い申し上げます。

【記入にあたってのお願い事項】

1. <u>貴院の体制と終末期ケアの取り組みについて把握されている職員</u>の方がご記入下さい。
2. 特に期間の指定がない場合、平成27年3月末日の状況をもとにご記入下さい。
3. 選択肢は、複数回答の指示がない場合には該当する項目の数字一つだけに○を、( )内には文章・数字で回答を記入してください。
4. 同封の返信用封筒を用いて、**平成27年10月6日（火）までにご投函**ください。

調査期間：平成27年9月23日（水）〜10月6日（火）

【調査に関するお問い合せ先・返送先】

〇〇〇〇〇〇〇〇〇〇〇〇〇〇〇〇〇〇〇〇〇〇〇〇〇〇　〇〇〇〇
〒〇〇〇-〇〇〇〇　〇〇〇〇〇〇〇〇〇〇〇〇〇〇〇〇〇〇
E-mail：〇〇〇〇〇〇〇〇〇〇〇
＊お問い合わせはメールでお願いいたします。

問1　ご記入者の方の性別と職種をご記入ください。

性別：（　1　男　　　　2　女　）　　　　職種：（　　　　　　　　　　　）

問2　貴院の設置場所をお知らせください。

　　　　　1　愛知県　　　　　2　岐阜県　　　　　3　三重県

資料3① つづき

Ⅰ. 貴院の概要（平成27年3月末日の状況）について教えてください。

問3 貴院の施設形態について、該当するものに〇をつけて下さい。

　　1　病院　　　　　　2　診療所

問4 貴院の開設主体について、該当するものに〇をつけて下さい。

　　1　国（注1）　　　　　　2　都道府県（注2）　　　　3　市区町村
　　4　広域連合.一部事務組合　5　公的（日赤・済生会等）　6　社会保険関係団体
　　7　医療法人　　　　　　8　社会福祉法人　　　　　　9　社団・財団法人
　　10　その他の法人　　　　11　個人
　　注1：独立行政法人、国立大学法人を含む。　注2：地方独立行政法人、公立大学法人を含む。

問5 貴院に併設する施設・事業所について、該当するもの全てに〇をつけて下さい。

　　1　併設なし　　　　　　2　病院　　　　　　　　3　有床診療所
　　4　無床診療所　　　　　5　介護老人保健施設
　　6　介護老人福祉施設（特別養護老人ホーム）　7　認知症高齢者グループホーム
　　8　その他の介護施設（ケア付き住宅等）　　　9　短期入所事業所（ショートステイ）
　　10　通所介護事業所（デイサービス）　11　通所リハビリテーション事業所（デイケア）
　　12　訪問看護事業所　　　　　　　　　13　訪問介護事業所
　　14　訪問リハビリテーション事業所　　15　居宅介護支援事業所
　　16　その他（　　　　　　　　　　　　　　　　　　　　　　　　　　）
　　注3：併設とは、同一法人（法人が異なっても実質的に密接な連携がある場合も含みます）によって、同一
　　　　または隣接の敷地内に運営していることをさします。

問6 平成27年3月末日時点における、貴院の病床数をご記入ください。

病床の種類		病床数
①‥一般病床　注4：一般病棟の病床（7:1）、一般病棟の病床（10:1）、一般病棟の病床（13:1）、一般病棟の病床（15:1）、回復期リハビリテーション病棟（一般病床）、有床診療所入院基本料算定病床、その他の一般病床を含みます。		（　　　　　　）床
②‥医療療養病床	-1　回復期リハビリテーション病棟	（　　　　　　）床
	-2　療養病棟（20対1）：入院基本料Ⅰ	（　　　　　　）床
	-3　療養病棟（25対1）：入院基本料Ⅱ	（　　　　　　）床
	-4　診療所の医療療養病床	（　　　　　　）床
③介護療養医療施設	-1　介護療養病床（病院）	（　　　　　　）床
	-2　介護療養病床（診療所）	（　　　　　　）床
	-3　老人性認知症疾患療養病床	（　　　　　　）床
④　①②③以外の病床		（　　　　　　）床
⑤　①〜④の合計（貴院のすべての病床）		（　　　　　　）床

資料3②　インタビューガイド（観察記録）（グループインタビュー版）

問17　終末期に、在宅看取りについての説明を行っていますか？

　1　行っている　　　　2　行っていない　　　3　検討中である　　　4　わからない
　　　　⬇　問17-2　主に、説明を行う職種に〇をつけてください（複数回答可）。
　（　1　医師、　　　　2　看護師・准看護師、　　　3　薬剤師、　　　　4　理学療法士、
　　　5　作業療法士、　6　言語聴覚士、　　7　管理栄養士・栄養士、　8　介護福祉士・介護員、
　　　9　医療ソーシャルワーカー、　10　その他：　　　　　　　　　　　　　　　　　）

問18　症状や予後の説明、および看取りに向けての準備や心構えについての説明を行っていますか？

　1　行っている　　　　2　行っていない　　　3　検討中である　　　4　わからない
　　　　⬇　問18-2　主に、説明を行う職種にを記入してください（複数回答可）。
　（　1　医師、　　　　2　看護師・准看護師、　　　3　薬剤師、　　　　4　理学療法士、
　　　5　作業療法士、　6　言語聴覚士、　　7　管理栄養士・栄養士、　8　介護福祉士・介護員、
　　　9　医療ソーシャルワーカー、　10　その他：　　　　　　　　　　　　　　　　　）

問19　家族からの終末期に関する相談に応じ、支援する体制が整えられていますか？

　1　体制が整えられている　　2　整えられていない　　3　検討中である　　4　わからない
　　　　⬇　問19-2　主に、相談に応じる職種を記入してください（複数回答可）。
　（　1　医師、　　　　2　看護師・准看護師、　　　3　薬剤師、　　　　4　理学療法士、
　　　5　作業療法士、　6　言語聴覚士、　　7　管理栄養士・栄養士、　8　介護福祉士・介護員、
　　　9　医療ソーシャルワーカー、　10　その他：　　　　　　　　　　　　　　　　　）

問20　終末期ケアに関する職員研修（平成26年4月～平成27年3月）について教えてください。

　1　研修を行った　　　　2　研修を行っていない
　　　　⬇　問20-2　研修内容を教えてください。
　（　　　　　　　　　　　　　　　　　　　　　　　　　　　　　　　　　　　　　）

問21　終末期ケアに関する個別計画を作成していますか？

　1　作成している　　　　2　作成していない　　　3　検討中である　　　4　わからない
　　　　⬇　問21-2　主に、個別計画を作成する職種を記入してください（複数回答可）。
　（　1　医師、　　　　2　看護師・准看護師、　　　3　薬剤師、　　　　4　理学療法士、
　　　5　作業療法士、　6　言語聴覚士、　　7　管理栄養士・栄養士、　8　介護福祉士・介護員、
　　　9　医療ソーシャルワーカー、　10　その他：　　　　　　　　　　　　　　　　　）

資料3②　つづき

問 22　終末期ケアに関するカンファレンスを行っていますか？

1　行っている　　　　2　行っていない　　　　3　検討中である　　　　4　わからない
　↓ 問 22-2　カンファレンスに参加する職種に〇をつけてください（複数回答可）
　（　1　医師、　　　2　看護師・准看護師、　　3　薬剤師、　　　　4　理学療法士、
　　　5　作業療法士、　　6　言語聴覚士、　　　7　管理栄養士・栄養士、
　　　8　介護福祉士・介護員、　　9　医療ソーシャルワーカー、　10　その他：　　　　　　）

問 23　デスカンファレンス（看取り後のカンファレンス）を行っていますか？

1　行っている　　　　2　行っていない　　　　3　検討中である　　　　4　わからない
　↓ 問 23-2　デスカンファレンスに参加する職種に〇をつけてください（複数回答可）
　（　1　医師、　　　2　看護師・准看護師、　　3　薬剤師、　　　　4　理学療法士、
　　　5　作業療法士、　　6　言語聴覚士、　　　7　管理栄養士・栄養士、
　　　8　介護福祉士・介護員、　　9　医療ソーシャルワーカー、　10　その他：　　　　　　）

問 24　グリーフケア（看取り後の遺族に対するケア）を行っていますか？

1　行っている　　　　2　行っていない　　　　3　検討中である　　　　4　わからない
　↓ 問 24-2　主に、グリーフケアを行う職種に〇をつけてください（複数回答可）
　（　1　医師、　　　2　看護師・准看護師、　　3　薬剤師、　　　　4　理学療法士、
　　　5　作業療法士、　　6　言語聴覚士、　　　7　管理栄養士・栄養士、
　　　8　介護福祉士・介護員、　　9　医療ソーシャルワーカー、　10　その他：　　　　　　）
　　　　問 26-3　グリーフケア（看取り・死亡退院後のケア）の内容を記入してください。
　（　　）

問 25　医療療養病床での終末期ケアについてのご意見を伺います。ご自由に記述ください。

（自由記述）

ご協力ありがとうございました。　　10 月 6 日（ 火 ）までにご投函ください。

> **ポイント**
>
> ●調査票が返送され回収できたら、データ入力を行う。統計解析は、①単純集計、②単変量解析（クロス集計）による検定、③多変量解析による検定を順に検討していく。1つのデータに関する情報を理解しやすい形にまとめ、結果を丁寧にみる。

4 結果

　東海3県の医療療養病床218施設を対象に、自記式質問調査用紙を配布したところ、68施設より回答が得られた（回収率：31.2％）。そのうち有効回答は62施設（有効回答率：91.2％）であった。有効回答の設置場所の内訳は愛知県37施設（59.7％）、岐阜県19施設（30.6％）、三重県6施設（9.7％）であった。

1. 医療療養病床の終末期ケアのストラクチャー

1）医療体制

　有効回答が得られた東海3県の62施設の医療体制は、総病床数の平均は140.0床、平均死亡退院患者割合は50.7％であった。医療療養病床の入院基本料では、20：1入院基本料Ⅰは41施設（66.1％）、25：1入院基本料Ⅱは16施設（25.8％）、一般病床を有するが30施設（51.6％）であり、対象は、小規模～中規模病院で、一般病床や介護保険施設やサービス等の他の機能を有する病院が多かった。回答が得られた施設の平均死亡退院患者割合は50.7％と高い状況にあった。死亡退院患者割合（死亡退院患者数/退院患者数）は、60～70％未満：8施設（12.9％）、50～60％未満：8施設（12.9％）、40～50％未満：8施設（12.9％）、次いで70～80％未満は7施設（11.3％）と、全体的に高い傾向であった。

　開設主体は、医療法人が46施設（74.2％）と最も多く、次いで個人6施設（9.2％）、であった。併設施設の内訳をみると、施設系サービスでは介護老人保健施設15施設（24.2％）、介護老人福祉施設10施設（16.1％）であった（重複回答を含む）。在宅系事業所施設では、グループホーム5施設（8.1％）、その他のケア付き住宅3施設（4.2％）、短期入所事業所5施設（8.1％）、通所介護事業所9施設（14.2％）、通所リハビリ事業所18施設（29.0％）、訪問看護事業所19施設（30.6％）、訪問介護事業所54施設（87.1％）、訪問リハビリ事業所13施設（21.0％）、居宅介護支援事業所19施設（30.6％）であった（重複回答を含む）。

2）職員配置

　回答が得られた全施設で医師、看護師、薬剤師、放射線技師、管理栄養士・栄養士、介護

福祉士・介護士、の6職種の職種が常勤・非常勤で配置されていた。

　リハビリ職種は、理学療法士は57施設（92.0％）、作業療養士は46施設（74.2％）、言語聴覚士は39施設（62.9％）であった。病棟での直接ケア業務を行う介護福祉士は、ほとんどの施設で常勤・非常勤で配置されていた。相談業務を行う医療ソーシャルワーカーは39施設（62.9％）の配置であった。

3）終末期ケアの体制

　終末期ケアに関する体制は表2-3-2に示す通りである。終末期ケアの指針を作成しているのは13施設（21.0％）、事前指示書の導入は15施設（24.2％）であった。終末期の判断基準を作成しているのは6施設（9.7％）、終末期ケアに関する職員研修の開催は12施設（19.4％）と低い結果であった（表2-3-2）。

4）施設・設備

　看取りのための個室の確保は59施設（95.4％）、家族が宿泊できる環境は58施設（93.5％）と、ほとんどの施設が実施されていた。

5）終末期に関する相談・支援体制

　家族からの相談に応じる支援体制は39施設（62.9％）で整備に取り組んでいた。

表2-3-2　医療療養病床の終末期ケアのストラクチャー（構造）とプロセス（結果）に関する項目と調査結果（n=62）

	調査項目	実施	未実施	検討中	わからない/無回答
ストラクチャー（構造）	①終末期の治療やケアに関する指針（ガイドライン）の作成	21.0	67.7	11.3	0
	②終末期の治療に関する事前指示書の作成	24.2	67.7	8.1	0
	④終末期の判断基準の作成	9.7	72.6	12.9	4.8
	⑤看取りのための個室での対応	95.4	3.2	0	1.6
	⑥家族が宿泊で切り環境	93.5	1.6	0	4.8
	⑪終末期に関する患者・家族への相談に対する支援体制	62.9	16.1	16.1	4.8
	⑫終末期ケアに関する職員研修の開催	**19.4**	77.4	0	3.2
プロセス（過程）	③終末期の治療やケアについての患者・家族への説明	95.2	3.2	0	1.6
	⑦終末期の治療やケアについての希望、看取りの希望の確認	98.4	1.6	0	0
	⑧急変時の医療、転院搬送についての希望の確認	96.8	3.2	0	0
	⑨在宅での看取りについての説明	**48.4**	41.9	3.2	6.4
	⑩終末期の症状や予後の説明、看取りの準備・説明	87.1	6.5	3.2	3.2
	⑬終末期ケアに関する個別計画の作成	**27.4**	53.2	16.1	3.2
	⑭終末期ケアに関するカンファレンスの実施	**46.8**	37.1	14.5	1.6
	⑮デスカンファレンス（看取り後のカンファレンス）の実施	**19.4**	66.1	12.9	1.6
	⑯グリーフケア（看取り後の遺族に対するケア）の実施	**11.3**	79.0	8.1	1.6

太字は実施が50％未満の項目

2. 医療療養病床の終末期ケアのプロセス

　終末期ケアのプロセスに関する体制は表2-3-2に示す通りである。終末期の治療やケアについての説明は59施設（95.2%）、急変時の医療についての説明は60施設（96.8%）、と多くの施設で実施していた。終末期ケアを実施している職種は、治療に関する内容の判断や説明は医師が行うことが多かった。

　一方で、個別計画の作成は17施設（27.4%）、カンファレンスの実施は29施設（46.8%）であった。看護師は医師が行う説明も一緒に行うことが多く、個別計画の立案やカンファレンス等、看護師が最も多く実施していた。介護福祉士・介護士も看護師とともにカンファレンスに参加していた。

3. 施設の体制による終末期ケアの取り組み状況の比較

1）一般病床の併設の有無による比較

　一般病床を併設している30施設と一般病床を併設していない32施設の終末期ケアの取り組み状況を比較したところ、終末期の判断基準の作成をしているのは、一般病床ありでは2施設（3.2%）、一般病床なしでは4施設（6.5%）と有意な差がみられた（$p<0.05$）。

2）併設施設の有無による比較

　施設を併設している20施設と施設を併設していない42施設の終末期ケアの取り組み状況を比較したところ、終末期ケアの指針の作成をしているのは、併設施設ありでは10施設、併設施設なしでは10施設と有意な差がみられた（$p<0.05$）。

3）在宅サービス併設の有無による比較

　在宅サービスを併設している20施設と併設していない18施設の終末期ケアの取り組み状況を比較したところ、有意な差はみられなかった。

4. 終末期ケアを実施している職種

　終末期ケアを実施している職種は表2-3-3の通りである。終末期ケアを実施している職種の割合は、医師、看護師が多かった。その中で、医師が最も多く実施していたのは、終末期の治療やケアについての説明56施設（95.0%）、終末期の治療やケアについての説明55施設（90.2%）、急変時の対応58施設（96.6%）、在宅での看取りについての説明26施設（86.7%）、症状や予後の説明47施設（87.0%）、の5項目であった。看護師は医師が行う説明も一緒に行うことが多く、個別計画の立案やカンファレンス等、看護師が最も多く実施していた。介護福祉士・介護士も看護師とともにカンファレンスに参加していた。

表2-3-3 終末期ケアの内容と行っている職種 (n=62)

実施している職種：施設数 (%)

	実施している施設数	1 医師	2 看護師	3 薬剤師	4 PT	5 OT	6 ST	7 栄養士	8 介護福祉士	9 医療ソーシャルワーカー	10 その他
問12：終末期の治療やケアについての患者・家族への説明	59	**56 (95.0%)**	37 (62.7%)	1 (1.7%)	2 (3.4%)	2 (3.4%)	1 (1.7%)	0	1 (1.7%)	3 (5.1%)	3 (5.1%)
問15：終末期の治療やケアについて、看取りについての希望の確認	61	**55 (90.2%)**	37 (60.7%)	0	0	0	0	0	34 (55.7%)	9 (14.8%)	1 (1.6%)
問16：急変時の医療についての希望、転院搬送の希望の確認	60	**58 (96.7%)**	31 (60.7%)	0	0	0	0	0	1 (1.7%)	5 (8.3%)	
問17：在宅での看取りについての説明	30	**26 (86.7%)**	19 (63.3%)	1 (3.3%)	0	0	0	1 (3.3%)	1 (3.3%)	5 (16.7%)	1 (3.3%)
問18：症状や予後の説明、看取りの準備や心構えについての説明	54	**47 (87.0%)**	36 (66.7%)	1 (1.9%)	0	0	0	1 (1.9%)	3 (5.6%)	4 (7.4%)	
問19：家族からの終末期に関する相談、支援	39	28 (71.8%)	**31 (79.5%)**	2 (5.1%)	0	0	0	2 (5.1%)	6 (154.%)	6 (15.4%)	2 (5.1%)
問21：終末期に関する個別計画の作成	17	5 (29.4%)	**17 (100%)**	0	2 (11.8%)	1 (5.9%)	1 (5.9%)	1 (5.9%)	5 (29.4%)	2 (11.8%)	
問22：終末期ケアに関するカンファレンス	61	21 (34.4%)	**27 (44.2%)**	7 (11.5%)	12 (19.7%)	7 (11.5%)	5 (8.2%)	9 (14.8%)	14 (23.0%)	12 (19.7%)	4 (6.6%)
問23：デスカンファレンス（看取り後のカンファレンス）	12	7 (58.3%)	**12 (100%)**	2 (11.5%)	2 (11.5%)	2 (11.5%)	1 (8.2%)	3 (14.8%)	9 (23.0%)	2 (11.5%)	1 (8.2%)
問24：グリーフケア（看取り後の遺族に対するケア）	7	3 (42.9%)	**5 (71.5%)**	0	0	0	0	0	1 (14.3%)	1 (14.3%)	1 (14.3%)

太字は最も多く実施している職種。

5. 自由記載の内容

　記載があった18人の記入内容をコード化し、31のコードを抽出した。類似したものを集めて10のサブカテゴリーとし、さらに3つのカテゴリーとした（表2-3-4）。医療療養病床の終末期ケアについてのカテゴリーは3つ、【医療療養病床の看取りの現状】、【医療療養病床の終末期医療の現状】、【医療療養病床の終末期ケアの目指すもの】である。

　【医療療養病床の看取りの現状】では、＜看取りが増加している＞と、＜看取り患者の多様化＞の2つのサブカテゴリーで構成されていた。状況として、"看取りは年々増加している"、"高齢者にとって死は身近な問題である"と記載されていた。＜看取り患者の多様化＞では、がんの終末期だけではなく、誤嚥性肺炎や老衰、神経難病、疾患も多様化し、苦労があり、患者状況が変化していることが記載されていた。

　【医療療養病床の終末期医療の現状】は、＜医療処置を実施する＞、＜医師と多職種チームの思いにズレがある＞、＜終末期の判断が難しい＞、＜多職種チームケアに不安がある＞、＜本人・家族の意思・意向を把握するのは難しい＞の5つのサブカテゴリーで構成されていた。"輸液等を継続していくケースが多い"、"酸素、点滴までは希望される方がほとんど"、"自然な看取りをと思うが家族が点滴を希望されて長期化した"など、医療療養病床では点滴や酸素等の医療処置を行うことが多いことが記載されていた。一方で、"医師によっては個別計画の協力を得るのが難しい"、"医師と多職種では、医師とケアチームで終末期ケアに対する考えが異なる"、"医師の意見と多職種の思いにズレがある"などの意見が出されていた。そして、いつから終末期なのか、本来の終末期は何なのか判断が難しく、スタッフの教育やカンファレンスが課題であることがうかがわれた。また、家族の反応が少ないことや、本人の意思表示が難しいという現状が示されていた。

　【医療療養病床の終末期ケアの目指すもの】は、＜終末期ケアの課題に向けて取り組む＞、

表2-3-4　医療療養病床の終末期ケアについての自由意見

カテゴリー③	サブカテゴリー⑩
医療療養病床の看取りの現状	看取りが増加している
	看取りの患者は多様化している
医療療養病床の終末期医療の現状	医療処置を実施する
	医師と多職種チームの思いにズレがある
	終末期の判断が難しい
	多職種チームケアに不安がある
	本人・家族の意思・意向を把握するのが難しい
医療療養病床の終末期ケアの目指すもの	終末期ケアの課題に取り組む
	本人・家族の思いに寄り添う
	個別計画を立案し実施する

＜本人・家族の思いに寄り添う＞、＜個別計画を立案し多職種で実践する＞の３つのサブカテゴリーで構成されていた。終末期ケアは医療療養病床の重要な役割であり質の向上が課題であること、本人・家族の意向に沿ったケアに取り組んでいきたいという思いが記載されていた。そして、その人らしい終末期が過ごすようにするには、個別計画の立案・実践が効果的である、と方向性が示されていた。

5 考 察

　回答が得られた東海３県の62施設は、平均死亡退院患者割合は50.7％であった。全国調査である「長期療養高齢者の看取りの実態に関する横断調査（2013）」、（総病床数平均70.8床）、平均死亡退院患者割合は40.7％であり、今回の調査対象は、全国調査よりも死亡退院患者割合が高かった。医療療養病床における終末期ケアの現状と課題について、ストラクチャーとプロセスの視点から考察する。

1. 組織としての終末期ケアの方針・指針の検討が必要

　調査の結果、終末期ケアの指針を作成しているのは13施設（21.0％）、事前指示書の導入は15施設（24.2％）であった。終末期の判断基準を作成しているのは6施設（9.7％）、終末期ケアに関する職員研修の開催は12施設（19.4％）と低い結果であった。全国調査である「長期療養高齢者の看取りの実態に関する横断調査（2013）」の結果でも、施設としての終末期ケアの指針を作成しているのは2割程度であり、ほぼ同様の結果であった。職員体制・施設構造は一定のレベルではあるが、終末期ケアの方針・指針などのストラクチャーの土台に相当する部分ができていない施設が多いことが明らかになった。組織の方針が明らかにされていないことが、プロセスのチームケアの具体的な実施や組織的な取り組みの阻害要因となっている可能性があるのではないかと考えられた。

　調査の自由意見では、終末期医療の現状として、酸素や点滴等の一定の医療を行っているが、「終末期の判断が難しい」、「時に医師と多職種チームの思いにズレがある」等の声が聞かれた。終末期医療をどこまで、どのように実施するか、判断が難しいことがうかがえた。医療療養病床では一定の医療を実施することは可能であるが、どのように最期を迎えるか本人・家族の希望や意向を確認する等の個別的なアプローチの実施は低い現状にあることが明らかになった。特養では、2006年の介護保険法改正において看取りケア加算が創設され、それに伴い、終末期に関する指針の作成や事前指示書を導入等の取り組みを進める施設も増えている。池上ら（2013）の、遺族による終末期ケアの満足度を調査した結果では、病院での死亡と特養での死亡についての遺族の評価は特養の施設内死亡のほうが病院より問題を

挙げる割合が少なく、総合評価も高かったと報告している。

　一般病床や施設サービスを併設している医療療養病床は、併設していない単独型の医療療養病床よりも、終末期ケアの指針、終末期の判断基準の作成をしている割合が有意に高かった。これは、医療療養病床入院中だけでなく、一般病床や施設サービスを利用中から、終末期ケアについての相談がしやすいためと考えられる。医療療養病床においても、個別的なアプローチを充実させていくためには、組織的な取り組みが必要となり、終末期ケアの指針や判断基準、カンファレンスやチームケア等の体制づくりプロセスの検討が今後の課題である。

2.　多職種の専門性を活かすチームケアが重要

　職員体制は医師、看護師、薬剤師、放射線技師、栄養士等の医療系の専門職種は常勤・非常勤で配置されていた。24時間医療的処置が実施できる体制である。さらに、リハビリ職種は、理学療法士は57施設（92.0％）、作業療養士は46施設（74.2％）、言語聴覚士は39施設（62.9％）と高い割合で配置されていた。終末期における苦痛の緩和やQOL向上のためにも多職種との連携により、専門性を活かしたケアが求められている。

　また、回答が得られた医療療養病床62施設のうち、終末期の治療やケアについての説明をしているのは59施設（95.2％）、終末期の治療やケアについての希望の確認を行っているのは61施設（98.4％）、症状や予後の説明、看取りに向けての準備を行っているのは54施設（87.1％）と、患者・家族への説明は高い割合で実施されていた。しかし、終末期ケアの個別計画の作成は17施設（27.4％）、終末期に関するカンファレンスの実施は29施設（46.8％）、デスカンファレンス（看取り後のカンファレンス）の実施は12施設（19.4％）と低く、組織的な取り組みには至っていない状況であった。

　医療療養病床では、意識障害や認知症のために、自分で意思を決定できない人が多い。篠田（2011）は、「自己決定能力を失った人の意思を尊重することが前提である」と述べている。厚生労働省が2007年に策定した「終末期医療の決定プロセスに関するガイドライン」（以下、ガイドライン）では、終末期ケアのあり方を決定する際には、適切な情報提供と説明に基づいて患者が医療者と話し合い、患者本人による決定を基本とすることや、終末期医療の内容は医師の判断だけでなく、医療・ケアチームによって慎重に判断されることが明記された。終末期医療の全プロセスにおいて、医療・ケアチームによる丁寧なインフォームド・コンセント（説明と同意）を推奨している。医療療養病床では、終末期医療に関する医師の説明が重要である。医師の丁寧な説明をもとに、多職種と患者・家族とのコミュニケーションが活発となり、チームケアにつながる。高齢者終末期ケアでは、より安楽にすること、本人や家族の希望に沿うことなどが求められ、多職種で関わることが必要である。

3. 看護職はコーディネーターとしての役割を果たす

　医療療養病床の看護職員配置は急性期病院よりも少なくなるが、看護職員と介護職員の協働により直接ケアを行うことは、医療的視点だけでなく、自立支援や生活面での視点等の多職種の視点を活かしたケアを行うことができるという特徴がある。本調査では、治療に関する内容の判断や説明は医師が行うことが最も多い結果であったが、看護師は医師が行う説明も一緒に行うことが多く、個別計画の立案やカンファレンス等、看護師が最も多く実施していた。看護職は、医師との連絡・調整をしながら、カンファレンスや個別計画の立案等を中心となって実施していることが示された。

　篠田（2011）は、「長期療養施設は看護・介護職員の連携が鍵になる」と述べている。看護職が、適切なタイミングで多職種に連携して関わっているコーディネーターの役割を効果的に果たすことが求められる。看護職が直接的ケアを行いながら、患者の状態変化時はタイムリーに医師や多職種と連携して対応することが求められている。医療療養病床の看護職は、日常的に患者の状態を観察し、体調変化があれば早めに医師と相談していくことが求められる。さらに、その情報をもとに、多職種との終末期カンファレンスを開催し、個別計画を立案・実施の中心的な役割を果たすことができれば、組織的に多職種でのチームケアの実践につながると考えられる。今後は、患者・家族のQOL向上、患者満足、職員満足を高めていくことが課題である。これらの点の取り組みが終末期ケアの質の向上につながり、ひいてはアウトカム（結果）である患者・家族の満足度が高いその人らしい看取りにつながるのではないかと期待される。

6　結　論

　東海3県の医療療養病床を対象に、終末期ケアのストラクチャーとプロセスに関連したことがどのように実施されているか、施設単位の調査を行った。調査の結果、ストラクチャーに関する実施状況として、人員配置や施設設備はほとんどの施設で整備されていたが、終末期ケアの指針、マニュアルの作成、職員研修の開催等の体制の整備は約2割であった。

　プロセスに関する実施状況として、終末期医療の説明やケアの希望の確認は、ほとんどの施設で実施されていたが、個別計画の作成や終末期カンファレンスの実施は約2割であった。

　終末期ケアの組織的な取り組みには至っておらず、今後の具体的な取り組みが期待される。

7 本研究の意義と限界

　本研究は、一部の地域ではあるが、医療療養病床の終末期ケアの実態について把握することができたことに意義がある。しかし、東海3県の一部の療養病床を対象とした調査であり、調査票回収率も低く、一般化には限界がある。また、項目ごとに施設単位での実施状況を問う調査であり、施設ごとの取り組みの具体的な内容の把握にまでは至っていない。今後は、終末期ケアの実施状況を検討し、具体的な課題を検討していきたい。

> **ポイント**
>
> 　考察では、この研究における新しくかつ重要な知見が求められる。本研究の場合は、一部の地域で回収率も低く、一般化は難しいと問題点や限界を示すことも重要である。そのうえで、調査の結果から実態や動向、要因との関連を示していくことが必要である。さらに、不足している点や限界を示すことで、今後の研究で取り上げていくべき課題につながる。

●引用文献

- Donaberian A, 東尚弘 訳（2007）『医療の質の定義と評価方法』NPO法人健康医療評価研究所, p.84-91
- 池上直己・池崎澄江（2013）「遺族による終末期ケアの評価―病院と特別養護老人ホームの比較」『日本医療・病院管理学会誌』50（2）, p.127-137
- 伊藤美智予（2009）『特別養護老人ホームにおけるケアの質の評価に関する研究』日本福祉大学大学院社会福祉学研究科2009年度博士論文
- 今井秀子・中川翼（2003）「療養病床におけるターミナル期での看護の役割」『看護管理』13（11）, p.870-873
- 篠田道子（2003）『高齢社会に求められるケアマネジメントサービス』医学書院
- 篠田道子（2011）『多職種連携を高めるチームマネジメントの知識とスキル』医学書院
- 篠田道子・上山崎悦代・宇佐美千鶴（2013）「終末期ケアにおける多職種連携・協働の実態―特別養護老人ホームと医療療養病床の異同を通して」『日本福祉大学社会福祉論集』129, p.29-38
- 田中克恵（2011）「特別養護老人ホームの終末期ケアに関する研究―看取りケア加算の算定を支える終末期ケアのストラクチャーとプロセス」『社会福祉学研究』6, p.11-18
- 樋口京子・篠田道子・杉本浩章・近藤克則編著（2010）『高齢者の終末期ケア―ケアの質を高める4条件とケアマネジメント・ツール』中央法規出版
- 厚生労働省（2011）「第5表　死亡の場所別にみた死亡数・構成割合の年次推移」『人口動態統計』http://www.mhlw.go.jp/（2014.11.24閲覧）
- 厚生労働省（2014）『終末期医療に関する意識調査検討会報告書』http://www.mhlw.go.jp/（2014.5.10閲覧）
- 全日本病院協会（2009）『終末期医療に関するガイドライン』http://www.ajha.or.jp/（2014.12.12閲覧）
- 日本慢性期医療協会ホームページ（2007）『療養病床における終末期医療・看護に関する調査』https://jamcf.jp/（2015.1.27閲覧）
- 日本慢性期医療協会ホームページ（2014）『長期療養高齢者の看取りの実態に関する横断調査事業報告書』https://jamcf.jp/（2015.1.27閲覧）
- 日本老年医学会（2012）『高齢者の終末期の医療に関する日本老年医学会の立場表明』http://www.jpn-geriat-soc.or.jp/（2014.11.24閲覧）

第2章

第4節
在宅看取りにおける多職種チーム・モデルと課題

 はじめに

　在宅看取りケアの質を高めるには4つの条件を満たす必要があるといわれている（樋口2010）。1つ目は、本人・家族が在宅看取りを希望していることであり、2つ目は、本人・家族が望む在宅看取りケアが提供されること、3つ目に在宅においても終末期の苦痛が取り除かれる医療が受けられること、4つ目が、終末期ケアのプロセスすべてがうまくマネジメントされていることである。一般的に在宅における看取りは、病院や施設と異なり専門職が常駐することがない。また、療養者に関わる専門職は、医師、理学療法士、作業療法士、看護師、介護士、介護支援専門員、保健師など多職種となり、この専門職らの所属先は個別であることが多い。これだけ多数の専門性が異なる人々が1つの目的に向かって協働し、それなりの成果を上げようとする場合、限られた状況と資源の中で最大の成果を生み出すやりくり（近藤2012）としてのマネジメントが重要なポイントとなる。

　しかし、どのような終末期ケアのマネジメントがよいのか、それを誰が担うのかなどを明らかにした研究や、終末期ケアのマネジメントを具体的に例示したものは見当たらない。実践者らに聞いても各自が独自に手探りで実践をしているという状況であった。そこで、われわれは、在宅看取りにおけるケアの状況を実践者から聞き取り、在宅で行われているケアマネジメントの様相を明らかにすることを本研究の目的とした。本研究は、「終末期ケアにおける専門職種間の協働を促進する教育プログラムの開発」という研究プロジェクトの一部に位置しており、在宅看取りを実践する者に対する教育プログラムの開発を目指す必要があった。したがって、多職種連携や協働が円滑に行われていると想定される組織のケアマネジメントの様相を優先して把握する必要があり、調査対象を「機能強化型訪問看護ステーション」に限定して研究協力を依頼した。「機能強化型訪問看護ステーション」とは、いくつか

の要件から指定されている訪問看護ステーションであるが、その中に居宅介護支援事業所が訪問看護ステーションに併設されている点がある。事業所が近いことで空間的に情報伝達が早い、顔なじみの関係にありコミュニケーションが取りやすいという点から連携や協働が円滑に行われやすいと想定した。本論では、研究協力に同意が得られた２つの訪問看護ステーションの看護師と併設する各居宅介護支援事業所の介護支援専門員に対して行った調査結果を述べる。

2 研究目的

- 介護支援専門員および訪問看護師からとらえられる在宅看取りにおける多職種連携の様相を明らかにすること。
- 多職種連携の様相をチーム・モデルから説明すること。

3 研究方法

1．対象者

Z市内にある居宅介護支援事業所と訪問看護ステーションが併設された施設のうち研究協力の得られた2事業所に勤務する者とした。

A事業所の協力者は、介護支援専門員2名、管理者1名、訪問看護師2名の計5名であり、B事業所の協力者は、訪問看護師2名、介護支援専門員2名の計4名であった。

2．データ収集

職種間の連携の把握はグループインタビュー法による調査を行った。グループインタビュー法は、メンバー間による情報と記憶の相互作用があり、そのグループダイナミクスが事象の情報の引き出しに有効な手法である。終末期ケアにおける多職種連携の場面は、1回や1日というものではなく、数日間にわたる過程で行われたものである。また、人と人とのやりとりが焦点となるため、個人の体験を語るものとも異なり複数の角度から、場面の記憶や現象の解釈が語られることで互いの解釈がつむぎ、撚り合わさり、その様相が形として現れてくると想定された。このように情報を収集するために本研究では、グループインタビュー法を採用した。

1回のグループインタビューは60分程度である。A事業所は、5名全員によるグループイ

ンタビューであり、B事業所は職種別にグループインタビューを行った。

3. 調査期間

2014年10月から2015年12月。

4. 調査内容

調査対象者の概要として、①所有資格、②実務経験年数、③研修などの受講状況、④現職の専門性を質問した。インタビューは、インタビューガイドを用いた。インタビューガイドは、以下の4点とした。①現在行っている終末期ケアにおいて、専門職種間の連携で意識した取り組みや工夫についてお聞かせください、②終末期ケアにおける、専門職種間の連携で課題となっていること、感じていることをお聞かせください、③専門職種間の連携に関する研修として、どのような内容のものを求めますか、④その他で専門職種間の連携や終末期ケアに関することでご意見があればお聞かせください。

5. 倫理的配慮

本研究は、調査対象者の調査協力への自由意志の確保、匿名性の保持とプライバシーの保護、公表の予定があることの周知、身体侵襲がない状態で調査が遂行できることを配慮して計画し、その目的と方法を対象者に事前説明したうえで、書面による同意を得て実施した。また、本研究は、日本福祉大学の倫理審査を受けて実施した。

6. 分析

分析は、次の手順で行った。まず、録音したインタビュー内容を逐語録化した。次に、逐語録をデータとして、文意の1つのまとまりを1コードとして整理した。コードごとに「多職種による連携と協働の過程」を視点として、抽象度と内容の分類を整理するという分析作業を3人の研究者が個別に行い、それを持ち寄り3人で内容を照合した。照合は、コード化や類似性の見直し、命名の適性、抽象度の吟味などである。意見が異なる場合は3人で吟味して、再度整理を見直すという過程を数回、繰り返し、最終的にカテゴリーとサブカテゴリーという形で整理した。最後に、各事業所のカテゴリーをとサブカテゴリーの内容を近藤（2012）が示すケアの4つの多職種チーム・モデルに照らし（表2-4-1、図2-4-1）、各事業所がどのような多職種連携の様相を持っていたかを3人で検討した。

表2-4-1 多職種によるケアの4モデルの特徴

	連絡モデル	調整モデル	連携・協働モデル	統合モデル
チームの構造	なし	弱い		強い
メンバーの固定	流動的			固定的
意思決定の権限の集中度	個人に集中			必要に応じ権限委譲
目標設定・結果への責任集中度	個人			チーム
意思決定の早さ（効率性）	早い			遅い
適している場面・対象	救急医療			長期ケア・QOL
連絡・協働・学習の頻度	必要時			定期的・計画的
共有される情報量（統合性）	小さい			大きい
仕事の重なり	小さい			大きい
共同（synergy）作用の大きさ	小さい			大きい
必要なリーダーの資質の複雑性	単純			複雑

（近藤（2012）より引用）

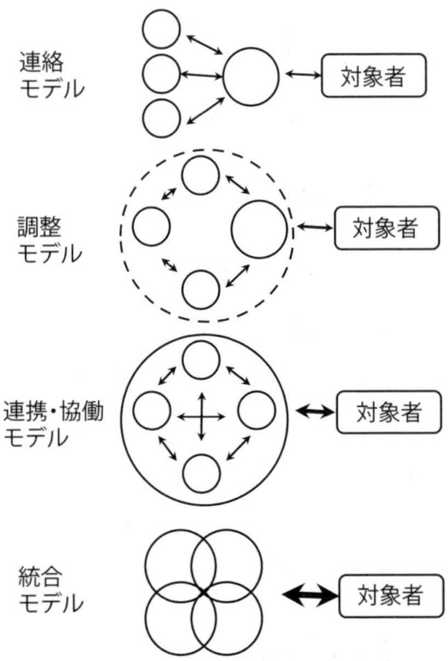

図2-4-1 多職種によるケアの4モデル
（近藤（2012）より引用）

4　結　果

1．対象者の概要

　A事業所の協力者の概要として、介護支援専門員2名、管理者1名、訪問看護師2名の現職歴は7年～13年、介護支援専門員、管理者共に看護師資格を所有しており、看護師歴は全体で16年～30年であった。IPW（専門職間協働）・看取り研修への参加回数は、平均7回以上であり、在宅看取り経験は、皆複数回であった。B事業所の協力者は、訪問看護師2名の現職歴は1年～5年、看護師歴は平均16年、看取りケアへの研修参加は平均1回、在宅看取りの経験数は1～数回という結果であった。

2. 在宅看取りの多職種連携の様相と各チーム・モデルの類型化

【A事業所の多職種連携の様相】

　A事業所の連携・協働を表2-4-2に示した。A事業所からは、「チームの構造と多層化」「チームのイニシアティブを変える」「意思決定の早さを生み出す工夫」「チームに対する高いコミットメント」「個々の能力のレベルアップを続ける」「地域レベルでの在宅看取りを実現させていく」の6カテゴリーを抽出した。A事業所の多職種連携は、介護支援専門員あるいは看護師の各同職チーム間の連携があり、多職種間の連携もある。さらに家族と専門職との連携を含むフラットな関係による構造を築いていた。日頃の在宅ケアでは、介護支援専門員がイニシアティブをとりチームが動いているが臨死期に入ると看護師にイニシアティブを移行させていた。理由として、臨死期は、必要とされる素早い適切な対処や在宅看取りにおける療養者と家族の気持ちの変化に迅速に対応する必要があるため、介護支援専門員と看護師がお互いの役割を超えることもある活動をしていた。しかし、このお互いの役割を超えることは、よくないだろうというジレンマを抱いていた。

　また、このような多職種連携をしているA事業所の専門職は、個人として終末期ケアの質を高める研修を望むほかに、地域全体で在宅看取りケアを促進できるようなネットワーク構築等を課題としており、研修に対して幅広い職種と顔をつなぐことを期待していた。

【A事業所の多職種チーム・モデルの類型化】

　A事業所の多職種連携をチーム・モデルで類型化したところ、通常の在宅ケアの時の連携は「連携・協働モデル」であった（図2-4-2）。また多職種との連携だけでなく同職種での連携も図っており、これを図2-4-2の側面として表示した。多職種の連携を職種別にうえからみた図を側面からチームをみることで同職種間の連携が多職種連携の下支えとなってマネジメントされていることがわかる。チーム・モデルは多層的にも構築されていることが明らかになった。

　次に、療養者が臨死期に入る数日あるいは数週は、チーム・モデルが「統合モデル」に移行していた。ただし、臨死期が常に「統合モデル」になるというよりは、時と場合によって「連携・協働モデル」になるなど柔軟に交互していた。

　さらに、研修の希望などから、ケアにあたるチーム・モデル以外の業者や病院などといったさらに広い人々と連携を図り、通常の在宅ケアで関わる主治医以外のハイレベルな緩和、治療、道具と一時的につながる連携を求めていた。

【B事業所の多職種連携の様相】

　B事業所の連携・協働を表2-4-3に示した。B事業所の連携・協働は、「情報の伝達を主

表2-4-2　A事業所の連携・協働における取り組み

カテゴリー	サブカテゴリー	コード	発言者職種
チームの構造と多層化	看護師間で方針を毎日確認する	担当でなくてもお互いにそこで意見交換をして取り組んでいる。	管理者
		主体となる看護師がスタッフを引っ張っていく形で進めている。	管理者
		訪問看護の方では、こういうふうに動こうねと朝のミーティングで確認し合っている。	管理者
	ケアマネジャー間の意見交換会を持つ	ケアマネジャーの方は、定期的に会議を開くので、そこでケースに合わせて意見交換しながら取り組んでいる。	管理者
		ケアマネ、訪問看護が共通して担当しているケースは、定期的に週1回ミーティングを持つ。	管理者
		意見交換を日常的にも行っているが、ミーティングの場で全体的にすり合わせる作業もしている。	管理者
		状態に変化のある人については全体ミーティングで情報を共有し、意見交換している。	管理者
	多職種が同時に情報を共有していく	うちのケアマネは、サービス担当者全員が揃って病院からの情報を聞くようケアマネとして会議を調整する。	ケアマネジャー②
		退院時共同指導を病院が意識して計画するようになってからより会議ができるようになった。	ケアマネジャー①
		その時点で支援チームに入ることが予測される方には声をかけて、まずはその場で情報共有・収集ができるように調整している。	ケアマネジャー①
		絶えず、ぐるぐる回るようにして情報共有できるようにしている。	看護師②
	家族とも常に情報を共有する	終末期の利用者に関しては連日看護師が入ることが多く、一番関わりが多い。	看護師①
		その日にあった出来事や重要だと思うことは記録し、ファックスで知らせる。ノートを作成し、そこに記入して、皆にわかってもらえるようにしている。	看護師①
		後でも先でも、利用者の状態が把握できるように家族も書けるし、見ることができる共通の伝言ノートをつくる。	看護師①
	迅速な対応ができる業者と連携する	情報が入れば、ケアマネはベッドを変えるなど日々変化させて、同一事業所だから対応が速い。	看護師②
		外部の事業所の場合、連絡の段階を経るため、どうしても対応が遅れる。	看護師①
		自分たちは福祉用具についてもすぐに対応してくださる業者をおおよそ把握している。	ケアマネジャー②
		（併設は）ちょっと情報を流すとそれなりのプランニングに進んで、次のサービス展開もできるが、一方、他のところだと次のサービスに結びつけるまでに時間がかかったりする。	看護師①
		終末期の方に対応できる事業所は多くないし、元々入っていた事業者を変えるのは難しい面がある。	ケアマネジャー①
チームのイニシアティブを変える	臨死期は看護師が中心に動く	終末期になると、ほとんど訪問看護師が中心になると思う。	看護師②
		ある程度予測がつく状況が共有できた場合には、変化に対して「こういう状態ならば直接主治医へ」「判断に迷うなら訪問看護に」など取り決めをしておくことがある。	ケアマネジャー①
		独居の看取りの際に「緊急連絡先は、一番に訪問看護ではなく、息がない状況で発見した場合は主治医だよ」ということをヘルパーさんに伝達したりしている。	ケアマネジャー②
		ケアマネジメントはケアマネだとしても、チームのリーダーシップを図るのが訪問看護師だったらチームはまわっていくと思う。	管理者
		（ケアマネが動揺する）そういう時は、「こちらに言ってくれればいいよ」と伝えるようにする。	看護師②
	介護・福祉職の不安な気持ちを支える	看護師として、ケアマネさんには、行ったら亡くなっているかもしれないことも想定のうえで動けば大丈夫だと伝えてあげるようにしている。	看護師②
		「亡くなっていたとしても大丈夫。あなたの責任ではない」というところをきちんと言ってあげないと、なかなか怖いものだろう。	看護師②
		やはり介護職の方の終末期への対応はまだまだ不慣れだったり、恐怖感もあるようだ。	ケアマネジャー②
		「当たり前だろう」と思っていたことをヘルパーさんや入浴さんに聞いてみると、それは当たり前のことではなくて、「それでつまずいていたんだな」ということがわかる。	看護師①
意思決定の早さを生み出す工夫	多職種が素早く集まることを優先に調整する	皆が集まれる機会に確認し合うが、皆に集合をかけるのはケアマネの仕事としてやっている。	ケアマネジャー②
		方針が変わるような時にはスピーディーに集まって、皆でそこで方針を確認して支援していく。	管理者
		訪問看護を介してばかりでは対応が遅れることがあるので、あらかじめ取り決めておく。	ケアマネジャー①
		皆で確認していく作業が大事だと思っている。	管理者
		主治医の訪問診療の時だと時間が合わせやすいので、他のスタッフにそこに来てもらうことが多いと思う。	管理者
		ケアマネと訪問看護が側にいることで、非常に速い対応が可能だ。	看護師②
	家族の日々の心の揺れを俊敏に支える	本人の気持ちや家族の気持ちはどんどん変化する。	看護師②
		在宅にしようか、病院に戻るか、そんなふうに非常に揺れる状況の中、だんだん密に訪問看護は入っていく。	看護師②
		その日々の変化を訪問看護、ケアマネジャー、主治医に伝え支援体制を組んでサポートするよう心がけている。	看護師②
		絶えず、利用者と家族の気持ちと身体の揺れに付き合って、それを発信して、皆が同じ方向に向かっていけるように心がけている。	看護師②
チームに対する高いコミットメント	職域を超える対応をすることがある	ベースが看護職なので、知識があるゆえに動けてしまう面がある。	管理者
		ケアマネさんは看護師としても判断できてしまう。	管理者
		看護師は看護師としてやるべきこと、ケアマネはケアマネとしてやるべきことがある。	管理者
		ケアマネさんによって力の差があるため、マネジメントに関して疑問に思う時がある。	看護師②
		どちらの役割かということを明確にすることも必要だけど、動いてしまったほうが速い時もある。	ケアマネジャー①
		看護職によるケアマネジメントというのは、終末期の方に対して予測のできたケアマネジメントができている。	看護師②
		介護職のケアマネさんは自分たちが「医療については弱い」という認識がある。	看護師②
		マネジメントも予測されたマネジメントがほしくなる。	看護師②
		「訪問看護にマネジメント的なこともお願いします」という感じだ。	看護師②
		「こうなりましたので、○○が必要です」というふうにどんどんケアマネさんに伝えて連携していく。	看護師②

個々の能力のレベルアップを続ける	役割を超えることにジレンマを感じる	訪問看護の立場を飛び越えてしまって、ケアマネジメントに対して干渉していくわけでマズイかなと思っている。	看護師②
		ケアマネジメントがまどろっこしい時は過干渉してしまうことがある。	看護師②
		併設の場合、そうなりがちだが組織として考えていかなればいけないのかもしれない。	ケアマネジャー①
		予測されたマネジメントを求めることが「一線を越えているのかな」と自分でも感じることはある。	看護師②
	現状の課題を超えたい	ケアマネジャーとして、看護師として「終末期ケアはどうあるべきか」を絶えず考えている。	看護師②
		介護職は、非常に細かいところまで要求されたりするわけで、それはそれで仕方がないとは思う。	ケアマネジャー②
		終末期でもきちんとサービスがなされれば、在宅でも特に介護者さんの負担は減るだろうと思う部分があるけれど、まだまだ進んでいない。	ケアマネジャー②
		介護職さんの中での終末期への対応がまだまだ足りないかな、と思う面が多々ある。	ケアマネジャー②
		ケアマネが福祉職ということで、すべてに応えることはできなくても、訪問看護と連携しながらチームで対応できるのではないかと思う。	ケアマネジャー①
		家族の介護力の問題から、ヘルパーさんの力を借りなければ看護だけでは回らない。	看護師②
		人がお亡くなりになることが福祉職のケアマネジャーに集中する時には、ケアマネ自体が動揺してしまう。	看護師②
		終末期を担当したことのないケアマネジャーさんは結構多い。	看護師②
		ケアマネに経験数がないと「こんな状態では在宅で看れるわけがない」と言ってしまうことがある。そうすると家族も本人も「在宅は無理なんだ」と思ってしまう。	看護師②
	緩和ケアの知識を増やしたい	十分に在宅での緩和医療を提供できるように、何か自分たちも知識がほしいと思う。	看護師②
		呼吸困難とせん妄、セデーションのかけ方などの研修を受けたいと思う。	看護師②
		研修に参加するメンバーが看護師やケアマネジャーだけではなく、在宅を支える医師や病院側の医師も一緒に研修に参加すれば、課題も共有できて、「どういうふうにつながっていくとよいか、いかに連携していくとよいか」が次につながるのではないかと思う。	ケアマネジャー①
		在宅での緩和医療がまだまだ足りないということを感じる。	看護師②
		苦しくて、それが耐えきれなくて病院へ戻ってしまうことがある。	看護師②
	多職種間で事例を振り返る機会がほしい	一番わかりやすいのは、「振り返り」だと私は思う。	看護師①
		いろいろな職種の人と行う「振り返り」が一番良い。	看護師①
		病院と在宅とで共通事例の振り返りをすることは必要だと思う。	看護師②
		看護師目線での入院時の状態と在宅中の状態について意見交換し、「ああ、在宅ではこうだったんだ」と知ることができるような機会、そういう研修の場がほしい。	看護師②
		「最期はこういうふうにして亡くなられましたよ」という具合に入院後の情報もきちんと共有できると、看護師自身のグリーフケアにつながる。	看護師②
		デスカンファレンスが看護師のグリーフケアになる。	看護師②
		実際のケース、事例を聞くのが一番いい、と私は思う。	ケアマネジャー①
		あとは経験なので、事例を学ぶしかないと思う。	看護師②
		事例検討を客観的に見ることが大事だと思う。	管理者
		アセスメントツール等もあるのだろうが、そういうものを同時期に学べるような、「この事例を通して学べる研修」というのがある。	管理者
		外部の人にも来てもらって意見交換すればもちろん客観的な意見が入るが、もう少し学術的なことも含めたところで客観的に見ることができる。	管理者
		課題の多く残った事例等について聞いて、実際にグループワークをする機会があるといい。	看護師①
		事例を通して自分たちならどうするかということを考えるほうがいい。	看護師①
		自分たちも一緒に考えていくというのがいいのではないか。	看護師①
地域レベルでの在宅看取りを実現させていく	病院から在宅へ移行のタイミングを見直す	病院との関係だが、家に帰すタイミングというのをもう少し考えなくてはいけない。	看護師①
		先生により違いがあり、終末期をどれだけこなしてきたか、経験してきたかで差があるのかなと思う。	看護師①
		最後まで家にいられるという可能性をきちんと伝えないと、自宅に帰る心構えみたいなものが家族に対して伝わらないと思う。	ケアマネジャー①
		病院も在宅で看取ることが無理というような言葉を発信してしまう。	ケアマネジャー①
		病院側の「家で看取ること」への温度差を感じる。	ケアマネジャー①
		病院にも「こんな状態では最期は家では無理」というような認識があるのかなと感じる時がある。	ケアマネジャー①
		一度退院させて、自宅で2週間過ごすと診療報酬上はリセットされて、もう一度入院できるから、病院が「病院へ戻ってらっしゃい」という。	看護師②
		病院が、「いつ帰ってきてもいいよ」と言っておかなければ、病院に切られてしまう不安が家族にあるのではないか。	ケアマネジャー①
		本人がへとへとなのに、病院とつながるための加療を行っている面があるのではないかと思える時がある。	ケアマネジャー②
	病院とのネットワーク構築を進める	実践につながる研修、ネットワークができる研修がしたい。	ケアマネジャー①
		バックアップしてくださるような病院の緩和ケア専門の先生がいらっしゃったら、もしかしたら在宅でやっていけるかもしれないと思う。	ケアマネジャー①
		「訪問診療の先生だけではなくて病院の先生も」という面があれば、そういう可能性も探りながらネットワークが組めるといいのかなと思う。	ケアマネジャー①
		基礎的なことを、介護職も含めて皆で、病院の先生も在宅の先生も訪問看護師も同じレベルまで認識して、そのうえでネットワークがつくれるような何かがあって、そのうえで最後のデスカンファレンスまでできるようなものがいい。	管理者
		先生同士の連携、統一もなかなか難しい。	ケアマネジャー①
		「自分の科ではないからわかりません」とそれぞれが回していては、ケアマネは困るし、きっと一番困るのはご本人と家族だ。	ケアマネジャー①

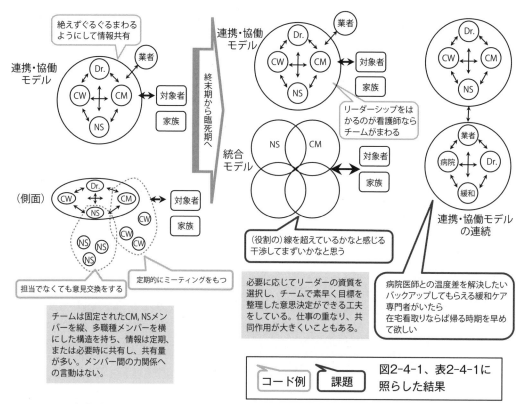

図2-4-2　A事業所のチームモデルの類型化と課題

とした関係の構築」「目標・情報の共有不足による役割分担の不明瞭さ」「個対個の関係性」「個々の能力のレベルアップを続けたい」の4カテゴリーが得られた。B事業所の多職種連携は、介護支援専門員と看護師の間に力関係を感じる連携であり、介護支援専門員を通した多職種連携を行い、他の職種への役割期待があってもそれが、伝えられていないと看護師が感じていた。また、看護師は他の職種とケアプランや終末期ケアの希望、ケアの目標などの情報共有不足を感じつつ、自身は家族との情報共有を大切にしながら看護を進めていた。看護師側からの介護支援専門員との連携は、個人のフィーリングに依存していると語られた。一方で、介護支援専門員は、速やかな情報の共有を意識しており、自身が仲介役を担っていることを自覚していたが、臨死期には看護師からの情報発信を求める発言や医師との連携の難しさを挙げる発言がみられた。介護支援専門員からは、介護士にも看護師にも理解と敬意を示す発言が多くみられた。

　研修への希望では、看護師からは終末期ケアの質を高める視点が個々の能力アップに限定されていたが、介護支援専門員からは多職種連携など顔なじみの関係をつくることができる研修への期待が挙げられた。

表2-4-3　B事業所の連携・協働における取り組み

カテゴリー	サブカテゴリー	コード	発言者職種
情報の伝達を主とした関係の構築	ケアマネジャーを通して多職種と関わる	（工夫は）まだ見出せてない、この年数では難しいなぁ。	看護師①
		ケアマネジャーさんもちゃんとやってくださっている、何か変化があると教えてくださるのでわかりやすい。	看護師②
		ケアマネジャーさんを通して連携するので、ヘルパーさんからケアマネジャーさんに報告がきて、ケアマネさんから私たちに、こういうふうだったという報告が来る。	看護師②
		ご本人とかが思ったのと違うケアをされた場合には、全部ケアマネさんを通してになってしまうので、ちょっとまわりくどいけど。	看護師①
		うちのケアマネになら（パンフレットを渡したことを）言うんだけど…。いわなくちゃいけないと思うんだけど忘れちゃっている。	看護師①
		ヘルパーさんには言わないですね。全部ケアマネを通してですね。	看護師②
		ケアマネさんを全部通すので、ヘルパーさんとの直接やりとりはあんまりないかなぁ。	看護師①
		ヘルパーさんの方から、どうしましょう、困った、なんてことがない、今まで。	看護師①
		ケアマネさん、ヘルパーさんとかベッドのレンタル業者とか全部連絡連携取れるし、連絡とってくれるのは共通認識持って、同じ目標持ってやれるのは良いところだと思う。	看護師①
		直接言ったほうが確かにちゃんと伝わるから、自分で言ったほうがいいと思いますけど…。	看護師②
		結局、連絡を確実にとれるのは、ケアマネなので全部（伝える相手は）ケアマネになっちゃう。	看護師①
		ケアマネ通さないといかんと。把握してもらわないといけない。	看護師①
		ケアマネさんにリハビリでやってほしいことを相談した時に「直接いえばいいんじゃない？」といわれた時は、じゃあケアマネさんいらないという…。	看護師②
		逆に、直接やりとりしちゃって、ケアマネさんが知らなかったっていうことになるのもダメなことだし…。難しいですね。	看護師②
		ケアマネ通して伝えている。伝えたのに、そのつもりで入ってもらったのに、違うことになってる、みたいな時に、もう一回ケアマネさんに伝えるんだけど、どうもうまく話が伝わらない感じ。	看護師①
	多職種への役割の期待があるが伝えられない	私たちには、病院で何回も（終末期を）見る流れなので、当たり前の業務、当たり前の状況になっちゃっているのだけど、知ってて当たり前感覚で私たちがいうのもいけないと後で思ったりもする。	看護師①
		日々のやりとりはノートですね。ノートにそんなに細かいことはかけない。書ける範囲と書けない範囲がある。	看護師①
		家族が（ヘルパーでできることを）入らないといった時に、そこでもう1回ヘルパーさんから「いや、私らやらせてください」というふうにやってほしいなぁ。	看護師①
		毎日石けんで1日2回もいらないとか、そこを判断してもらうのは難しいですよね、「今日はやめこう」とか、ヘルパーさんは言えないですよね、きっとね。	看護師①
		（ヘルパー）さんに今日（の状態）をみて判断してもらうのは難しい。やってほしいこともあるけど…。	看護師②
		例えば家族が触ってほしくない気持ちが強すぎると、ヘルパーさん、手も足も出ないので…。	看護師①
	ケアマネジャーとの間に力関係を感じる	ケアマネのほうが立場がうえと思っている感じの人もいるので…。みんなで一緒にやっているという雰囲気がある人はいいんだけど…。	看護師①
		（下手にリーダーシップをとられると）困る。っていうか「看護師に負けない」みたいな感じになっちゃうと、ちょっと違うんだけどなぁと。	看護師①
		悪いところは、本当に（ケアマネさん）一人の力量にかかっちゃっているというところ。	看護師①
	ケアプランがすべてのケースで共有できていない	医療（保険の枠）で私たちが入ると、介護プランをまわしてくれる場合が多いですね。	看護師①
		介護保険で入ると必ず回ってくる。医療で入るといわないと出してくれないことが多いので、わからないことが多い。	看護師①
		言わないと出してくれないことが多いので、ちょっとわからないことが多い。	看護師①
		あんまり（ケアプランが）回ってこないから掴めないというところがある。	看護師②
		（終末期のケアは）痛み止めの効果を待ってからやり始めると結構時間がかかる。	看護師②
目標・情報の共有不足による役割分担の不明瞭さ	伝えたい情報が同じ温度で伝わらない	ケアマネジャーさんが医療職じゃない場合、話が全く噛み合わないことがあるので、できるだけ噛み砕いて、わかりやすく、なおかつでもストレートに、やってほしいことをいうようにするといい。	看護師①
		できるだけ専門用語は使わないようにするとか。	看護師①
		看護師だといわなくてもわかることをはっきり言うとか。	看護師①
		終末期をみていないケアマネジャーさんもいるので、そこらへんのレベルは私たちも全くわからないので…。	看護師①
		私たちが、一日単位（の変化）だという感覚でしゃべっていても、向こうは1カ月単位（の変化）という感覚のことがあって、そこのギャップを埋めるのがすごく難しいことがありました。	看護師①
	他職種の専門性や技量がわからない	全然関係ないけど、エンジェルケアの時に一人で行くじゃないですか。そこにヘルパーさんが一緒に来てくれるとかそういうのはないんです。	看護師①
		平穏な日々の役割分担はわかるんですけど、終末期の役割分担になると、だいぶ医療のほうが大きくなって、変わってくるじゃないですか。そういう時にヘルパーさんがどういうことをやってほしいかもわかんない。	看護師①
		ヘルパーさんがどんな教育を受けていて、どんなことができるのかわからないですね。	看護師①
		終わった後の記録を見るだけだと、項目にマルがうってあるだけなので、正直ちょっとやれているのか…。それに対してヘルパーさんもなんか違うという感じを思っているのかどうかもわからないんですよ。知りたいところではあるけど…。	看護師①
		顔を拭くとか、清拭で軽く拭いてもらうとか、歯磨き、うがい、洗面とか、口の中に何もなければ、潰瘍とかなければの話ですけど、（ヘルパーさんが）やってくれてるのかな。	看護師①
	本人あるいは家族の希望がわからないまま在宅看取りが進む	終末期に病院から在宅でとなった時に、家族が終末期というのを受け入れてないままに在宅にきてしまって、どうしてそうなるのかわからない。そこが病院との連携ですよね。そこがうまくいかなかった。	看護師①
		在宅で、こっちは在宅で最期を迎えると思ったら、救急車を呼んで、病院でちょっとなんだかわからないまま亡くなってしまったというのが、あれでよかったのかというのが、私たちの振り返りであって、その時にやっぱりもう1回ちゃんと話し合いをするべきだったねというのがありました。	看護師①
		一旦帰ってきて、話してみると、病院が勧めたからなんかこういう流れになっちゃった、みたいな雰囲気の家族もいるんです。最後は家で…「えっ！？」みたいな家族。	看護師①
		ちょっと良くなってきたから退院できたみたいな感覚の人もいるので…。	看護師①
		ギリギリで（在宅に）帰って来る人とかは、（私たちも）始めて入るのに一週間で、連携の関係も属だし、本人との関係も築けぬまま終わることがあるので、看取りの話とかをするタイミングとかもどこでしたらいいのかと…。	看護師①
		1週間、2週間はちょっと短すぎるかな。関係ができる前に終わってしまうので、本意がわからない、聞き出せないままだし、多のケアマネとかサービス組み立てていく段階で終わってしまう。	看護師②

カテゴリ	サブカテゴリ	内容	職種
目標・情報の共有不足による役割分担の不明瞭さ		（ケアプランは）生活の希望とかになっているから、終末期をターゲットに書かれているわけではないので、かなりホワッとしているから、家族が介護でやれるのかが不安。	看護師②
		多分終末期の説明をされていると思うんですけど…それがわからないんだよね。	看護師①
		多分認識にズレがあるんだよね。病院は言ったつもりなんだけど家族はそんなつもりはない。	看護師①
		（家族）の理解力もある。帰ってきたら「旅行に行きたい」とか、そういうレベル（の状態）じゃないけど…。	看護師①
	終末期の準備を進めるタイミングに悩む	結局関係を築く前だったから、（終末期ケアが）良かったのか悪かったのか全くわからない。	看護師②
		ゆったりしゃべる時間がどんどんなくなっていっちゃう感じ。	看護師①
		（終末期ケア）2カ月くらいあれば、その間にいろんな話ができて、なんとなくその話の中でこの人がどういうふうに迎えたいかという話もわかるし、家族ともそういう話をする場が持てるんだけど、期間が短いと難しい。	看護師①
		例えばうちでは看取りのパンフレットをつくっていて、週単位から日にち単位になった時に、どういうふうに迎えるのかをおみせして説明するんです。	看護師①
		多分他のステーションさんも持っているんですけど、どういうものか、どういうタイミングで渡しているか、連携のことも知りたい。みんなとうまくやっていけてるのか。	看護師①
		私は今そこで悩んでいるんですけど…。だんだん落ちてきているので、いつ渡そうかと。遅すぎて間に合わないのは一番良くないんですけど、いろいろ不安は言われるので、早過ぎると不安になるのかとも思うし、でも逆に知っていたほうが不安じゃないのかなというのもあるので、どっちがいいのかな。難しい。	看護師②
		（パンフレットを渡す）タイミングが難しいね。悪くてちょっとずれちゃった時もあった気がする。	看護師①
		（パンフレットは）いろいろな人に相談した後、医師に報告をして渡します。	看護師①
		先生に聞かないで渡す場合もあるので、これは今しかないという時は、渡してから「今日はこういう話をさせていただきました」というと、たいてい先生が回診とか訪問とか入ると「僕からも話します」みたいな返事がくる時もあります。	看護師①
		向こうも「来るって言うから」という感じですね。	看護師①
		その言葉（本人の希望）を大事にできる（終末期ケアが）といいと思う。	看護師②
		最期終わってから見てほしいというより来てほしいという家族の気持ちが強いんじゃないかなと思います。エンジェルケアというよりも、とりあえず来てほしいという。	看護師①
		（うまく関われなかった看取り後のフォローは）やるにはやるけど、行きにくい。ちょっと『ヨイショ』っていう感じですね。	看護師①
個対個の関係性	ケアマネジャーとの連携はフィーリング次第	（一緒に仕事を）やりにくい人とやりにくくない人がいる、なんとなく苦手意識を持たれている感じが出ている人と出ていない人を感じる。	看護師①
		何でも意見聞かせてください、という人は言いやすいけど…。	看護師①
		（ケアマネジャーに伝え忘れるのは）日々の情報交換の程度によると思う。密な人と言うけど、そんなにだと、完結しちゃう、私たちだけで。	看護師①
		（ケアマネに伝える場合と伝えない場合の差は）やっぱり電話の感触です、全部。変な話だけど。最低限必要なこと以外はあまり連絡しないかな。無意識に避けているのかなぁ。	看護師①
		やっぱり密に連絡を取ってくれる人、連絡を取ったらすぐに返事をくれる人、連絡を取りやすい人ということがやりやすい。	看護師①
		何でも意見を聞いてくれる感じで、同じ価値観、同じ目標を持つと、持つように努力をしてくれる人は良いですね。	看護師①
		ちゃんと（内容が）わかって、それを他の業種さんに言ってくれる、他職種に言ってくれる人がいいです。	看護師①
	看護師として家族との情報共有を大切にする	毎日訪問しないので、病状が変わってきたりするので家族の人とのやりとりを大事にしていく。	看護師②
		家族が告げ口じゃないけど、「ヘルパーさんこうやってたよ」と聞くことが多い。家族が仕切っているね。	看護師①
		（終末期の人は家族がほとんどいるから）結局、家族中心の家族のやってほしいことになってしまう。本人のやりたいこと、本人のやってほしいことがわからなくなってくるよね。	看護師①
個々の能力のレベルアップを続けたい	他ステーションの取り組みを知りたい	どういうふうに終末期を家族と迎えているか、それを知りたいですね。	看護師①
		その中で胃瘻の話とか、延命になるっていう（ものを）、どういうふうにクリアして、どういうふうに死を迎えていっているのか知りたいというのがあります。	看護師①
		他のステーションがどのように取り組んでいるのかというのは、同じように知りたいのがある。	看護師①
		終末期ケアというと、どうしてもがんのターミナルとか、末期が決まっている人のターミナルとかのイメージしかないかもしれないけど、そうじゃない。	看護師①
		老年期の方の、少しずつ少しずつ落ちて行くのも、人生の終末期。そこらへんのことを知りたいというか…。	看護師①
	多職種間で事例を振り返る機会がほしい	ヘルパーさんの視点がよくわからないので、お話ししてどういう視点でやられていたかというのは知りたいですね。先生はだいたい想像つきますね。	看護師①
		他の人もどういうふうに関わっていたというのも、ヘルパーさんも見ずに入るところなので知りたいですね。どうしても看護職中心の話になっちゃうので、知りたいです。	看護師①
		私たち、一日の中の一時間くらいしか入らないから、その時にこういう最期を送りたいとか、そういうことをボソボソッと他の人に言っているかもしれない。そういうのをまず共有したいというか、そういうことを聞かれたらみんなで知りたいというのはあるんだけど…。	看護師①
		もしかしたら多職種は違う視点で、ああそうか、と思うようなことはある気はする。	看護師①
		必ず最期送った時に、振り返りをカンファレンスでやるので、その時にケアマネジャーさんとどうもうまくいかなかったねという話になって、やっぱり職種が違うというところを伝えなきゃいけないな、という振り返りから（工夫を始めた）。	看護師①
		私たちは、関係が築けぬまま終わってしまったという振り返りがあるんですけど、他の職種もそういう振り返りがあるかも知れませんけど、どういうふうに思っているのかなというのはわからないまま終わりです。	看護師①
		なんとなくこれで良かったのかなというか、ご本人の望んだ形だったのかどうかなっていうのがまだわからないなぁというのはある。	看護師①
		（終末期ケアが）終わってから（のカンファレンス）はない。	看護師①
		最後に訪問した先生からはレポートが来たりとかあるけどね。	看護師①
		ちょっとなんかわだかまりがある場合は、こっちのレポートでいろいろ振り返ることがあったことを書いて送るんだけども、それに対して何の反応もない。	看護師①
		全員には難しいけど、ちょっと気になる人とか、やれる状況の人とか（カンファレンスなど）やってみたい気はする。	看護師②
		何か私たちだけじゃない、気づいたこともしかしたらあるかもしれないので…（カンファレンスなどやってみたい）。	看護師②
	様々な終末期に対応できる知識を増やしていく	マンションに住まわれている人が、おうちで亡くなったらどうやって運ばれていくんだろうと聞かれたことがあって、お昼間とかだとか、ほかの人もやっぱりエレベーター乗るだろうし、一緒に乗りたくないだろうと言われて、そうだよねと思って。わからないことを研修したい。	看護師②
		エンジェルケアを希望するしないとかあるんですけど、葬儀屋さんのほうが綺麗にしてくれると思うけど、どれくらいやってくれるのか知りたい。	看護師②

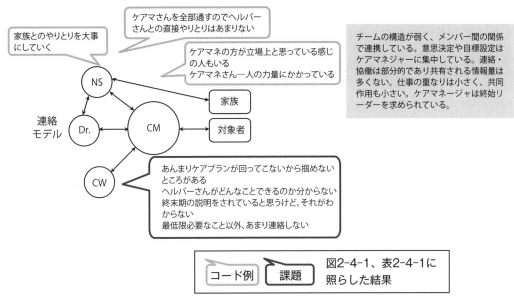

図2-4-3　B事業所のチームモデルの類型化と課題

【B事業所の多職種チーム・モデルの類型化】

　B事業所の多職種連携をチーム・モデルで類型化したところ、介護支援専門員を核とした「連絡モデル」と考えられた（図2-4-3）。チームは介護支援専門員を中心として看護師、介護士、医師への連絡がなされており、専門職種間の連絡は介護支援専門員を介していた。療養者と家族との関わりは、介護支援専門員が直接関わる経路以外に、看護師が直接関わっている経路が認識されていた。同職種間の連携の様子は、語りになく不明であった。

　また、A事業所でみられた普段の在宅ケア時と臨死期とのチームの変化はなく、情報伝達のリーダー役割にも変更がなかった。

5 考　察

1. 終末期ケアにおける多職種連携のチームマネジメント

　在宅看取りにおける多職種連携は、「連携・協働モデル」によるチーム形成とマネジメントが多職種のチーム力を発揮し、円滑なケアの実施につながると思われた。どの職種もフラットな関係の中で互いに情報を共有し合うことがこのモデルでは可能であり、連携・協働という点で強みがあった。しかし、このモデルの弱点はチームメンバーの関係がフラットで

あるために共通目標の設定や意思決定などを行う場面で遅れが生じやすい点である。終末期ケアでは、臨死期に非常に早い情報共有や意思決定が必要になることが想定される。本研究のA事業所では臨死期に入ると、この弱点を克服するためのように全メンバーが柔軟に「統合モデル」に移行する動きで、素早い意思決定を実現していた。A事業所の各専門職は経験年数が豊富であり、様々な多職種連携の研修を受講していた。また、介護支援専門員らすべてが看護師資格を有しており、このような「統合モデル」への移行が柔軟に実現できたと考えられた。B事業所では、介護支援専門員は看護師に臨死期の情報発信のリーダーシップをとってほしいニーズがあった。これらを踏まえると在宅看取りは介護支援専門員を中心にマネジメントを行うという定型を臨死期まで固持するのではなく、柔軟にチーム・モデルを変化させる連携の仕方やマネジメント方法を持ち合わせなければ、終末期ケアが円滑に行われにくいと示唆された。

　また、多職種連携のチームは、異なる職種間だけでなく同職種によるチーム力があり、それが多職種連携の下支えになることで、さらにチーム力がマネジメントされ、療養者へのケアが促進すると推察された。ケアのマネジメントは同職種によるチームケアによっても支えられている可能性は高く、多職種連携の構造を多層的にとらえる視点が必要と思われた。

2. 在宅における終末期ケアの多職種連携の課題

　本研究で明らかになった多職種連携の課題は3点ある。1つ目は、多職種連携にあたり他の職種の理解を促進することである。「連携・協働モデル」がうまくマネジメントされるためには、メンバーがフラットな関係でいられることである。お互いの強みと弱点を含めた専門性を理解し、受け入れていなければ、このような関係を構築することは難しい。2つ目は、終末期ケアにあった多職種チームの特性について知識を広めることである。今回のA事業所では、臨死期に「統合モデル」へとチームを変化させて素早い意思決定を行い、療養者のニーズに対応するなどケアの質を維持していたが、実践している専門職らは他の職種範囲まで干渉している気持ちからジレンマを抱えながら実践していた。つまり、心の負担があったと推察できる。このような形でチームをマネジメントすることの利点が共通認識されれば、この点が解決されると思われた。3つ目は、新しい多職種チーム連携の展開を目指すことである。A事業所の研修希望にあったように、在宅における終末期ケアの質が向上するには、今ある医療メンバー以外の緩和チームや特殊医療福祉用具を提供する業者など、療養者のニーズにあったモバイルチームが在宅ケアチームに関与することがニーズに沿った医療の提供につながる。これまで以上の多職種連携の概念の広がりを実現することで、高齢者の「尊厳のある死」を実現できる可能性がさらに広がると考えられた。

※謝辞　本論は、JSPS科研費（JP26590120）の助成を受けて実施した研究の一部である。

※本研究成果は、日本老年社会科学会第57回大会、横浜市、2015にて報告した結果に加筆したものである。

● 引用文献
・樋口京子，篠田道子，杉本浩章，近藤克則編著（2010）『高齢者の終末期ケア―ケアの質を高める4条件とケアマネジメント・ツール』中央法規出版
・近藤克則（2012）『医療・福祉マネジメント―福祉社会開発に向けて（MINERVA福祉専門職セミナー）』，ミネルヴァ書房, p.i

> インタビュー対象者への研究依頼には、研究目的と協力内容を記載する。

終末期ケアにおける専門職間協働（IPW）への研究協力について
（お願い）

　この研究は、○○の助成を受け○○年度から○○年度にかけて取り組む研究プロジェクト「多死時代の中のケアマネジメントと専門職間協働」の一環であり、今年度は、以下の2つの調査を行います。いずれか、もしくは、両調査へのご協力をお願い致します。

　日本福祉大学終末期ケア研究会では、これまで、終末期ケアの質を高める4条件を示し、その条件を整備するための「終末期ケアマネジメント・ツール」や、緩和ケアのアセスメントツールである「MDS-PC」日本語版の開発に取り組んで参りました。

　本研究は、これらのツールを用いた研修プログラムの開発とその試行を評価するものです。この研修プログラムの目的は、終末期を迎えた高齢者ご本人やご家族の願いを実現することにあり、そのために必要な「専門職間協働のための技術の習得」をねらいとします。

　なお、本研究は、協力者および協力事業所の匿名性の保証などの倫理的配慮に対する審査を受けて実施します。得られた情報は学術研究のみに使用し、分析および結果の公表時には、個人や所属先が特定できないよう処理を行います。

● 　調査A　研修プログラム開発のためのヒヤリング調査

1. 終末期ケアあるいは専門職間協働（IPW）の実態と、それに関する研修の要望などをお伺いする調査です。

2. 調査対象者は、<u>おおよそ経験年数5年から10年の医療・福祉等の専門職者</u>です。貴事業所の医師、看護師、介護支援専門員、介護福祉士、社会福祉士、理学療法士、作業療法士、等の職員のうち、終末期ケアにかかわった経験のある方をご推薦ください。

3. 調査方法は個別インタビューです。ただし、同一職種で複数名をご推薦いただいた場合には、グループインタビューで実施します。

4. <u>調査期間は、○○年○月から○月</u>を予定し、<u>調査時間はおおよそ1時間〜1時間半程度</u>を予定しています。

5. 可能でしたら、貴事業所内での面接場所の確保にご協力ください。

　　　　　　　　　　　　　　　研究代表者　　杉本浩章　　（○○）
　　　　　　　　　　　　　　　共同研究者　　○○
　　　　　　　　　　　　　　　問い合わせ先　　○○

面接調査　同意書

> インタビュー対象者の同意は、同意書で得る。

研究テーマ：終末期ケアにおける専門職間協働（IPW）

研究代表者：杉本浩章　（所属）
共同研究者：篠田道子　（所属）
　　　　　　松田実樹　（所属）
　　　　　　上山崎悦代（所属）
　　　　　　近藤克則　（所属）
　　　　　　原沢優子　（所属）
事　務　局：日本福祉大学終末期ケア研究会　○○

　　　　　〒470-3295　愛知県知多郡美浜町奥田
　　　　　　　TEL（○○）○○-○○○○(代表)
　　　　　　　　終末期ケア研究会：内線○○
　　　　　　　　対応時間　平日 9:00－17:00
　　　　　　　FAX（○○）○○-○○○○　Mail: ○○@○○.ac.jp

　面接調査は、被調査者（あなた）の同意があってはじめて成立する調査方法です。
　面接調査は音声データとして録音します。録音された音声データは、上記の研究者及び録音の逐語記録をとるもの以外には公表しません。
　また、逐語記録は、研究過程と分析結果の中で明らかにされますが、すべて匿名で行い、被調査者（あなた）や被調査者の所属先等が特定されることはありません。
　調査の過程において、答えたくない質問には答える必要はなく、被調査者の意思でいつでも面接を取りやめることができます。
　なお、本研究が終了した後は、音声データはすべて消去します。

署名欄

　面接が録音され、分析の結果が匿名で公表されることを理解しています。
　答えたくない質問には答える必要はなく、いつでも面接を取りやめることができることを理解しています。
　以上を踏まえた上で、私は面接調査を受けることに同意します。

被調査者の署名　_____　日付　_____

調査者の署名　_____　日付　_____

> インタビュー対象者への質問シート

（インタビュー対象者の属性や基本情報を把握する目的で作成する。）

あなたの資格等に関する基本的な事柄についてお尋ねします。以下の内容について、ご記入ください。

1．あなたの所持する保健・医療・福祉に関する資格について、該当するものに〇を付けてください（複数可）

医師・保健師・助産師・看護師・理学療法士・作業療法士・言語聴覚士・栄養士   社会福祉士・介護福祉士・精神保健福祉士・介護支援専門員   その他（　　　　　　　　　　　　　）

※看護師の場合、認定看護師や専門看護師資格をお持ちであれば教えてください。

認定看護師 　救急看護、皮膚・排泄ケア、緩和ケア、がん化学療法看護、がん性疼痛看護、訪問看護、 　糖尿病看護、摂食・嚥下障害看護、認知症看護、慢性期呼吸疾患看護、慢性心不全看護 　その他（　　　　　　　　　　　　）
専門看護師 　がん看護、老人看護、慢性疾患看護、急性・重症患者看護、家族支援、在宅看護 　その他（　　　　　　　　　　　　）

2．あなたの所持する資格の実務経験年数（通算）について教えてください（複数ある場合は、それぞれについて教えてください）

資格名	実務経験年数（通算）
	年
	年
	年
	年

※看護師の場合、訪問看護師の実務経験があれば教えてください ➡（　　　）年
※介護福祉士の場合、訪問介護事業所での実務経験があれば教えてください ➡（　　　）年

3．あなたのこれまで受講した研修について教えてください
　（ここでいう研修とは看取りや IPW (※) をテーマとしたもので、概ね直近3年で受講したものに限ります）

※IPW（専門職間協働）とは、異なる複数の専門職が連携・協働しながら、利用者や患者の期待や要望に応えていくために実践することをいいます。

　主たるテーマが、看取りに関するもの：＿＿＿回程度
　主たるテーマが、IPW に関するもの　：＿＿＿回程度

※本研究は、協力者及び協力事業所の匿名性の保障など、倫理的配慮に対する審査を受けて実施します。得られた情報は学術研究のみに使用し、分析及び結果の公表時には、個人や所属先が特定できないように処理を行います。
ご協力、ありがとうございました。

【インタビューガイド（観察記録）】（グループインタビュー版）

司会発言	進行手順と時間配分	発言メモ	観察記録（態度、表情、声の大きさなど）
本日はお忙しい中、調査にご協力いただき、誠にありがとうございます。 　司会進行役の〇〇です。他に、記録者として〇〇、〇〇が同席しています。 　本調査は、〇〇の調査です。合意形成やまとめることが目的ではなく、意見の広がりや豊かさを大切にします。 　お尋ねしたいことは3点です。時間は、概ね1時間～1時間半を予定しています。ぜひ、忌憚ない意見を沢山お寄せください。 　なお、個人情報保護のため、個人名ではなく、番号札を用います。番号札がお名前の代わりです。 　例えば、私が「1番さんお願いします」と言ったときは、「1番ですが…」と答えてお話しください。それに対して、質問するときは、「4番ですが、1番さんに対しての意見です」とお話ください。 　このような形で意見を述べ合うという方法を取らせていただきたいと思います。 【設問1】それでは・・・ （この先は、必要に応じてページを増やす。）	5分程度 ・調査協力への御礼 ・出席者の紹介 ・研究目的、グループインタビューの進め方を説明 15分程度 発言がない場合は、こちらから個人を促す。	（ここでは、インタビュー中の発言をメモする。）	（ここでは、インタビュー中に気になった分析に関わりそうな態度などをメモする。）

第3章

多職種で支える終末期ケアの事例検討会、カンファレンスの進め方

第3章　多職種で支える終末期ケアの事例検討会、カンファレンスの進め方

第1節
終末期ケア事例検討会の開き方と進め方と評価

1　終末期ケア事例検討会の概要

「終末期ケア事例検討会」の目的は、終末期ケアに関わる事例を通して、多職種連携や終末期ケアに対する気づきを獲得し、日々の実践に活用できるようになることである。

終末期ケアに限らず、「事例検討会」は日常的に開催されている。その一方で、事例提供者の調整や資料準備などに時間を要し、負担感も大きいとされている。

日本福祉大学終末期ケア研究会では、このような課題を克服できるよう検討を重ね、「短時間で効果的」であることを第一に考えた「終末期ケア事例検討会」を展開してきた。具体的な特徴は、①短時間で完結する、②多職種参加型で行う、③取り上げる事例に関わっていない専門職も参加できる、④助言者を配置している、⑤多様な意見と知見を得ることができる、の5点である。

また本事例検討会は、「看取りを終えた事例」と「看取りケア提供中の事例」の両方に対応している。前者は多職種で連携するうえでの課題やポイントの振り返りを、後者は今後の支援に向けた具体的な方法の検討を通して、多職種による多様な視点の理解につながる。そのため、多くの職種が共に学び、共に成長できる「多職種連携教育」の場としての意味も持っている。

2　「事例シート」の活用

終末期ケア事例検討会は、おおよそ40分程度で完結するように設計している。
この時間で事例を深めるためには、事例をコンパクトにまとめたものを準備しておかなく

てはならない。初めてその事例に触れる人でもケアの様子がわかり、かつ、議論のポイントが明確となるような工夫が必要だ。また、事例提供者にとっても負担なく作成できることも大切である。

そこで終末期事例検討会用「事例シート」（以下、事例シート）を活用する。この事例シートは、「A4用紙・1枚」のボリュームである。これなら、作り手も読み手側も大きな負担がない。さらに言えば、印刷や配付の手間も軽減できる（p.149、p.159ページ参照）。

1. 事例シートの作成

事例シートは、事例提供者が作成する。所定の書式を用い、事例検討会当日までに作成すればよい。当日、印刷したものを参加者および助言者に配付し、終了後には回収する。作成にかかる時間は、およそ30分から長くても60分である。

2. 事例シートの構成

事例シートは、次の項目で構成している。看取りを終えた人の場合に用いるシート（p.149「資料1」）と現に看取りケアを提供している場合に用いるシート（p.150「資料2」）の2つがある。

①事例提供者の職種・職位

事例提供者の職種ならびに職位を記入する。複数の資格を有している場合は、当該事例に関わった職種名を記載する。併せて職位（長、主任、一般職員など）を示す。

②事業所の概要

事例提供者の所属する事業所の施設種別（例：訪問介護事業所、居宅介護支援事業所、特別養護老人ホームなど）を記入する。

③看取りケアの実施体制等

看取りケアを実施する際のケア提供体制（職員の人員配置、看取りケアに関する加算の算定の有無等）について記入する。

④タイトル

この事例検討会で取り上げたいことをもとに、事例提供者が自由に設定する。事例検討会のテーマともなり、20～40字程度のものとする。

⑤基本情報

年齢（もしくは享年）、現病歴（もしくは死亡に至った疾患）、ADL等を簡潔に記載する。ほかに家族の構成や状況、キーパーソンを書く。

⑥ケアに対する希望

本人および家族の終末期ケアに対する希望を書く。看取る（看取られる）場所、終末期に望む医療の程度、生活を豊かにするための生きがいなどが想定される。

⑦医療・福祉等の社会資源導入の程度

　医療保険や介護保険によるサービス、インフォーマルな社会資源の利用状況等を記述する。事例提供者が知り得る限りでよい。

⑧看取りに至るまでの状況・現時点までのケアの状況

　【看取りを終えた事例の場合】

　事例提供者や事業所によるケア導入前から看取り後までを時系列で記入する。入院や退所などのトピックスも明記。特に「看取りの時」や「死亡後」は丁寧に書く。

　【看取りケア提供中の事例の場合】

　ケア提供開始時から現在に至るまでを時系列で記入する。入院等や退所などのトピックスと、「看取りケア」にギアチェンジしたきっかけを明記する。

⑨今後の支援方針（資料2のみ）

　事例提供者や事例提供者を含む多職種チームの支援方針を記入する。チームの方針が明確ではない場合は、その理由も添えて書いておく。

⑩事例検討で取り上げたいこと

　事例提供者が検討会の中で、「多職種で検討してほしい」、「多職種の多様な意見がもらいたい」と考えているものを記入する。例えば、判断の迷いが生じた場面、他職種との意見の対立、本人の意思が不明、あるいは満足のいくケア等、事例提供者として気になっていることを中心に記入する。時間的な制約上、1つに絞るほうがやりやすい。

　多職種から多様な意見を得られる、最も重要なポイントとなる項目である。

3　参加者および助言者の役割

　事例検討会では、全員が主体的に参加することが求められる。一人あるいは一部の人だけが話してもいても話は広がらない。

　本節では、有意義な事例検討会とするための助言者や参加者に求められる役割を簡単に述べる。なお、事例検討会の進行を担うファシリテーターの役割については、本章第4節を参照されたい。

1.　参加者の役割

　参加者は、提供された事例を通して当該事例を追体験し、自らの振る舞いや役割を考えることができる。ただし、単に他者の話を聞いているだけでは考えは深まらない。積極的に発言し自分の意見を表明すること、他者の反応を深く吟味することが必要となる。

　そのため、参加者の役割とは、まずは積極的に参加している姿勢を見せることにある。自

分の意見や考えを他者に伝え、他者の意見を聞き受け止めることが必要である。発言することは勇気がいるが、その勇気こそが参加者に最も求められることである。

また、助言者と同じことだが、参加者の力量も回数を重ねるごとに積み上がる。これは、いくら本を読み知識を増やしても身につくものではない。事例検討会という場に身を置いて、発言を繰り返すことで、その力は磨かれる。

2. 助言者の役割

助言者には、終末期ケアに一定の経験を有する検討事例に関わりのない専門職を配置する。

ここで求められる役割は、短時間であってもより議論が深まることを意図して、意味のある質問や助言、過去の経験等をその場に応じて発言することにある。

事例検討会に参加する人は、職種だけでなく、職場や経験年数、看取りケアに従事した数などが多様である。どのような展開になっても、議論が深まり、一定の着地点に到達できるようにリードすることが助言者の役割と言える。多職種で連携する際のポイントや終末期ゆえの工夫や課題などを、自身の経験や他者との意見交換を統合しながら発言することで、その場の全員が新たな気づきを得ることができるよう導いていく。

もちろん、助言者もいきなりそのスキルが身につくわけではない。いくら実践を積んでいても、自らの発言に磨きをかけるためには、事例検討会に関わり続けることが必要となる。固定された助言者は、必然的に力量を高めることができるし、自らが成長していく場となる。

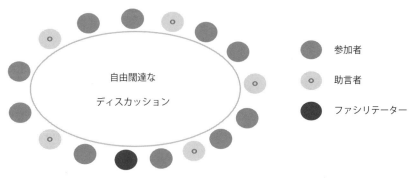

図3-1-1　机と人の配置イメージ

4 運営方法

　多種多様な人材が一堂に会するため、当日までの準備はもちろん、当日の流れについても計画立てておかなければならない。事例検討会を成功に導くためには、運営方法を明確にしておくことが必要である。

　限られた時間の中で効果的に事例検討会が実施できるよう、「当日までに行うこと」と「当日の流れ」の2つに分けて、時系列で説明する。

1. 当日までに行うこと

表3-1-1

項 目	内 容	ポイント
日時と場所の設定	多くの人が参加しやすい日時、場所を設定する。 実際には、平日の夜の開催がやりやすい。	開催日ごとに、次回の日程をその場で確認しておくこと。
助言者の選定	1つの専門職に偏らず、多様な職種から選定する。 福祉系職種（介護福祉士、ソーシャルワーカー等）と医療系職種（看護師、リハビリテーション療法士、薬剤師等）は必須。	管理栄養士、心理士などが参画すると、より幅の広い助言が可能。
事例提供者の決定	終末期ケアの学びを深めたい人、ケアや判断に迷いを感じている人などに提供してもらう。はじめは、ある程度の経験を有する人に声をかけるとスムーズである。 可能な限り2事例とする。2事例とも同じ人でもよいし、別の人でも構わない。	2事例の場合、可能な限り、「看取りを終えた事例」と「看取りケアを提供中の事例」にする。また、看取りの場が、施設と在宅に分かれると、より議論が深まる。
参加者の募集と決定	大々的に参加を呼びかけてもよいが、はじめは小規模で進めていくほうが導入しやすい。 そのため、参加者はこれまでに関わりのあった人や勉強会・研究会などで一緒になった人などが多くなる。 一度参加した人が、別の人と一緒に参加することで、層が広がる。	職種、経験年数、働いている場が多様であると、様々な視点を導入しやすい。
当日の案内	開催1週間前をめどにリマインドの連絡を入れる。	一斉に配信できるメールが活用しやすい。

2. 当日の流れ

表3-1-2

項　目	内　容	ポイント
進め方の確認	事例検討会の目的や主旨、今日の流れ（スケジュール）を説明。	全員が共有することが重要。
事例 （約30分）	①事例の確認（約5分） 「事例シート」に沿って事例を紹介。全員で黙読してもよいが、シートに沿って説明してもらうとわかりやすい。	時間内に収まらなかったものは、その後のディスカッションを通して確認。
	②ディスカッション（約20分） はじめに、事例についての質問を受け付け、事例の確認でわからなかったことを全体で共有・確認する。 その後、「この事例検討会で取り上げたいこと」を中心にディスカッション。 参加者からの発言が少ない場合は、助言者が発言し、議論が展開するよう促す。	ここで時間を使いすぎないこと。 「看取りを終えた事例」の場合、感情の共有が中心となることも多い。
	③振り返り（3分） 本事例における学びのポイントを整理する。	ファシリテーターによるリードで行う。
	④事例提供者からの感想（2分） 事例提供者が感想を述べる。特に気づいたことや学びにつながったことを中心とする。	参加者は共感的態度で聞く。
全体での振り返り（10分）	よりよい事例検討会にするために、今回の検討会での課題、工夫できるポイントなどを全員で共有する。	事例シートの改変や時間配分の見直しなど、次につながる示唆を得るために必要な時間。 ホワイトボードを用いるとまとめやすい。
アンケート調査の実施	検討会の成果や課題を把握するために、アンケートを実施する。 アンケートは2種類（参加者用・助言者用）を準備しておく。 項目は10～15程度に収める。5件法（とてもそう思う、そう思う、どちらでもない、あまりそう思わない、思わない）で回答できるものと、自由記述を組み合わせる。	アンケート項目 参加者向け：「積極的に参加できたか」、「事例の振り返りはできたか」等 助言者向け：「助言者の立場で発言できたか」、「助言者の立場で事例の振り返りはできたか」等

5 事例検討会の評価

　事例検討会は「やったらやりっぱなし」ではいけない。そのため、事例検討会の課題や意義を明らかにするために、評価を行う。評価の方法に決まったものはないが、参加者・助言者双方を対象としたアンケート調査を実施し、これを評価に活用する方法がある。

　すでにかなりの議論を尽くした後の調査であることから、内容は、比較的容易にかつ速やかに回答できるものとすることが望ましい。おおよそA4用紙両面1枚で収まるように、調

査項目は15個以内を目安としておけば、回答する人の負担も少ない。最後に自由記述欄を設け多様な意見を確認できるよう工夫するとよいだろう。

　調査終了後は、できるだけ早く結果を分析する。各評価項目を統計的に処理し、自由記述は内容分析を行う。母数が少ない場合は、統計学的な意味を検討しなくてはならないが、まずは、単純集計を積み上げるだけでも、一定の評価指標にはなりうる。自由記述には、参加者や助言者の思いや考えはもちろん、開催日時や時間配分などの運営に関する意見も記述されている場合がある。これらを丁寧に分析することで、次の事例検討会実施に向けた準備がしやすくなる。

　評価は、PDCAサイクルの中のC (check) に相当する重要な部分となる。調査結果は、事例検討会に関わったメンバーみんなで共有できることが望ましい。

ポートフォリオの作成

　ポートフォリオ（portfolio）とは、直訳すると、書類入れや折りかばんのことを言う。近年では、教育評価の領域でこの用語が用いられることが多くなっており、そこでは、教育を受けた者がつくった作品（ワークシートやレポートなど）をファイリングし、記録として残しておくこと、といった文脈で用いられている。

　この事例検討会は、毎回固定で「助言者」を配置している。前述の通り、助言者は終末期ケアに一定の経験を有する専門職で、事例検討会での各種発言や議論の深まりに応じて、意味のある質問等を投げかける役割を担う。そして、毎回この役割を果たすことで、助言者自身が成長していくことから、本事例検討会は助言者に対する教育の場ともなっている。

　その教育効果を評価する材料として、ポートフォリオを作成する。具体的には、次のようなものが挙げられる。

〈発言回数と内容の記録〉
　・事例検討会で何回発言したか
　・議論の深まりや変化を促した発言はどのようなものだったか

　これは、助言者自身がメモをして残しておくというよりも、運営者側が記録すればよい。このような記録があると、後から振り返るのに役に立つ。

〈②事例シートへの書き込み内容の確認〉
　・事例シートのどこに引っ掛かりを感じているのか
　・何を大切なポイントとしてメモを残しているか

　事例シートの記録を確認することは、自らの考えや思いを具体的に振り返ることにつながる。書き込む内容は、事例そのものへの疑問や確認したいことはもちろんだが、ほかの人が

発言した内容やそれに対する反応なども含まれる。そのため、自分の考え方などを振り返る材料となるだろう。なお、事例シートを保管する際は個人情報保護に十分留意する必要がある。

〈アンケート調査の分析〉
・自己評価の変化や変化に至った理由は何か

これが、一番客観的でわかりやすいものだと言える。アンケート調査は、事例検討会が終わるたびに、その場ですぐに書き込む。つまり、その時の思いや考えが如実に表れているはずだ。それを一定期間が経過した時点で、あらためて中身を確認すると、自らの成長のプロセスや現在の立ち位置を確認することができる。

7 事例検討会を開催する意義

終末期ケアを振り返る場としての事例検討会を開催する意義について、実際の参加者や助言者等からの意見から振り返ってみたい。

〈参加者の意見〉
・あらためて終末期ケアの難しさを感じた。
・ほかの人の意見がとても参考になった。
・自分とは異なる意見の人がいて新鮮だった。
・看取りの経験があまりなかったが、実際のケアを聞いて自分もやってみようと思った。

〈助言者の意見〉
・自分の経験に引き付けて発言できた。
・あまり議論に結びつく発言ができなかった。
・ほかの助言者の意見が参考になった。
・もう少し議論を深められる発言ができるようになりたい。
・時間配分の工夫や目的意識の確認など、運営方法をさらに工夫したほうがよい。

〈事例提供者〉
・いろんな方からたくさんの意見をもらえて、新たな気づきを得られた。
・もやもやしていた気持ちがすっきりした。
・また、次から頑張ってみようと思う。

これらはごく一部であるが、どの回も、またどの役割にも共通しているのは「他者からの意見や考えが参考になった」というものである。例えば、それまで服薬のことには全く気が向いていなかった福祉職が、薬剤師からのアドバイスを得て、薬の効果や副作用に注意を払

うことができるようになった、などが挙げられる。

　また、助言者に関していえば、自分の発言が議論の中でどのような意味があったのかを振り返る機会にもなっており、事例検討という場で、多様な意見を聞きながら、話を深化させたり転換するといった、いわば議論を舵取りする力を形成することにも役立っている。

　この事例検討会は、多職種参加型でかつ終末期ケアを取り扱う。そのため、多様な意見の交流はもちろん、その人の人生観や死生観が表出されることが多い。普段の業務や様子からはうかがいしれないような思いがけない発言が飛び出すこともあり、あらためてその人物の思いや考えを感じとることができる。

　たくさんの人数が集まって時間を確保することは、骨の折れることだろう。しかし、この事例検討会は、短時間で効果的に振り返りの場が設定できるようにしている。また、その事例に直接関わっていない人も参加可能であるため、事例の追体験をすることができる。経験の浅い職員への研修プログラムとしても有用だろう。

※謝辞　本論は、JSPS科研費（JP16H03719）の助成を受けて実施した研究の一部である。

● 参考文献
・Jones, M. and Shelton, M.（2006）Developing Your Portfolio：Enhancing Your Learning and Showing Your Stuff. Routledge；Abingdon-on-Thames
・櫻井紀子（2008）『高齢者介護施設の看取りケアガイドブック―「さくばらホーム」の看取りケアの実践から』中央法規出版
・和田浄史（2015）『終末期チームアプローチ』日総研出版
・渡辺律子 編（2007）『基礎から学ぶ気づきの事例検討会―スーパーバイザーがいなくても実践力は高められる』中央法規出版

資料1

事例シート（看取りを終えた事例用）　　　　　　　　　　　　　取り扱い注意

① 職種・職位 ＿＿＿＿＿＿＿＿＿＿＿＿＿＿

② □事業所の概要

施設種別	
③ 看取りケアの実施体制等（人員配置、加算の算定等）	

④ □タイトル：

項　目		内　容		
⑤ 基本情報	本人	享年：	性別：	死亡に至った疾患
		その他		
	家族			
⑥ ケアに対する希望	本人			
	家族			
⑦ 医療・福祉等の社会資源導入の程度				

⑧ 看取りに至るまでの状況（ケア提供開始時から看取り後まで、時系列に記入してください。）
※入院等、何かトピックとなることがあれば、それも明記して下さい。

ケア導入まで	ケア提供開始時	安定していた時期	看取りケア開始時	看取りの時	看取り後

⑩ 事例検討で取り上げたいこと
「多職種で検討してほしい」、「多職種の多様な意見がもらいたい」と考えるものを記入してください。
可能な範囲で、複数よりも特に気になる1つに絞り、取り上げた理由も示してください。

資料2

事例シート（看取りケア提供中の事例用）　　　　　　　　　　　取り扱い注意

①職種・職位　＿＿＿＿＿＿＿＿＿＿＿＿＿＿

②□事業所の概要

施設種別	
③看取りケアの実施体制等 （人員配置、加算の算定等）	

④□タイトル：

項　目			内　容		
⑤基本情報	本人	年齢：	性別：	主たる疾患	
		ADL： 服薬：			
		その他			
	家族				
⑥ケアに対する希望	本人				
	家族				
⑦医療・福祉等の社会資源導入の程度					

⑧現時点までのケアの状況

ケア導入まで	ケア提供開始時	安定している時期	看取りケア開始時	現在（直近）

⑨今後の支援方針	
⑩事例検討で取り上げたいこと 「特に取り上げてほしい」、「多職種の多様な意見がもらいたい」と考えるものを記入してください。可能な範囲で、複数よりも特に気になる1つに絞り、取り上げた理由も示してください。	

第3章

第2節
看取りケアを深めるための「振り返りカンファレンス」の進め方と評価

1 振り返りカンファレンスとは

　「振り返りカンファレンス」とは、多職種での議論を通して看取りケアを振り返り、感情の共有と多様な価値観の交流を図りながら、自らの思いや考え、他者の視点を理解するための1つの方法である。

　篠田（2015）は、カンファレンスを、「対人関係の支援過程の中で、多職種で構成されたチームによって開催される会議」とし、その目的を、メンバー間の意見交換等により対象理解の深化や有益な支援方法を検討し信頼関係を構築しながらチームを成長させること、と説明している。そのため、日常のカンファレンスでは、日々のケアや将来の見通しなどについて話し合われている。一方、終末期ケアを提供し看取りを終えた後に行う振り返りカンファレンスは、必ずしも日常的に行われているわけではない。

　ここでは、特別養護老人ホームで取り組んだ「振り返りカンファレンス」の例をもとに、その進め方と評価について述べていく。

2 振り返りカンファレンスの概要

　この振り返りカンファレンスは、①看取りを終えた事例を取り上げること、②多職種参加型であることの2点以外に縛りはなく、自由闊達なディスカッションを主眼においている。

　参加者は、当該事例に一番多く関わった職員（利用者の担当介護職員など）を中心に、日常的なケアを担った職員が中心となるが、ほとんど関わりのなかった場合であっても議論へ

の参加が可能である。

また、ディスカッションの舵取り役として、ファシリテーターを配置している。議論をリードし、参加者の積極的な参加や高い学習効果を生み出すために、会議に関する運営技術に豊富な経験を有する施設外の有識者をファシリテーターとし、時間は1回につき90分以内で、時間延長しないことを基本とする。

当日までの準備と実施要領

振り返りカンファレンスを円滑に進めるためには、丁寧な準備が必要となる。以下は、当日までに整えておくべきことと、当日の流れである。

1. 当日までの準備

1）日程の調整と場所の確保

スタッフは24時間体制でケアに従事するため、関係する多職種が一堂に会することは難しい。そのため、いつ、どのような時間で実施するのが最もよいかを調整する必要がある。調整役を一人決め、勤務予定日のめどがつく時期（おおよそ1カ月前程度）には、日程を確定しておくとよいだろう。

場所は、15名程度が入れる会議室で、かつ円形に着席できるような場所を確保し、視覚的に事例の理解が深められるよう、ホワイトボードを必ず設置した。

2）事例の選定と資料の準備

事例は、施設スタッフが「看取りケアの振り返りをしたい」と考える事例を選定した。また、当該事例の概要が簡単にわかる資料（以下、事例資料）をA4用紙2枚程度で作成しておくと、ディスカッションに入りやすい。事例資料に示す項目に特段の取り決めはないが、事例にそれほど関わっていない職員であっても状況がわかるように、次のような項目を示すとよい。

①既往歴や看取りに至った病名
②ADLや要介護度
③家族に関する事柄
④生活史
⑤ケアの開始時から看取りまでの経過

このほかにも、事例提供者が特にポイントと考える事項（入院時の様子や関係機関との連携状況など）があれば記載しておく。

2. 当日の流れ

1）会場の設営
　15名程度が入り、ホワイトボードが設置してある静かな会議室を準備する。スムーズにディスカッションができるように、円形状に机やイスを配置する。

2）開会
スケジュールを確認し、簡単な自己紹介を行う（同一職場などで参加者全員が相互理解できている場合は省略可）。

3）事例の紹介
　ファシリテーターの進行により、事例資料に沿って、全員で事例の概要を確認する。事例の中でわからないことなどや確認しておきたいことを出し合い、この事例における「看取りケアの何を振り返りたいのか」を確認する。

4）課題抽出と振り返り
　参加者の自由な発言を通して事例への理解を深めながら、「共通する事例の課題」を取り上げる。併せて、利用者や家族の意向や様子、支援プロセス、職員の抱いた思いや考え、職種内外との連携などを確認する。

5）感情の共有と課題抽出案の検討
　その場面ではどうすればよかったか（過去軸）、あるいは、これからどうすることができるか（未来軸）について議論する。そして大切なことは、その時に抱いた感情を出し合い、全員で共有することである。

6）感想の交流、疑問の確認
　カンファレンスに対する感想を述べ合うことでクールダウンし、カンファレンスを継続するための課題や方法などを確認する。

7）アンケートの実施
　カンファレンスの取り組みを評価するために、終了後すぐにアンケートを行う。参加者の疲労や時間的な問題を勘案し、できるだけ簡便な内容とする。

　カンファレンスで最も重視しているのは、多様な価値観の交流である。この振り返りカンファレンスの特徴は、すでに看取りを終えた後のケースを取り上げ、各職種が何を思い考え、どのような視点でケアに取り組んだのかを、多職種全員で振り返ることにある。
　ここでは、一個人としての価値はもちろんだが、職種固有の視点が行き交っている。自分以外の他者との交流を通して、あらためて自らの視点や考えを振り返り、ケアのあり方を見直すことができる。同時に、チームとしてのケアも振り返る機会となるだろう。
　参加者は、個々の価値観の違いを踏まえたうえで、ケアチームとしての目標を共有できて

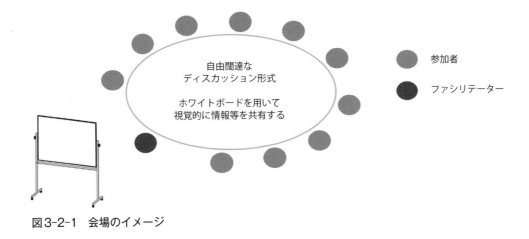

図3-2-1 会場のイメージ

いたかどうか、価値観の相反やジレンマが生じた際にどのように対処したのかなど、カンファレンスを通して確認することができる。またそのことで、次のケアに対する改善点や展望を拓くことができると考えられる。

4 参加者の役割

　参加者には主体的に議論に参画するという役割がある。それは、自らの意見や考えを積極的に表明することと、他者の意見を真摯に受け止めるという2つからなる。

　発言する、ということは案外勇気のいることである。「このようなことを言ったら変に思われるのではないか」「自分だけが違う考えなのだろうか」といった不安がよぎる場合もあるだろうが、誰かが発言しなければ議論は深まらない。発言する勇気を持って、積極的に議論に参加する姿勢が、参加者に一番求められている役割と言える。

　同時に、根拠なく他者の発言を非難したり判断することなく、まずは相手の意見を一旦受け止めるという姿勢が大切だ。これはカンファレンスに限ったことではないが、他者の話にきちんと耳を傾けるということを意識づけて参加するとよいだろう。

　そういった認識が前提となって、カンファレンスが「安心して発言できる場」となりうる。安心できるからこそ、たくさんの価値観が行き交う活発な議論が期待できる。

5 カンファレンスの評価

　振り返りカンファレンスは実施するだけでなく、評価することも大切である。評価するこ

との目的は、カンファレンスの課題や改善点を抽出することと、カンファレンスの効果を測定することにある。

調査や分析の方法はいくらかあるが、ここでは参考として、アンケートを用いたものとインタビューでの聞き取りの2つを取り上げる。

1. 学びや気づき、満足度などを把握するためのアンケートより

カンファレンスでの学びの程度や満足度などを確認するためには、参加者を対象としたアンケート調査が有効である。カンファレンス終了後すぐにその場で実施することで、全員の意見を確認することができる。また、毎回実施すると各回の状況や回を重ねたことによる変化が見えてくる。

特別養護老人ホームでの取り組みでは、計3回のカンファレンス終了時に毎回アンケート用紙を配付し、全員から回収した。

調査項目は全部で18あり、①〜⑪の項目は全3回共通で、⑫〜⑯は2回目と3回目に、⑰、⑱は3回目のみ確認した。それぞれの項目を「できた・おおむねできた・どちらとも言えない・あまりできなかった・できなかった」の5択として、自己評価してもらった（図3-2-2）。

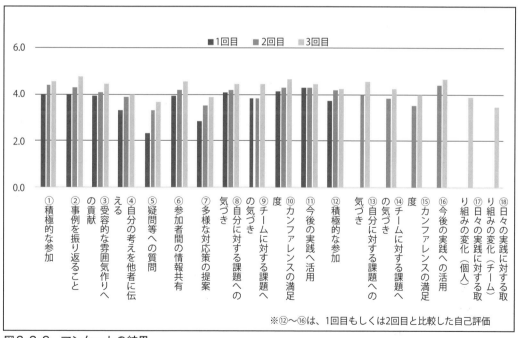

図3-2-2　アンケートの結果

結果を単純集計したところ、いずれの項目も、1回目より3回目の値が一番高くなっていた。特に評価の高い項目は、「カンファレンスの満足度」や「自分に対する課題への気づき」、「積極的な参加」や「事例を振り返ること」だった。

　特に、1回目から3回目の変化が大きかったのは、「疑問等への質問」を投げかけることや、「多様な対応策の提案」、ならびに「事例を振り返ること」と「カンファレンスの満足度」である。これらの項目は参加者自身のより能動的な取り組みが影響するものであることから、回数を重ねることでディスカッションの場に慣れ、学びを深めた結果と想定される。

2. 認識や行動の変容を把握するためのインタビューより

　数値だけでは把握できないスタッフの思いや考えを把握するには、アンケートに加え、インタビューを実施するとよいだろう。

　特別養護老人ホームでも、カンファレンスに参加者した人の認識や行動が、その後、どのように変化しているかを把握するために、インタビュー調査を行った。具体的には、全3回のカンファレンス終了後半年を過ぎた時点で、参加者の一部を対象に実施している。

　聞き取りした内容は、「カンファレンスに参加したことで、個人やチーム、施設としての認識や知識で変化したことは何か」と、「個人・チーム・施設として、具体的な行動面として変化したことは何か」の2点である。発言された内容はすべて文字に起こして逐語録化し、これを質的データとしたうえで分析を行った。以下、＜　＞内は実際の発言内容を示す。

　結果、最も多く聞かれたのは、他の職種の考えや役割に対する理解が深まったという内容である。例えば、＜職種の違いでこうも考え方が違うのか＞や＜いろいろな意見があったほうがいい＞などの意見である。これらは、多職種でのディスカッションゆえに引き出された気づきから導き出されたものと考えられる。

　次に多かったのが、看取りケアに対する行動や考えの変化を示すものである。具体的には、＜以前に比べて普段から看取りケアを意識して取り組むようになった＞、＜カンファレンスに参加して、こんなに自分の思いが変わるとは思わなかった＞などである。

　ほかには、＜ファシリテーターとしてこちらの思いを受け止めてくれて緩衝材の役を担ってくださるので忌憚のない意見交換ができた＞といったファシリテーターに関することや、＜（看取りケアに対する考えの）変化が皆の中で生まれてきた＞、＜看取りってそんなに特別なことではないし、人の生活をサポートしていくうえで「死」は当然つきものだよねと（ほかの人と）話す＞など、チームで共通認識を持てたとする内容、また、施設内に「看取りケア検討部会」が設置されたといった、具体的な変化などがあった。

　もちろん課題に言及するものもあった。職員の＜看取りケアに関しての知識が絶対的に乏しい＞ことや、＜皆の考えが全然違うことで施設の看取りに対する考え方が統一されていない＞など、共通認識を持ち始めているものの、施設の隅々まで行き渡る状況ではないことも

明らかになった。

評価から見えてくる振り返りカンファレンスの意義

　ここからは、評価から見えてくる振り返りカンファレンスの意義を2つに整理して述べる。

　1つ目は、「看取りケアに対する認識が深まり、個人やチームが変容する」ことである。今回のカンファレンスでは、様々な意見の交流と感情の共有、あるいは、思い出の語り合いから、他の職種に対する理解を深め、自身のケアの取り組みを振り返っていた。多職種でケアを振り返り、感情面も含んで交流するからこそ、あらためてハッとさせられることや、自分でさえ気づかなかった感情に目を向けることになったと考えられる。

　この深まりや変容は、一人で生み出せるものではなく、仲間同士、そして異なる職種とのディスカッションを通して表出されるものであるため、振り返りカンファレンスの重要さがわかる。

　2つ目は、「行動の変容は、個人・チーム・所属組織へと展開する」ことである。インタビューでの語りをつなぎ合わせると、その変容は、個人からチーム、チームから所属組織へと広がっていた。すなわち、①カンファレンスに参加した対象者が、そこで得た気づきをチームメンバーに伝え、②看取りケアに対する思いを共有するチームが出来上がり、③ほかにも同じようなチームが存在することで所属組織全体がそれを共有できる、というプロセスが見られた。このカンファレンスを実施した施設では、その後「看取りケア検討部会」を設置することとなった。これは、行動変容が個人にとどまらず、所属組織へ広がった結果と言えるのではないだろうか。

　一方で、行動変容や組織的な実践を定着させるのは容易ではない。大河原ら（2016）は、看取りを進めるうえでは、施設長や看護管理者が医療・介護体制を整え、施設の方針定め、職員への教育を行うことが重要であると指摘しているが、個々での取り組みを重ねるだけでなく、組織全体として取り組むためには、トップリーダーによる意思決定も非常に重要だと言える。その意味において、この振り返りカンファレンスを継続的に実施することは、施設としての決定にプラスの影響をもたらす可能性がある。

　この振り返りカンファレンスは、施設内で関係職員の時間調整さえ叶えば、比較的容易に実施することができる。今回の特別養護老人ホームの例では、外部のファシリテーターを配置することで、より高い効果を生み出したと考えられるが、施設内の職員がこの役を担うこともできるだろう（ファシリテーターの役割は第4節で詳しく述べているので参照されたい）。

カンファレンスのための時間を調整し、場を設けることは、大きな労力を伴う。しかし、やれるところから、コツコツと実施し積み上げることが大切であり、それが次の看取りに活かされる。

※謝辞　本論は、JSPS科研費（JP16K17282）の助成を受けて実施した研究の一部である。
※本論は、上山崎悦代（2018）「看取りケアにおける多職種参加型振返りカンファレンスの実施と評価—特別養護老人ホームでの取り組みより」『福祉社会開発研究』13, p.21-30を一部加筆修正したものである。

●引用文献
・大河原啓文, 他（2016）「日本の高齢者ケア施設における看取りの質の評価・改善に関する研究の動向」『緩和医療』11（1）, p.401-412
・篠田道子（2015）『チームの連携力を高めるカンファレンスの進め方』第2版, 日本看護協会

第3章

第3節
ケアマネジメント・ツールを活用したカンファレンスの進め方と評価

1 ケアマネジメント・ツールを活用したカンファレンスの特徴

　ケアマネジメント・ツールを活用したカンファレンスとは、終末期ケアに取り組む多職種チームを対象とする研修・教育法として開発した、多職種連携教育（IPE；Interprofessional Education）の研修プログラムである。
　この研修プログラムで用いるケアマネジメント・ツールには、次の5つの機能（表3-3-1）があるとされる（樋口ら2010）。

表3-3-1　ケアマネジメント・ツールの5つの機能
1. 情報の収集・整理・共有を進める機能
2. 質の高いケアをするための課題を抽出する機能
3. そのステージにすべきことをチェックしてプランを立てる機能
4. ケアマネジメント・プロセスをモニタリングして振り返る機能
5. 個人とチームの成長を支援する機能

〔樋口ら2010, p.63 表2-2より〕

　本節で紹介する研修プログラムは、これらの機能を活かすために活用法を体系化し、多職種チームで「終末期ケアの質を高める4条件」（樋口ら2010、杉本2018）（表3-3-2）を整える過程を通じて、チームとチームメンバー自らの実践を評価・共有し、各々の具体的な行動目標を定めた援助計画の立案までを行うものである。専門性や専門職性を反映したチームメンバーの"思い"までを含めて、チームの意思統一を図ることで、チーム力を高めることのできる目標志向型のプログラムとなる。

表3-3-2　終末期ケアの質を高める4条件と構成要素

条　件	構成要素
条件1：本人・家族の意思表示	高齢者の尊厳と自己決定の尊重
	全般的QOL
	死にゆく家庭の全般的な状況
	希望と期待
	満足度
条件2：ケアを支える介護力や周りの人々のサポート	家族のニーズへの対処と負担感の軽減
	死別および死別後の家族へのケア
	希望と期待
	満足度
条件3：終末期ケアを支える医学医療ケア	症状マネジメント
	ケア提供者との関係
	過不足のない治療
	質の高いケア技術の実施
条件4：本人や家族の願いを実現するためのケアマネジメント	高齢者と家族・社会との関係を調整
	ケアマネジメント（継続したケア、一貫したケアができるための調整など）

〔樋口ら2010, p.39 表1-8を一部改変〕

表3-3-3　研修プログラムで用いるケアマネジメント・ツール

研　修	時　期	ツール
スタートアップ	受講前	エヴァリュエーションシート
		エヴァリュエーションシート・チェックポイント表
	受講時	プロセスシート
		プロセスシート・チェックポイント表
		エヴァリュエーションシート
フォローアップ	受講前	エヴァリュエーションシート
		エヴァリュエーションシート・チェックポイント表
	受講時	プロセスシート
		ケアマネジメントシート
		ケアマネジメントシート・チェックポイント表

〔各ツールの詳細は樋口ら2010および「6資料-ケアマネジメント・ツール」を参照のこと〕

　研修プログラムは、看取り後など研修受講以前のケアの振り返りを行うスタートアップ研修と取り組むケアについて「終末期ケアの質を高める4条件」に基づく援助計画を立案するフォローアップ研修で構成する。

　各研修で用いる「ケアマネジメント・ツール」とは（表3-3-3）の通りである。

2　研修プログラムの目標・受講対象・用いるケース

1.　スタートアップ研修

　スタートアップ研修の目標は、「終末期ケアの質を高める4条件」を理解し、4条件に基づいた振り返りができることである。

　受講対象者は、同一ケースのケアに携わった多職種チームで、チームメンバー職種や携わった期間、関与の度合いは問わない。複数職種で8人程度までが適当だろう。また、受講対象者とは別に、研修の実施者を設定すると円滑に進めやすい。

　取り上げるケースが看取り終えたケースの場合には、チームメンバーが関わり始めた時点（サービス利用開始時）から看取りまでを、将来的に看取りが想定されるケースの場合にはサービス利用開始期から現在までのケアを振り返る。

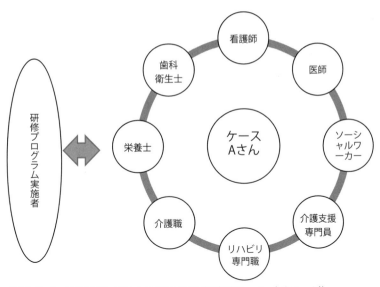

図3-3-1　研修プログラムを受講する多職種チーム（イメージ）

2.　フォローアップ研修

　フォローアップ研修では将来的に看取りが想定されるケースを取り上げ、4条件をもとにケアの提供状況を評価し、4条件に沿った援助計画が立案できることを目標とする。初めて研修プログラムを受講する多職種チームであれば、スタートアップ研修から1〜2カ月後の実施をめどとすればよい。

　受講対象者はスタートアップ研修と同一チームとなるが、取り上げるケースに携わってい

る者で、かつ、4条件を理解している者であれば、新たに受講者に加わってもよいだろう。

3 スタートアップ研修の実施手順

1. 事前準備

スタートアップ研修の実施者および受講者の事前準備内容は表3-3-4、図3-3-2の通りとなる。

表3-3-4 スタートアップ研修の事前準備チェックシート

時期	実施者		受講者	
	取り組み	☑	取り組み	☑
1カ月前	ケースと受講者の選定	☐		
	研修の会場確保[※1]と実施の周知	☐	研修受講の確認	☐
	エヴァリュエーションシート、エヴァリュエーションシート・チェックポイント表を配付[※2]	☐	エヴァリュエーションシート、エヴァリュエーションシート・チェックポイント表の受領	☐
1週間前	エヴァリュエーションシート受領	☐	チェックポイント表をもとにエヴァリュエーションシートの作成[※3][※4]と提出	☐
当日まで	エヴァリュエーションシートの記述内容について、意味ごとに切片化[※5]	☐		
	プロセスシートとエヴァリュエーションシート（研修当日用）の準備[※6]	☐		

※1 A0サイズ相当の用紙に書き込みが可能な広さの机、もしくは、ホワイトボード等の用紙が掲示できるスペースが必要。
※2 ワープロソフトで配付・作成・提出すると、その後の準備や研修時の作業を効率化できる。
※3 作成は必ず受講者個人で行うものとし、受講者同士での共同作成や相談は不可。ただし、受講者ではない同職種内での相談は可。
※4 将来的に看取りが想定されるケースの場合には、総合的な状況から受講者が現在のステージ（開始期・安定期・移行期・臨死期）を選択する。医師による医学的な診断を求めるものではない。
開始期―サービス提供開始期、安定期―通常のサービス提供体制をとっている時期、移行期―安定期を過ぎ臨死期へと移行する時期、臨死期―死が差し迫っている兆候を確認できる時期。
※5 糊付き付箋を用いて切片化しておくと、研修を円滑に進行させることができる。
※6 「6 資料―ケアマネジメント・ツール」を参照のこと。

条件	内容	評価	達成状況と判断した理由
条件1	本人や家族の明確な意思表示	◎	・本人：入院時より重度認知症のため、意思表示ができない。そのため、家族（キーパーソン：次男）に意思確認を委ねた。 ・家族：本人は食べることが大好きだったことから、最後まで食べることにこだわり、胃瘻など経管栄養は希望しないと一貫していた。 ・安定期の意思確認の方法：モニタリング基準に沿って、6カ月ごとにサービス担当者会議を開催して家族の意思確認を行った。 ・病状悪化時の意思確認方法：必ず医師による病状説明と予後予測を行い、その都度意思確認を行った。
条件2	ケアを支える介護力や周りの人々のサポートがあること	◎	・サポート体制：キーパーソンを中心に家族のサポート体制が取れた。入院生活であり、介護サービスは施設内で対応しているため、家族は主に情緒的サポートの役割を担った。 ・サポート内容：残存機能（嗅覚、味覚、聴覚）に働きかけるために、大好きな姪の声を聞かせたり、三味線、詩吟のテープを流した。
条件3	終末期ケアを支える医学医療ケアが受けられること	○	・ケアマネジメントシートの活用により、残存機能（嗅覚、味覚、聴覚）に働きかける介護を検討した。梅味で口腔ケアを行う、香りよいスキンケア用品を使う、心地よい窓際の部屋への移動など、心地よい刺激を送り続けた。 ・栄養サポートチームにより、最後まで安全に経口摂取ができる工夫を行った。 ・徐々に衰弱するプロセスを経たが、臨死期に浮腫や呼吸困難が出現した。そのため、水分量（点滴）を減らしたり、呼吸を楽にするなどで対応したが、安楽な看護・介護技術が残った。
条件4	本人や家族の願いを実現するためのケアマネジメントがなされること	◎	・家族の願いは、最後まで食べること、自分らしさを失わないことであった。願いを実現するには、病院内の多職種の知恵と力を合わせることが不可欠である。本事例は最後まで経口摂取を諦めなかったが、そこには栄養サポートチームの役割が大きかった。
総合評価			①臨死期であっても残存機能に働きかけるケアによって、わずかな反応を引き出すことができた。心地よい刺激を送り続けることが効果的であった。 ②病院内の多職種の知恵と力を借りれば、家族が望むケアを実現することかできる。ケアマネジメントシートを活用したカンファレンスが効果的である。家族と職員の橋渡し役は、施設ケアマネジャーが適任であった。 ③経口摂取がほとんどゼロになった時点で、点滴を行った。しかし、水分量の増加に伴う浮腫、呼吸困難、痰などの症状が出現した。生命維持に必要な量にとどめても、これらの症状は緩和されなかった。安楽な看護・介護技術に課題が残った。

（切片化のイメージ→ 本人：入院時より重度認知症のため、意思表示ができない。／本人は食べることが大好きだったことから、最後まで食べることにこだわり）

図3-3-2　作成された「エヴァリュエーションシート」と切片化のイメージ

2. スタートアップ研修

　スタートアップ研修では、グループダイナミクスを活用しながら実施者がファシリテーターとなり進行させる（表3-3-5）。

表3-3-5　スタートアップ研修進行チェックシート

時間	実施者		受講者	
	取り組み	☑	取り組み	☑
10分	アイスブレーキング	☐	アイスブレーキング	☐
	ケース、プロセスシートおよびプロセスシート・チェックポイント表の確認	☐	ケース、プロセスシートおよびプロセスシート・チェックポイント表の確認	☐
	エヴァリュエーションシート（切片）を各自に返却	☐	エヴァリュエーションシート（切片）を確認	☐
60分	切片をプロセスシートに貼付するよう促し、貼付された切片のステージと条件を確認	☐	エヴァリュエーションシート（切片）の記述内容を他の受講者に説明しながら、プロセスシートに貼付	☐
	エヴァリュエーションシート（切片）に記述がなく4条件に関わる情報があればプロセスシートに手書きするよう促す	☐	エヴァリュエーションシート（切片）に記述がなく4条件に関わる情報があればプロセスシートに手書きする	☐
	すべてのエヴァリュエーションシート（切片）が貼付されたことを確認	☐	すべてのエヴァリュエーションシート（切片）を貼付	☐
	プロセスシートを概観するよう促す	☐	プロセスシートのステージと条件別の記述内容を確認	☐
20分	エヴァリュエーションシート（研修当日用）作成を促す	☐	プロセスシートの取り組みを踏まえ協働でエヴァリュエーションシートを作成※	☐
	研修の振り返りを行う	☐	一人ひとり感想を述べ終結	☐

※　事前準備段階のエヴァリュエーションシート作成は受講者個々による評価であったのに対し、ここでは多職種チームによる評価となる

フォローアップ研修の開催手順

1. 事前準備

　将来的に看取りが想定されるケースを取り上げるフォローアップ研修の事前準備は、実施者の一部の準備を除きスタートアップ研修と同じ流れとなる（表3-3-6）。

2. フォローアップ研修

　フォローアップ研修では、ケアマネジメントシートを用いた援助計画が立案できるよう進行していく（表3-3-7）。

3. フォローアップ研修受講後の取り組み（カンファレンスへの活用）

　フォローアップ研修によってケアマネジメントシートが作成されれば、そのシートは、4条件を共通認識とした多職種チームによるアセスメントシートに位置づけることができる。

表3-3-6 フォローアップ研修事前準備チェックシート

時期	実施者		受講者	
	取り組み	☑	取り組み	☑
1カ月前	ケースと受講者の選定	☐		
	研修の会場確保[※1]と実施の周知	☐	研修受講の確認	☐
	エヴァリュエーションシート、エヴァリュエーションシート・チェックポイント表を配付[※2]	☐	エヴァリュエーションシート、エヴァリュエーションシート・チェックポイント表の受領	☐
1週間前	エヴァリュエーションシート受領	☐	チェックポイント表をもとにエヴァリュエーションシートの作成[※3]と提出	☐
当日まで	エヴァリュエーションシートの記述内容について、意味ごとに切片化[※4]	☐		
	プロセスシートとケアマネジメントシートの準備[※5]	☐		

※1 A0サイズ相当の用紙に書き込みが可能な広さの机、もしくは、ホワイトボード等の用紙が掲示できるスペースが必要。
※2 ワープロソフトで配付・作成・提出すると、その後の準備や研修時の作業を効率化できる。
※3 作成は必ず受講者個人で行うものとし、受講者同士での共同作成や相談は不可。ただし、受講者ではない同職種内での相談は可。
※4 糊付き付箋を用いて切片化しておくと、研修を円滑に進行させることができる。
※5 「6 資料－ケアマネジメント・ツール」を参照のこと。

つまり、多職種チームによるケアの新たな起点であり、以降は、モニタリングのためのカンファレンスを通して、新たなケアマネジメントシート（モニタリングシートにあたる）の作成を繰り返していけばよい。

例えば、本人や家族の状況の変化といったモニタリングが必要と判断する事由が発生するたび、多職種チームのチーム体制や関わる公的制度の見直しが行われた際が、新たなシートの作成の機会となる。

5 研修プログラムの実際と効果

研修プログラムは多職種チームにどのような効果を与えうるのか。3つの側面からみてみよう。

1. チームメンバー個々の持つ情報がチームの情報となる

日頃、意識的に連携を図り円滑にチーム運営が行われていたとしても、思わぬ落とし穴に陥ることがある。

1つ目は、公式に用いているアセスメントシート等による定型的な枠組みでの情報共有だ

表3-3-7　フォローアップ研修の進行チェックシート

時間	実施者		受講者	
	取り組み	☑	取り組み	☑
10分	アイスブレーキング	☐	アイスブレーキング	☐
	ケース、ケアマネジメントシートおよびケアマネジメントシート・チェックポイント表の確認	☐	ケース、ケアマネジメントシートおよびケアマネジメントシート・チェックポイント表の確認	☐
	エヴァリュエーションシート（切片）を各自に返却	☐	エヴァリュエーションシート（切片）を確認	☐
50分	切片をプロセスシートに貼付するよう促し、貼付された切片のステージと条件を確認	☐	エヴァリュエーションシート（切片）の記述内容を他の受講者に説明しながら、プロセスシートに貼付	☐
	エヴァリュエーションシート（切片）に記述がなく4条件に関わる情報があればプロセスシートに手書きするよう促す	☐	エヴァリュエーションシート（切片）に記述がなく4条件に関わる情報があればプロセスシートに手書きする	☐
	すべてのエヴァリュエーションシート（切片）が貼付されたことを確認	☐	すべてのエヴァリュエーションシート（切片）を貼付	☐
	プロセスシートを概観するよう促す	☐	プロセスシートのステージと条件別の記述内容を確認する	☐
30分	「モニタリングを行う理由」を確認するよう促す	☐	「モニタリングを行う理由」を共有しケアマネジメントシートに記述する	☐
	ステージ※1を確認するよう促す	☐	ステージを共有しケアマネジメントシートに記述する	☐
	4条件別にケアマネジメントの達成状況と未達成課題を確認するよう促す※2	☐	達成状況と未達成課題を共有しケアマネジメントシートに記述する	☐
	未達成課題に対応した"当面やるべきプラン"の立案を促す	☐	4条件別のプランを立案しケアマネジメントシートに記述する※2	☐
	研修の振り返りを行う	☐	一人ひとりの行動目標を確認し終結	☐

※1　総合的な状況から受講者が現在のステージ（開始期・安定期・移行期・臨死期）を選択する。医師による医学的な診断を求めるものではない。
　　開始期－サービス提供開始期、安定期－通常のサービス提供体制をとっている時期、移行期－安定期を過ぎ臨死期へと移行する時期、臨死期－死が差し迫っている兆候を確認できる時期。
※2　5W1H（誰が、何を、いつ、どこで、どうして、どのように）で立案・記述する。

表3-3-8　チームメンバーが把握していた本人が望む死亡の場所

チーム	本人から把握	インフォーマル関係者から把握	フォーマル関係者から把握
A	自宅、不明	自宅	自宅、病院
B	自宅、不明	自宅、病院	自宅、病院
C	未決定、不明	未決定、自宅か病院、病院	自宅か病院、不明
D	自宅か病院、不明	自宅か病院、不明	自宅か病院、病院、不明
E	病院、不明	病院、不明	不明

＊各チームのメンバー数や職種は異なる。

けでは、その枠組みから外れたり非公式に収集されたりした情報が共有されにくい、というものである。

一例を挙げよう。**表3-3-8**は、終末期ケアに取り組む5つの多職種チームにおける、情報共有の一致度をみたものである。チームメンバーそれぞれに対し、「本人が望む死亡の場所」について、誰からどのように把握していたのかを尋ねた。

何らかの方法で「本人が望む死亡の場所」を"聞いたことがあった"にも関わらず、それがチームの持つ情報として認識されておらず、チームメンバー個々が把握していた本人が望む死亡の場所は一致しない。

ほかにも、チームメンバーの誰もが利用者理解を深めていたつもりが、研修プログラム受講によって、サービス提供開始以前のライフヒストリーの情報欠落を認識できた例もある。

2つ目には、テキストデータで何らかの情報を共有していても、その情報を記録した背景やその情報に込める「思い」までは共有し難いという限界（松田ら2016）である。

研修プログラムはこのような情報の不一致性や不足を認め、一致度を高めるための方策として有用である。研修プログラムの受講者からは、これらの落とし穴に気づくことで利用者や他職種への理解が深まり、チームの結束が高まったといった声が聞かれた。

2. チームとしてのケアの質の評価ができる

ケアの評価ができるようになる点でも、研修プログラムは有用である。

共通の目標の達成を目指す協働した活動である専門職連携（IPW；Interprofessional Work）は、関わる専門職の共通基盤（埼玉県立大学2009）となる。一方で、専門職は高度な専門性を追求する専門性志向を持つ。チームの中では重要な役割を担っているにも関わらず、その専門職固有の専門性が発揮できていないと認識するために、専門職としてのアイデンティティがゆらぐことがある（杉本ら2018）。

また、専門性や関与の度合いによって同じ利用者に対するケアでも見え方が異なることもある。先と同様に、多職種チームの個々のメンバーが行った「多職種チーム全体のケアの質の評価」をみてみよう。チームとしてのケアの質を評価できなかったり、評価が分かれているチームが存在する（**表3-3-9**）。

IPWの成果を測るには、チームとしてのケアの質の評価ができることが重要となる。一方で、専門性や専門職性、関与の度合いなどが異なる者同士の主観的なケアの質の評価では、評価の根拠が評価者個々の実践に依拠しがちで、同じケースに携わっていても評価のズレが生じやすい。

研修プログラムは、同じ物差し（終末期ケアの質を高める4条件）をもとに、チームとして提供したケアを評価できるための方策を提供する。

表3-3-9　チームメンバー個々が評価したケアの質の評価

チーム	多職種チーム全体のケアの質	評価の状況
A	やや高い、わからない	評価ができなかった者がいる
B	やや高い	評価が一致
C	高い、やや高い、やや低い	評価が分かれた
D	高い、やや高い	評価が概ね一致
E	やや高い、わからない	評価ができなかった者がいる

＊各チームのメンバー数や職種は異なる。

3. IPEとしての有用性

　研修プログラムの受講前後で受講者にどのような効果があったのか。その一例を紹介しよう（杉本2017）。

　スタートアップ研修の受講後には、「他職種の専門性の理解が深まった」とともに、「思いを他職種に伝えることができた」など、受講者全員が多職種全体の思いの共有が進んだことやチーム力の高まりを実感していた。

　また、フォローアップ研修の受講までのケア提供において、多くの受講者が「終末期ケアの質を高める4条件」を意識した実践に取り組めたと自己評価するなど、研修受講の効果は一過性でない。

　研修受講前の自己評価で負の評価（できていない）であったものが、ケース検討の中で他職種からの評価を受け自信を深めるなど正の変容をもたらす場合や、逆に、自身の取り組みの不十分さに気づかされた負の変容を示す場合もあった。

　このように、ケアマネジメント・ツールを活用したカンファレンスに取り組むことで、実際にチームを組んでいる多職種チームやそのメンバー個々に教育効果がもたらされる。

6　資料—ケアマネジメント・ツール

　ここに掲載する「ケアマネジメント・ツール」は、いずれも樋口ら（2010）の文献から転載したものであるが、研修プログラム用に一部改変を行っている。

　ここに示す各シートの作成例を示すが、方眼が印刷された四六判（788×1,091mm・模造紙）を用いると便利だろう。

1. プロセスシート（資料1）

ステージ			あ. 開始期	い. 安定期	う. 移行期	え. 臨死期	お. 死別後
ケアの目標							
条件1	A. 今の希望・死の迎え方（看取り方）の意思表示	1. 本人					
		2. 家族					
条件2	B. 家族	1. 主介護者					
		2. その他の家族					
	C. インフォーマルサポート						
条件3	D. 福祉サービス						
	E. 医療サービス						
	F. 看護サービス						
条件4	G. 本人、家族、およびその関係						
	H. 職種間、地域資源						
評価・コメント							

2. プロセスシート・チェックポイント表（資料2）

スタージ別	開始期	安定期	移行期	臨死期	死別期	4条件評価の視点
条件1	本人や家族の明確な意思表示 希望の確認と実現するためのサポート	高齢者の今の希望や死の迎え方の希望の尊重 看取り方の希望の確認	希望の確認と実現をサポート	変化やゆらぎのモニタリングと対応 葬儀など、別れの持ち方の希望の把握	最期の場所の最終確認		高齢者本人の療養上の今の希望・死の迎え方の希望の確認 介護者の看取り方の希望の確認 希望や意思の変化やゆらぎのモニタリング 希望の実現程度と本人・家族の反応
条件2	ケアを支える介護力の周りの人々のサポートがあること	介護の見通し、期待度の確認	介護者が自信をもってケアできるようサポート 家族にしかできない役割を継続的に担えるようサポート 高齢者の希望・張り合い合える人のネットワーク化	介護の余力のアセスメント	最期まで介護に参加できたと思えるサポート 介護者や家族を癒し悲観からの回復をサポートするインフォーマルサポートのネットワーク化		介護の見通し、期待度にそった情報提供と調整 介護者が自信をもって介護できるようサポート 介護の張り合いや介護を担える人の確保 高齢者・介護者・社会のつながりを提供 介護力の変化に見合うサービスの調整と提供
条件3	終末期ケアを支える医学的療養ケアが受けられること	死に至る経過のパターンに基づく予後予測、療養・看取り場所の予測	余命予測・療養・看取り場所の予測とデスエデュケーション （必要時）多職種連携ケアチームの編成及び緩和ケアチームへの教育 介護スタッフ等への準備教育	死別の準備、心構えができるケアを実施 看取り場所での看取りの実現可能性の予測と変化に応じた説明 緩和ケアの実施	余命予測 悲嘆反応の予測 安らかな死をサポート	グリーフケアの実施 介護スタッフ等へのリーファケアの実施	医療サービス提供体制（日中、夜間、緊急時、死亡時）の確保 希望の実現・QOLを高める医療の提供 安らかな死をサポートする過不足ない医療の提供 病状や予後の説明および死別の準備、心構えができるケアの提供 グリーフケアの実施
条件4	本人や家族の願いを実現するためのケアマネジメントがなされること	希望と期待度に基づくゴールの共有 生活や人間関係にとらえた歴史的構造のアセスメント 希望尊重と共有ゴール設定と共有、過不足のないプランニング	本人・家族・職種間のゴールの共有	変化やゆらぎのモニタリングと対応 一貫したあり方で最後までサポートできる医療・福祉支援の実施	見守りの中での安らかな死をサポート	死別をより肯定的に意味づけるサポート チームによる振り返り・評価の実施（チーム成長度、地域資源の変化など） 介護スタッフ等へのリーファケアの実施	高齢者の希望・介護と共有 希望の実現、介護の変化にフォーマルサポートとネットワーク化 希望の変化やゆらぎ、介護の余力の変化に柔軟に対応 一貫したあり方で最後までサポートできる医療・福祉の確保 個々の能力・チーム力の向上、必要な地域資源の確保
各スタージ別評価の視点	希望とゴールの共有と過不足ないプランニング	希望の実現・QOLの向上 長期的生活支援	変化やゆらぎのモニタリングと対応 余命予測をより肯定的に意味づけることをサポート	見守りの中での安らかな死をサポート	グリーフケアの実施 介護スタッフ等へのリーファケアの実施	総合評価 条件1を中心に2,3,4の条件を整えることができたか、この事例のケアマネジメントのポイントは何であったかを評価する。チーム力、地域資源の確保、連携状況の変化の側面から評価し、今後の課題を明確化する。

【スタージの定義】開始期―サービス提供開始期　安定期―通常のサービス提供体制をとっている時期　移行期―安定期を過ぎ臨死期へ移行する時期　臨死期―死が差し迫っている徴候を確認できる時期　死別期―死別後の時期

残された日々介護、死別をより肯定的に意味づけることをサポート

3. エヴァリュエーションシート（資料3）

		達成状況と判断した理由
条件1		
条件2		
条件3		
条件4		
総合評価		

※達成状況欄は4段階評価（◎：達成できた ○：だいたいできた △：あまりできなかった ×：できなかった）

4. エヴァリュエーションシート・チェックポイント表（資料4）

条件	内容	内容　チェックポイント
条件1	本人や家族の明確な意思表示	・高齢者本人の療養上の今の希望、死の迎え方の希望の確認 ・介護者の看取り方の希望の確認 ・希望や意思の変化やゆらぎのモニタリング ・希望の実現度と本人・家族の反応
条件2	ケアを支える介護力や周りの人々のサポートがあること	・介護の見通し、期待度に沿った情報提供と調整 ・介護者が自信を持って介護できるようサポート ・家族にしかできない役割を臨死期まで継続的に担えるようサポート ・高齢者の張り合いや希望の実現をサポートする人の確保 ・高齢者・介護者と家族・社会のつながりを最後まで確保 ・介護力の変化に見合うサービスの調整と提供
条件3	終末期ケアを支える医学医療ケアが受けられること	・医療サービス提供体制（日中、夜間、急変時、死亡時）の確保 ・希望の実現・QOLを高める医療の提供 ・安らかな死をサポートする過不足ない医療の提供 ・病状や予後の説明および死別の準備、心構えができるケアの提供 ・グリーフケアの実施
条件4	本人や家族の願いを実現するためのケアマネジメントがなされること	・高齢者の希望を中心に置いたゴールの設定と共有 ・希望の実現、介護の見通しに応じたインフォーマルサポートをネットワーク化 ・希望の変化やゆらぎ、介護者の余力に応じて柔軟に対応 ・一貫した方針で最後までサポートできる医療・福祉チームの確保 ・個々の能力、チーム力の向上、必要な地域資源の確保
総合評価		・ゴール設定の妥当性と、条件1を中心に2、3、4の条件を整えることができたかを総合的に評価する。 ・この事例のケアマネジメントのポイントとなったことと、今後の課題を、チーム力、地域資源の連携から明らかにする。

5 ケアマネジメントシート（資料5）

ステージ		開始期 — 安定期 — 移行期 — 臨死期 — 死別		プラン
		ケアマネジメント — 達成状況と未達成課題		
条件1	本人や家族の意思表示	A. 今の希望・死の迎えの意思表示	1. 本人	
			2. 家族	
条件2	ケアを支える介護力や周りの人々のサポート	B. 家族	1. 主介護者	
			2. その他の家族	
		C. インフォーマルサポート		
		D. 福祉サービス		
条件3	終末期ケアを支える医学医療ケア	E. 医療サービス		
		F. 看護サービス		
条件4	本人や家族の願いを実現するためのケアマネジメント	G. 本人、家族、およびその関係		
		H. 職種間、地域資源		

6. ケアマネジメントシート・チェックポイント表（資料6）

			各ステージのポイント	開始期	安定期	移行期	臨死期〜死別期
本人や家族の意思表示		a. 今の希望や死の迎え方の意思表示	希望と期待度に基づくゴールの共有と過不足のないプランニング		より肯定的に残された日々・介護・死別を意義づけることの実現・QOLの向上と生活支援希望の実現・QOLの向上と生活支援	変化やゆらぎに柔軟に対応するケアマネジメントの実施余命予測と死別の準備	見守りの中での安らかな死をサポートグリーフケアの実施
		1. 本人		今の希望 食事 入浴 出かけたい 場所 会いたい人 もう一度やりたいこと 人生を回想する 人生の意味の問い直し その他	今の希望 食事 入浴 出かけたい 場所 会いたい人 もう一度やりたいこと 人生を回想する 人生の意味の問い直し その他	今の希望 食事 入浴 出かけたい 場所 会いたい人 もう一度やりたいこと 人生を回想する 人生の意味の問い直し その他	
		2. 家族		治療・死の迎え方 経管栄養をしない その他の治療制限 終末期の鎮静 救急部に搬送しない 蘇生術をしない 家で死にたい 現在いる場所（転院）しない 入院 事前指定書 尊厳死の宣言書 法定後見人 成年後見制度 口頭	治療・死の迎え方 経管栄養をしない その他の治療制限 終末期の鎮静 救急部に搬送しない 蘇生術をしない 家で死にたい 現在いる場所で死にたい（転院）入院 事前指定書 尊厳死の宣言書 法定後見人 成年後見制度 口頭	治療・死の迎え方 経管栄養をしない その他の治療制限 終末期の鎮静 救急部に搬送しない 蘇生術をしない 現在いる場所 その他 転院 入院 事前指定書 尊厳死の宣言書 法定後見人 成年後見制度 口頭	治療・死の迎え方 経管栄養をしない その他の治療制限 終末期の鎮静 救急部に搬送しない 蘇生術をしない 現在いる場所 その他（家 転院 入院） 事前指定書 尊厳死の宣言書 法定後見人 成年後見制度
ケアを支える介護力や周りの人々のサポート	条件1			看取り方の希望 家で看取る 現在いる場所で看取る 入院 入所	看取り方の希望 家で看取る 現在いる場所で看取る 入院 入所	看取り方 揺らぎの有無 変化：家で看取る 現在いる場所 入院 入所 葬儀など別れのもち方希望の確認	看取り場所、葬儀など別れのもち方 看取りの最終場所
		1. 主な介護者		介護が可能な範囲（内容、時間）介護に対する積極性負担感 体力 受けたいサービスの希望、範囲 住環境の整備 本人との人間関係 生活への影響度	介護が可能な範囲（内容、時間）介護に対する積極性負担感 体力 受けたいサービスの希望、範囲 住環境の整備 本人との人間関係 生活への影響	介護の余力・負担感、健康に対する配慮 サービスの変更の希望、範囲人間関係の変化 死に向かっての予測 悲嘆反応の予測 生活状況 死に向かっての予測 悲嘆反応の確認	死別時の準備・心構えの程度 看取りへの参加 本人との最後の時間の確保 死後のケアへの参加 悲嘆反応の把握
	条件2	2. その他の家族		意思決定時のキーパーソン 精神的にサポートする人（高齢者、介護者） 介護のサポート（人、内容、時間、距離） 非協力的な態度を示す者の存在	意思決定時のキーパーソン 精神的にサポートする人（高齢者、介護者） 介護のサポート（人、内容、時間、距離） 非協力的な態度を示す者の存在	意思決定時のキーパーソン 死別の準備・心構えの状況 死に反対する人 看取りへの変化 看取りにサポートする人（人、内容、距離、精神者） 介護のサポートをする人（高齢者、介護者）	看取り時の意思決定のキーパーソン 死別の準備・心構えの状況 死に反対する人 看取り方に反対する人 看取りにサポートする人 葬儀等の準備をサポートする人
		c. インフォーマルサポート		本人の張り合いをサポートする人、話し相手 介護のサポート（人、内容、時間、距離） 介護者の精神的サポート	本人の張り合いをサポートする人、話し相手 介護のサポート（人、内容、時間、距離） 介護者の精神的サポート	死別への準備をサポートし相手 介護のサポート（人、内容、時間、距離）	死別後の家族のサポート

		日中利用可能なサービス 夜間利用可能なサービス 介護スタッフの看取りに関する経験			日中利用可能なサービス 夜間利用可能なサービス 介護スタッフの看取りへの自信度			介護スタッフの看取りへの参加	
		提供体制	日中 夜間	急変時	提供体制	日中 夜間	急変時	提供体制	急変時 死亡時
案件3	d. 福祉サービス								
	e. 医療サービス								
	f. 看護サービス 終末期ケアを支える医学医療ケア	医師の協力度 QOLを高める各体制 デスエデュケーション 提供体制	予後・療養・看取り場所に関する主治医の意見 終末期ケアへの理解と積極度の確認 リハビリチーム 緩和ケアチーム 栄養士 その他 病状の説明に対する本人・家族の理解度の確認 日中夜間急変時高齢者の終末期ケアに関する経験	予後・療養・看取り場所に関する主治医の意見 終末期ケアへの理解と積極度の確保 リハビリチーム 緩和ケアチーム 栄養士 その他 デスエデュケーション・死別への準備を意図したケアの検討 日中 夜間 急変時	医師の協力度 緩和ケア等 デスエデュケーション 提供体制	予後・療養・看取り場所に関する主治医の意見の変化 医師と連絡体制の確認 後方病院の確保 症状マネジメント 摂食・嚥下 口腔ケア 褥瘡 その他 移行期・臨死期の時期、その前に看取り場所の予測の予測の把握 それらに伴う看取り場所の変化の予測と反応の変化 死別への準備のサポート 悲嘆反応の予測 日中 夜間 急変時 死亡時	医師の協力度 緩和ケア等 デスエデュケーション	医師との連絡体制の確認 死亡診断書の手配 安らかな死をサポート 臨死期に予想される症状の予測と共に意識明瞭な時期の説明 有意識明瞭な死別を肯定的に意味づけられるようなサポート 急変時 死亡時
案件4	g. 本人、家族およびその関係		本人・主介護者・家族間での死の迎え方（看取り方）の一致度 療養生活の希望、介護の見通しの一致度 予後の理解 サービスの影響度 生活への影響度 介護開始以前の人間関係の影響度	本人・主介護者・家族間での死の迎え方（看取り方）の一致度 療養生活の希望、介護の見通しの一致度 予後の理解 サービスの評価 生活の変化・長期化に伴う人間関係の変化		本人・主介護者・家族間での死の迎え方（看取り方）の変化 症状の説明と今後の見通しの理解度の変化 死別の準備状況 最後まで介護に参加できたと思えるサポート 絆が深まるようなサポート 死別への回復 日中 夜間 急変時 死亡時			看取り方の最終確認 余命説明とその理解度 死別時状況 死別後のフィードバック
	h. 職種間、地域資源		職種間でのゴールの一致度 職種間の連携状況（日中 夜間 急変時） 療養生活の希望、介護の見通しを実現するための多職種でのフォーマル・インフォーマルサポートのネットワーク化 必要な地域資源の開発			職種間でのゴールの一致度 看取り場所が変化しても一貫したケアが受けられる各体制の整備 職種間の連携状況（日中 夜間 急変時） 療養生活の希望、介護の見通しを実現するためのフォーマル・インフォーマルサポートのネットワーク化 地域資源の開発			職種間でのゴールの一致（急変時 死亡時） 職種間の連携状況（急変時） グリーフケアの実施 振り返りシートによる評価の実施とその理由 チームの成長 地域資源の変化

※謝辞　本論は、JSPS科研費（JP26590120, JP17K04291）の助成を受けて実施した研究の一部である。

●引用文献
・樋口京子，篠田道子，杉本浩章，近藤克則編（2010）『高齢者の終末期ケア―ケアの質を高める4条件とケアマネジメント・ツール』中央法規出版
・杉本浩章（2018）「「終末期ケアの質を高める4条件」の妥当性と有用性」『福祉健康科学研究』（13），p.47-55
・松田実樹，杉本浩章，上山崎悦代，他（2016）「終末期ケアにおける専門職間協働の現状と課題―特別養護老人ホームにおける調査から」『岡山県立大学保健福祉学部紀要』22（1），p.167-176
・埼玉県立大学編（2009）『IPWを学ぶ―利用者中心の保健医療福祉連携』中央法規出版
・杉本浩章，篠田道子，上山崎悦代，他（2018）「緩和ケア病棟を有する病院におけるIPWの促進要因と阻害要因」『ケアマネジメント学』（16），p.57-69
・杉本浩章（2017）「地域包括ケアシステム下での看取りを実現するための研修プログラム開発」『地域ケアリング』19（10），p.91-95

第3章

第4節
カンファレンスや事例検討会におけるファシリテーターと参加者の役割

1 カンファレンスや事例検討会は暗黙知を活性化する

　カンファレンスとは、「対人関係の支援過程の中で、多職種で構成されたチームによって開催される会議であり、メンバー間の意見交換により情報の共有化を図りつつ、多面的なアセスメントや意見交換で対象理解の深化と有益な支援方法を検討し、信頼関係を構築しながらチームを成長させるもの」（篠田2010）とする。

　カンファレンスの過程で最も重要なことは、言語による暗黙知の活性化である。知識には、言語化できるものと言語化できないものとがある。前者を「形式知」、後者を「暗黙知」（実践知）と呼ぶ。野中ら（1999）によれば、形式知とは「明示された形式的な知識」で、言語的媒体を通じて共有、編集が可能なものであり、暗黙知とは「暗黙の語りにくい知識」で、言語化できにくい、体系的に整理できない知識としている。森（2013）は、暗黙知は人間の行動に伴って生まれるもので、「表現が困難な判断・処理・認識・理解」であるとし、長い間の経験・体験によって獲得されるとしている。

　暗黙知は、「コツ」「勘所」「熟練技」であるため、言葉や文字で表現されないまま、個人の経験の中に埋もれてしまい、他者に伝わらない状態になっていることが多い。また、場合によっては、本人が暗黙知の存在に気づかず（意識化されていない）、他者から指摘されてあらためて気づくことも多い。暗黙知が埋もれていることは、チームや組織にとっては損失であり、言語化することで知識の共有や伝承を試みたいものである。

　暗黙知を活性化し、形式知化する方法として、カンファレンス、事例検討会、ケースメソッド教育（後述の【コラム2】参照）がある。特にカンファレンスや事例検討会は、多職種が有する経験、価値判断、信念、ノウハウなどの「暗黙知」が、議論を通して他のメンバーに共有される。

豊かなカンファレンスや事例検討会を実施するためには、ファシリテーターと参加者によるコラボレーションが必要になる。本書では、ファシリテーターが行う6つのファシリテーションスキル①受け止める、②引き出す、③つなげる、④深める、⑤まとめて、分かち合う、⑥沈黙への対応を、参加者の4つのファシリテーションスキル①発言する勇気、または、自分の意見を他者に投げかける勇気、②人とぶつかる勇気、または対立をおそれずに正面から向き合う勇気、③すべてを受け入れる温かいムードをつくる、④力の貸し借りを上手に行い、自説を更新する、について説明する。

2 カンファレンスの参加人数とメンバー構成

　カンファレンスのように、グループダイナミクスを活用して活発な意見交換する場合は、参加者は6〜8人が適切である。相乗効果を発揮するには、多様な考えを持った人々が、安心して意見を交換できる場をつくることが大切である。

　一般的に、同質の人が集まると意思決定は早くなるものの、創造的なアイデアは出にくくなる。課題が明らかで、すぐに解決しなければならない時に有効である。逆に多様な人が集まると、合意形成に時間を要するものの、新しい解決策やアイデアが浮かびやすくなる。ただし、新しい解決方法はすぐに生み出されるものではない。メンバー間の意見の対立（コンフリクト）やギャップ（意見の差異）が生じてしまい、合意形成には時間と手間がかかるものである。対立（コンフリクト）は解消すべきであるが、職種間の価値判断までは解消する必要はない。むしろ、価値判断の差異があることで、豊かな議論ができるものである。

3 ファシリテーターの役割は、議論の活性化と舵取り

　終末期ケアという重いテーマで、かつ短い時間であっても、ファシリテーターは①議論を活性化し、②議論を舵取りする役割がある。本書では、この2つの役割を果たすための6つのスキルを紹介する。具体的には、「受け止める」「引き出す」「つなげる」「深める」「まとめて、分かち合う」「沈黙への対応」である。これらのスキルはカンファレンスだけでなく、事例検討会や会議でも活用できるものである。

1. 受け止める―「話す」よりは「聴く」、「聴いた」というメッセージを出す

　ファシリテーターは「話す」ことよりは、「聴く」ことを重視し、さらに「聴いた」とい

うメッセージを参加者に投げかけることが大切である。いわゆる「傾聴」である。発言を否定せず「確認」したり、「軽く要約する」ことで、「あなたの発言を受け止めた」というメッセージになる。1つひとつの発言を否定しないで、丁寧に扱うことで、「発言しても大丈夫」という場づくりにもなる。

「確認」は、発言をそのまま受け入れて、短く復唱することである。このスキルは単純ではあるが、この作業を繰り返すことで、参加者はファシリテーターを信頼するようになる。「軽く要約する」は、発言者の生の声を活かしつつも、議論が活性化するように短めに要約することである。

2. 引き出す──議論の「呼び水」として助言者を活用し、発言をサポートする

終末期ケアという重いテーマのため、発言を躊躇する参加者が多いことが予測される。このような状況を打開するため、本書では助言者の活用を推奨している。助言者が口火を切って発言することは、議論の呼び水となる。助言者の役割については、本書第1節を参照されたい。

呼び水によって、参加者が引き出しにしまっている思いや考え（暗黙知）を引き出すことがねらいで、議論の立ち上げには効果的である。

また、発言に慣れていない参加者に対し、発言をサポートする役割もある。例えば、発言の意味を変えないように、「言い換える」「軽く要約する」することである。特に発言の内容が混沌として整理がつかなくなった場合は、途中でもよいので「軽く要約」することで話の交通整理ができ、安心して発言を続けられる。

3. つなげる──参加者の発言をつなげて、キーワードをつくる

1. と2. のスキルは、多様な発言を引き出すことが目的である。発言が散らばっているような状況になっているため、発言と発言をつなげるスキルを使って、少しずつ内容を固めていく作業が必要になる。

具体的には、参加者の「発言を重ねて、キーワードをつくる」作業を行う。例えば、類似の発言や異なる発言をキーワードにし、これらキーワードをつなげて、それぞれの関係性を明らかにすることである。

4. 議論を深める──つながりを手がかりに、関係性を整理する

3. の発言をつなげて、キーワードをつくり、関係性を明らかにしたら、これらを手がかりにして、かみあわせて整理する。これらのスキルは、議論を深めるとともに、収束（まとめて、分かち合う）方向に舵を切るものである。

具体的には、キーワード間の関係性を整理したり、類似または異なる発言の整理をし、それぞれの主張を整理する。整理したうえで、さらなる発言を重ねて、議論を深める。つまり、論点を整理しながら、議論を深めていくことになる。ここでも助言者に発言してもらうことで、相乗効果を発揮させたい。

特に異なる発言（対立軸やコンフリクト）がある場合は、議論を深めるチャンスである。対立（コンフリクト）を避けるのではなく、正面から対峙することで、新しい視点が生まれる。

5. まとめて、分かち合う─成果の確認とフィードバック

終末期ケアの事例検討は「結論がないことが結論」と一括されやすいため、ここでは、成果を「まとめて、分かち合う」ことが重要になる。

カンファレンスや事例検討会の成果の多くは、「気づき」にとどまることが多いが、この気づきを大切にしてほしい。まとめ方として、①意見交換から得た気づきを確かめ、②気づきが導き出されたプロセスを丁寧にフィードバックし、③その意味を考え、④明日からの実践につなげていくヒントを考えるところまでが、ファシリテーターの役割である。

これらは、ファシリテーターと参加者のコラボレーションの中から生まれた、貴重な「実践知」であり、ここにカンファレンスや事例検討会の価値を見出すことができる。

6. 沈黙への対応

議論の場ではしばしば沈黙が起こる。沈黙は3種類に分けられる。
①参加者が思考を整理している場合
②参加者が発言に躊躇している場合（「このようなことを話してよいのだろうか」など）
③発言が出尽くしている場合

①の対応は、参加者に考える時間を与え、しばらく待ってみる、②発言を促すような問いかけをする、③待っていても状況は変化しないので、次の段階に進む。沈黙が起こったらあわてないで、なぜ沈黙しているのか、その理由を考え、落ち着いて対応するとうまく乗り切れる。

 参加者のファシリテーションスキル

参加者のファシリテーションとして、①発言する勇気（自分の意見を他者に投げかける勇気）、②人とぶつかる勇気、または対立をおそれずに正面から向き合う勇気、③すべてを受け入れる温かいムード、④力の貸し借りを上手に行い、自説を更新する、の4つのスキルに

ついて説明する。

1. 発言する勇気、または、自分の意見を他者に投げかける勇気

　カンファレンスや会議では、活発な意見交換を期待するが、なぜか意見が出ないことが多い。自分の意見に自信がないのか、否定されることを心配しているのか、言いにくい雰囲気なのか、それとも違う理由があるのか。理由は様々であると思うが、意見が少ないと相乗効果が起こりにくいため、豊かなアウトプットは期待できない。豊かなカンファレンスの第一歩は、まずは自分の意見を他者に投げかける「勇気」である。意見を投げかけることによって、相手から様々な反応や回答が返ってくるので、自分の意見を相対化することができる。

　一方で、いろいろな人の意見を聞きたい、自分の意見を聞いてほしいというポジティブな考えも持っている。本当は言いたいことがあるのに、周囲を見回すと発言できない。このように思っている人は意外に多いと思われる。以前は「空気が読めない人」が問題視されたこともあったが、医療や福祉サービスに従事している人は、チームの和を重んじるあまり「空気を読みすぎる人」が多いようである。

　自ら発言はしないが、「聞かれたら答える」というパターンが定着しているようにも思える。また、感想や意見を書いてもらうと、驚くほどたくさん書いてくれる。人前で発言したり質問するのは気が引けるけれど、書くことはできるという人も多いようである。

　仕事のアイデアは発言から生まれるものであり、発言することで考えが磨かれていく。しかし、実際には、強い影響力を与えている人の存在や、その組織やチームに根付いている行動規範や組織文化があり、これらを意識しないで発言せよというのはあまり現実的ではない。このような修羅場でトレーニングするよりは、まずは小規模な会議やケースメソッド（後述の【コラム2】参照）のような「安心して発言できる場」で訓練を積み重ねることを勧めたい。

2. 人とぶつかる勇気、または、対立をおそれずに正面から向き合う勇気

　自分の意見を他者に投げかけることができたら、今度は人とぶつかる勇気を持ってみる。ぶつかり方は2つある。自分の判断や分析とは異なっていても、思い切って自分の考え（反論や異なる知見）を述べてみること、逆に自分の意見が他者から反論された時に正面から受け止めて、自説をしっかり述べることである。反論したり、反論されたりするのは、かなりストレスフルな出来事である。実践現場では、対立（コンフリクト）や反論はネガティブなものという位置づけであり、避けられるのであれば避けて、穏やかな話し合いを望む傾向がある。

　しかし、議論の中で展開されるこうしたぶつかり合いは、知的活動をさらに深化させ、新

しい知見を獲得するチャンスでもある。反論されると、自説を正しく理解してもらおうとさらなる解説を加えたり、逆に不足している点に気づいたりする。また、反論や異なる知見を述べる場合は、他者の分析の視点を多面的に考え、自説と異なる点を整理するなど論点や考察を深めることができる。

　真剣に議論すればするほど、反論や異なる知見は多く出るものである。このような対立をネガティブな状況と考えずに、正面から向き合い、うまく活用できると、より豊かな議論に発展する。

3. すべて受け入れる温かいムードをつくる

　どのような意見も受け入れる雰囲気を醸し出すこと、まずは受け入れることが大切である。ここでは、「寛容」の精神を貫いてほしい。「寛容」とは、世の中にある多くの立場を受け入れる度量である。自分とは異なる意見や考え方を受け入れることは仲間と信頼関係を築く第一歩でもある。どのような意見も丁寧に取り扱い、否定しないことである。

　この温かいムードづくりは、どちらかというとファシリテーターが積極的に行うべきことである。ファシリテーターは発言に優劣をつけたり、何らかの価値判断をするようなことは控え、「発言しても安全だ」という雰囲気をつくる努力を貫いてほしい。

　これらは参加者も理解し、一緒にカンファレンスを運営する当事者としての自覚も持ってほしいものである。つまり、温かいムードは、ファシリテーターと参加者のコラボレーションから生まれるものである。

4. 力の貸し借りを上手に行い、自説を更新する

　私たちが何かについて話す時は、必ず自説を前提にして話している。これは他人の話を聞く時も同じである。人は自説を通して、他者の話を聞いて、それを理解している。同じ話を聞いても、人によって理解が異なるのはそのためである。

　自説を主張しながらも、果たしてこの考えでよいのか、もっとよい考えはないのかと思うものである。そのような時に、他者の発言を聞くことで、気づきが生まれたり、物の見え方が変わったりする。自説に向き合い、新たな知見に耳を傾けることにより、自説が更新される。

　自由闊達な議論を展開するためには、他者の力を活用することを推奨したい。人の発言を一部借りて、自説や自己のロジックを完成させて披露することにも寛容でありたい。他者の知恵と力をうまく貸し借りしながら、よりよいものをつくっていくという価値が貫かれていることが重要である。

●引用文献

・篠田道子（2010）『チームの連携力を高めるカンファレンスの進め方』日本看護協会出版会，p.7
・野中郁二郎・紺野登（1999）『知的経営のすすめ―ナレッジマネジメントとその時代―』ちくま書房，p.104-119
・森和夫（2013）「暗黙知の継承をどう進めるか」『tokugikon』268, p.43-49
・高木晴夫監修，竹内伸一（2011）『ケースメソッド教授法入門―理論・技法・演習・ココロ』慶應義塾大学出版会，p.18

【コラム2：多職種連携教育としてのケースメソッド】

　ケースメソッド教育とは、髙木・竹内（2010）によれば、「訓練主題の含まれるケース教材を用いてディスカッションを行う体系的な教育行動」と定義されている。ケースメソッドの授業は、実践事例をもとに教育主題を盛り込んで作成したケース教材を用い、多様な背景を持つ参加者が討論を通して学びを深める授業であり、外観上の特徴として4点ある。
①ケース教材を用いること
②参加者が相互に議論すること
③協働的な討論態度を重視すること
④講師が直接教えないこと
　1回の所要時間は3時間で、次の4段階で進める。
①個人学習（事前に配布されたケース教材を読み込み、設問について考える事前学習）
②グループ討議（6～8人の小グループによる予備的討論）
③クラス討議（参加者全員で討論）
④フィードバック・振り返り
　クラス討議では、討論を舵取りする人としてディスカッションリーダーを配置する。ディスカッションリーダーは、参加者の主体性を引き出しながら、ケースに埋め込まれた「教育主題」の着地点まで参加者を導くよう、ファシリテーションスキルを使って、意図的かつ計画的に討論をリードする人である。
　ケースメソッド教育はケースを用いた「共同学習の場」であり、実践力を高める教育方法でもある。最近では、ビジネス界だけでなく、公衆衛生、医学、福祉、養護教諭養成カリキュラムにもケースメソッド教育が導入されている。筆者らが勤務している大学院でも多職種連携教育の1つとして位置づけている。
　ケースメソッド教育では、「正しさ」を追究することよりも、「豊かな討論をする」ことに価値を置いている。これは、利用者の支援方法を考えることと重なる。何が利用者にとってベストな方法かを決定する権利は医療・ケアチームにはない。正しさや最適な案よりは、豊かな選択肢を提示し、全力で自己決定を支えることが求められている。
　ケースメソッド教育では、ディスカッションリーダーのファシリテーションスキルが、討論を左右するといっても過言ではない。ただし、これらスキルは暗黙知であり、言語化することは難しいとされてきた。暗黙知が埋もれていることは、チームや組織にとっては損失であり、言語化することで知識の共有や伝承を試みたいものである。

第4章

多職種で支える終末期ケアの文献研究

第4章

第1節
特別養護老人ホームにおける終末期ケア文献レビュー

小　括

①特別養護老人ホーム（以下、特養）特養の終末期ケア実践における現状は、限られた範囲ではあるが入所者の苦痛の緩和につながる医学医療的ケアを含む基本的ニーズに応じたケアが実施されていることを示した。課題として、家族へのグリーフケアや特養内の連携の未熟さを改善するために、人員体制と事前指示書の整備が必要であることを示した。

②特養における終末期ケアと意思決定のプロセスは、本人や家族の意思の確認が困難な場合の終末期ケアのあり方について十分検討する必要があることを示した。家族による代理意思決定の過程で生じる困難と対処のプロセスを職員がともに歩むこと、特養の看取り介護加算の算定を支える終末期ケアのプロセスに、「チームケアの実施」が影響を及ぼすことを示した。

③特養の終末期ケアにおける専門職の役割は、看護師の役割を示しているものが多く、看護師と介護職員との役割の重なりや生活相談員の役割、施設長の役割についても示していた。今後は、介護職、生活相談員等のような福祉系職種による特養の終末期ケアに関する実態の把握や整理を行う、研究の積み重ねが十分に行われる必要があることも示した。

1　目　的

　先行文献から判明している知見を整理し、特養の終末期ケアに関する全体像を把握する。そのうえで、特養の終末期ケアに関する先行研究の到達点を示す。

2 文献調査の概要

1. 文献収集方法

文献は、2017年12月に国立情報学研究所CiNii（以下、CiNii）と医学中央雑誌Web版（以下、医中誌）にて行った。

2. 検索用語の選定

研究の主旨に基づき「特別養護老人ホームandターミナルケア」「特別養護老人ホームand終末期andソーシャルワーク」「特別養護老人ホームand終末期ケア」「高齢者and意思決定andプロセス」を用いた。

短縮した用語や重複する概念の用語が検索用語に含まれているが、検索件数が変わってくるため、細かく分けて用いた。検索したデータの中から、重複文献を除外した。さらに、研究の主旨に基づき、特養の終末期ケアに関連が深いと筆者がみなす文献を整理・精選した。原著論文18本、総説論文1本、研究ノート3本、資料2本（うち文献検討1本）、研究報告1本の合計25文献を収集した。

3 結　果

収集した25文献は、1）特養の終末期ケア実践における現状と課題　10件、2）特養における終末期ケアと意思決定のプロセス　7件、3）特養の終末期ケアにおける専門職の役割8件の3つの枠組みに分類した。

1. 特養の終末期ケア実践における現状と到達点

以下、文中の記号「　」〔　〕≪　≫は引用文献の表記のまま示した。

篠田ら（2013）は、グループインタビュー法により、特養と医療療養病床での、終末期ケアにおける多職種の連携・協働の実態を明らかにすると共に両者の結果を比較し、異同を明らかにすることを目的とした調査を行った。

その結果、特養と医療療養病床の連携・協働で類似していたカテゴリーは、多職種による情報交換、本人・家族の希望に合わせたケア、看取りのみに集中できないジレンマなど8つであった。

一方で、異なっていた点は、特養は縦型の指示体系を、医療療養病床では横のつながりを

重視していた。特養は脆弱な人員体制を、医療療養病床では医師や家族の指導・教育を改善すべきと考えていた。特養は個人の力量不足を悔やみ、医療療養病床では自分の力をもっと活用したいという意欲が見られた。

　田中ら（2011）は、特養を看取りの場所として選択した認知症利用者の看取りケアについて、家族がよかったことは「利用者と家族との距離が近くなり生前より関係性が深まった」「自分らしい生活ができること」「住み慣れた我が家の様であった」「施設の人が家族のように接してくれた」と示した。困ったことについて、「本当に医療行為をしなくて良かったのか」「本人の意思をくみ取れていたのか」などの家族の精神的負担を示した。

　千葉ら（2010）は、特養での終末期ケアの取り組みの有無に着目し、2群間における終末期ケアの対応方針と体制を比較した。その結果、特養における終末期ケアの提供には、より介護度の高い入居者への対応や施設での看取りを可能にするためにも、施設での看取りの対応方針を示し、夜間の医師や看護師の体制の整備、終末期ケア指針を策定、事前意思聴取の実施といった終末期ケアのための体制を整えることが重要であると示した。

　小山（2011）は、研究を通して、4つの知見を得たとしている。1つ目は、「統一体的かつ変容的なパラダイム」を基盤としたミューチュアル・アクションリサーチの過程において、チームは【期待と困惑の交錯】【暗中模索】【看取ることの自覚】【仲間意識の芽生え】【参加者個々の内省】【変容】という6つの局面を経て変化し、成長した。

　2つ目は、【期待と困惑の交錯】、そして【暗中模索】という局面は、一見停滞した時期に思われたが、全体としてみると、チームが次のより高い段階へと変化し、成長していく一過程として理解した。3つ目は、各局面の変化は、研究者と実践者および実践者同士の相互作用のパターンの変化としてとらえることができた。4つ目は、研究者と実践者との研究チームの対話を通して自己革新がなされたことにより、看取られる利用者への「より良い看取り」が実現したとしている。

　小楠ら（2007）は、特養において終末期ケアを行っている職員が、実際に行った終末期ケアをどのようにとらえているのかについて、職員が「よかった」と思える終末期ケアには≪ニーズに応じたケアの実施≫≪共にいる≫≪衰退過程に関わり職員の心構えができる≫≪衰退過程に応じた食事支援≫という要素が含まれており、「難しかった」と思える終末ケアには≪チーム内での意見交換不足でケアの工夫のタイミングを逃す≫≪ホーム体制の限界で本人の希望に応えられない≫≪手立てのないむなしさ≫が含まれていた。

　岩本（2009）は、「生活の場」である特養は在所者のターミナル期においてどこまで医療機能を担うべきであろうかと問うている。調査において、死亡退所者の約半数が特養内で死亡しており、特養は看取りの場の1つとなりつつあることを示した。

　さらにターミナル期において、高度な処置を含む52医療的処置すべてが（実施率は異なるものの）実施されており、「福祉施設」とはいうもののかなりの範囲の医療的処置が実施

されていることが明らかになったとしている。看護職は52中48の医療的処置の主たる実践者であったが、医療職以外の職員も実施に携わっていた。

　特養において、日常生活の延長にあるターミナル期のケアにあっても、基本的ニーズの充足、苦痛の緩和につながるある範囲の医療的対応は不可欠であることが示唆された。

　杉本ら（2006）は、「特養での質の高い看取りを実現するためには、政策（マクロ）・施設（メゾ）・臨床プログラム（ミクロ）の3つのレベルにおいてそれぞれに課題がある」としている。

　特に施設レベルでは、特養内死亡の成立条件として、「施設方針の明確化」「入所者・家族への説明と意思尊重」「職員の共通理解の下でのケア」「医療提供体制の充実などが重要」と示した。特養の終末期ケアについて、看護師の視点による取り組みは実践として積み重ねられているが、介護職員や生活相談員の視点による実践はほとんど見られていないとしている。

　小山ら（2010）は、高齢者の看取りに関する文献検討から、特別養護老人ホームにおける看取りの実態と課題を概観した。その結果、看取りを行うに際しての課題は、「連携」、「知識・技術」、「手引書」、「記録」、「人員」、「評価」、という6つにまとめられた。

　また、今回の調査では、従来から指摘されてきた看護と介護の「連携」や「人員」などの体制的な問題に加え、「記録」の充実や看取りの「評価」など、人生の最期を迎える人たちへの看護と介護の質を問う文献が多くみられた。

　池上ら（2013）は、死亡場所による終末期ケアの質について、特養の施設内死亡を、病院の要介護者と特養病院死亡と比べると、「協働の意思決定」・「患者を尊重したケア」などの項目において、特養施設内死亡のほうが、ほかの2つよりも問題とする割合は少なく、総合評価の「極めてよい、とてもよい」の割合も高かったとしている。特養は生活の場であり、終の棲家として位置づけられているので、職員が終末期ケアに対応できるようになれば、より適切なケアを提供できるとしている。

　また、終末期ケアの質の評価以前の課題として、終末期ケアにおいて本人の意向を最優先するべきであるが、池上らの調査で事前指示を行っている割合は、アメリカの10分の1であることが明らかになった。事前指示を普及させるための環境整備も、終末期ケアの質の向上には必要と言えると示した。

　田中ら（2016）は、看取りに取り組む特別養護老人ホームの終末期ケアにおける「よりよいケア」の影響要因として5項目に整理した。プラスの要因は事例対象者の年齢、コアメンバーとして配置医師、終末期（看取り）個別計画の作成、職種・職員間の連携・協働の4項目であり、マイナスの要因は実施した処置の浣腸であった。特に職種・職員間の連携・協働および終末期（看取り）個別計画の作成に取り組み、コアメンバーとして配置医師が参加することで、よりよい終末期ケアになる可能性を示した。

2. 特養における終末期ケアと意思決定のプロセス

　二神ら（2010）は、特養において、認知症高齢者に代わり、家族が事前意思を代理決定するうえで生じる困難と対処のプロセスには、【看取りに関する情報入手】、【看取りのイメージ化】、【高齢者の意思の推測】、【実現可能な看取り方針の決定】、【決定への納得】の5段階があることを示した。

　これらの段階における家族の困難には、【看取りに関する不十分な情報】、【看取りイメージ化不足】、【現在の高齢者の意思が不明】、【看取りに関する高齢者の意向が不明】、【看取りに対する希望と現実が折り合わない】、【看取り方針の決定が不可能】、【決定後の不確かさに悩む】の7カテゴリーを示した。

　すべての困難に対処し代理決定できた類型は、高齢者の意思の推測を行い、納得できる看取り方針を決定するという特徴があった。看護師は、家族が高齢者の意思を十分に推測できているかというアセスメントの視点を持ち、認知症高齢者に代わり、家族が事前意思を代理決定するうえで生じる困難と対処のプロセスを共に歩むことが重要であるとした。

　平野ら（2011）は、特養内で死亡した入居者の特徴と終末期に関する意思確認の現状について、施設内死亡に至った要因を明らかにするために、施設内死亡群とその他の2群に分けて退所時年齢、性別、在所期間、入院回数、入院日数、実子人数、終末期に関するカンファレンス実施回数を説明変数として判別分析を行った結果、施設内死亡群では、カンファレンスの実施回数が多く、年齢がより高く、入院回数が少ないことを示した。

　終末期をどこで迎えたいかという本人の意思確認は、対象者165名のうち100名（61％）ができておらず、特養では終末期に関する本人、家族の意思を確認することは極めて困難であることが示された。

　田中（2011）は、特養における看取り介護加算の算定を支える終末期ケアのストラクチャーとプロセス、および看取り介護加算の算定を妨げる課題について、看取り介護加算算定を支える終末期ケアのストラクチャーとして「常勤看護師の配置」「看護職員・病院等と24時間の連絡体制の確保」「終末期ケアに関する指針の作成」「看取りに関する職員研修体制」「看取りのための個室等の準備」「終末期に関する家族への相談支援体制」の6つ、プロセスとして「回復の見込みがないと診断を受ける」「看取りの同意書の作成」「終末期個別計画の作成」「入所者の状態または家族の求めに応じ随時説明する」「コーディネーターによる多職種のコーディネート」の5つが明らかになったとしている。そして「チームケアの実施」が看取り介護加算の算定に影響を及ぼすと示した。

　また、終末期ケアを実施しても看取り介護加算の算定に至らなかった施設は、加算の算定要件に関するもののうち、「終末期ケアに関する指針の作成」「看取りの同意書の作成」「終末期個別計画の作成」に課題を抱えていることが多いと明らかになった。

白岩ら（2013）は、看護職者が考える看取りケアの開始時期について、高齢者の死は多様であり、「この時期から看取りが始まる」とある特定の時期を看取りケアの開始時期と決定することはできないことが明らかとなった。さらに、医師が看取り期と判断する際は、看護職や介護職からの情報が多く含まれていることを示した。

　また、よりよい看取りケアを提供するためには、医師や介護職等との情報の共有と連携が不可欠であるが、看取り介護加算の該当時期と看護職者がとらえた看取りケアの時期は必ずしも一致するものではないことも示した。

　岩瀬ら（2013）は、看取りを積極的に行っている特養に勤務する看護師が高齢者の死期を判断したサインが現れる時期には、約1カ月前と約2日前の2段階あるとしている。

　1カ月前には高齢者の死期を予測するサインを察知できる可能性、死の瞬間に備えるためには、死の約2日前に観察されるサインを見落とさない特養看護師の観察力の重要性を示した。

　特養看護師はこれらのサインを察知すると、家族・医師・職員が高齢者の死を意識したケアを行えるように調整する。家族・医師と最終的な話し合いの場を調整し、病院搬送するのか、最後まで特養で過ごすのか、方針に沿って対応することが重要であると示した。

　最期まで施設で過ごす方針となり、特養で看取ることへの準備段階へと入っていく中で、さらに特養看護師は高齢者のサインを他職種に周知することで、家族・職員が高齢者の死を意識した行動へつなげていくことができ、高齢者本人や家族が望む最期の場所として特養での看取りの質を向上させることができる可能性がある。

　出村ら（2011）は、特養で看取りをした遺族へのアンケート調査の中で、どの職員との関わりからターミナル期であるということを受け入れることができたかを「医師」「看護職」「介護職」「生活相談員」「言語聴覚士」の選択肢から複数回答を求めた。

　その結果、看護職が45.0％、介護職25.0％、生活相談員8.3％、医師20.0％、言語聴覚士1.7％の割合であった。

　特養利用者の状態が変化すると、その都度、医師から家族に説明がある。しかし、家族が1回の説明で理解することは難しく、看護職に繰り返し説明を受けていた。特にターミナル期に入った時期には、他の職種にも説明を求め、相談を行っていることを示した。

　孔（2017）は、特養の現在の人員配置では看取り介護開始による過重負担が生じる可能性が高く、オンコール体制では医療的ニーズへの適切な判断・対応が難しい場合があることを示した。看取りに関する本人の意思は、家族の意向が本人の意思に代わることが多かった。介護職員は入所者の特養内での安らかな最期を支えようと、様々な対処方法でこれらの困難・課題に立ち向かっていたが、より介護職員の心身の不安・負担の減少につながる体制整備が必要であることを示した。

3. 特養の終末期ケアにおける専門職の役割

　金子ら（2012）は、看取りケアにおける生活相談員と医療ソーシャルワーカーの姿勢と役割の共通点と相違点について、共通点は、入所・入院して最期を過ごすその時まで本人の望む生活を支援しようと心がけていることである。看取りケアとは、看取りのその時から始まるのではなく、入所時・入院時からすでに始まっており、出会いから別れに至るまで本人の希望や意思を尊重したケアを実践していることが明らかとなった。

　相違点は、「連携」に込められた意味と認識の違いである。生活相談員は、連携を職場内における職種間連携ととらえていた。医療ソーシャルワーカーは、連携を病院と施設間の連携ととらえていることが明らかとなった。殊に生活相談員は、職場内における職種間連携を強く意識しており、利用者とその家族の希望や意向を多職種に伝え、「利用者とその家族」と「多職種」とをつなげる調整役を担っていることがうかがえたとしている。

　山田ら（2004）は、特養のターミナルケアにおける看護職の役割として、精神的ケアや家族と施設の意見の相違を避けるための調整役を担うことととらえ、「家族の意思確認と連絡調整」に関する業務を、大事かつ増やしたいと考えていることを示した。しかし、課題として看護職が行う調整の一部は、介護保険に関わる専門職に依頼するなど施設内での役割を再度検討する必要があるとしている。

　金ら（2009）は、要介護高齢者の看取りケアの実施について施設長の判断に影響を及ぼす客観的要因と主観的要因の規定要件を明らかにしている。

　その客観的要因として、医療体制の死亡診断書を書いてくれる医師との契約体制が整っている特養と24時間看護体制の存在が看取りケアに有意であると示した。

　主観的要因については、看取りケアの役割に対する施設長の認知が「特養」群では、「施設入所者が安心して最後までいられる」が65.2％で最も高く、「入所者の心身の衰えに対応する医療的ケアが不十分である」「看取りケアの加算得点額が仕事量に見合わない」の割合もそれぞれ58.0％、61.7％で最も高かったことを示した。両要因に対する施設長の認知が入所者の看取りケアの実施に否定的な影響を与えたと示した。

　坂下ら（2012）は、特養の看取りに積極的に取り組む看護師は、医療的判断が多く求められる「看取り」を特養で叶えるために看護師の役割を果たそうと意識したとしている。その中で、特養で看護師がよかったと思える看取りが経験できれば、看護師が看取りに取り組む姿勢は前向きに変化し、特養の看取りの質は大きく向上することが期待できるとしている。

　さらに、看取りに積極的に取り組む看護師は、介護士が抱える不安を支えるために、普段から介護士と積極的に交わり、何でも言える関係をつくろうとしたり、入所者に一番近い距離で接している介護士の力が不可欠であると感じ、看取りの際に必要な知識や技術を提供

し、支援したりしている。

　入所者や家族に対しては、終末期にある入所者の心細さを察し、少しでもそばにいることを心がけていた。看護師は、入所者の意思を尊重したい気持ちと、家族の希望との間で迷いを感じながら、両者にとっても一番いい形で最期が迎えられるよう意識した関わりを行っていた。

　高橋ら（2012）は、特養での看取りを行う看護師にはその思いや実践を支える心のありようとして、カテゴリー【人間愛】【死生観】【看取る心構え】【専門職としての姿勢】からなるコアカテゴリー《看護師魂》があることが明らかとなったとしている。その《看護師魂》は、看護師が看取る過程で遭遇する困難を乗り越える支えとなってカテゴリー【その人にとっての最善を尽くしたい】という思いに導き【看取りの達成感、充実感】をもたらした。

　坂下ら（2013）は、特養の看取りに積極的に取り組む看護師・介護士の意識は、【その人への思い】【看護師・介護士（専門職）の役割】【協力し合える仲間の存在】の3つのポジティブな意識が影響し合い【安らぎを導くためのケア】へ向かう構造であったとしている。

　その中で、【看護師・介護士（専門職）の役割】は、生活の場である特養で、入所者の看取りを叶えようとする、看護師・介護士のプロ意識であり、両者とも入所者の命を預かる責任・判断を共に意識していた。

　また、看取りに取り組む看護師の役割は、看取りに関わる様々な専門職種をつなぐことを自覚していることも示した。

　大村ら（2015）は、医療サービスの質を評価するDonabedian modelを基盤に、特養での看取りの環境的構造が看取りの看護実践能力に影響を及ぼし、さらに看取りの看護実践能力が看取りの実績に影響するという因果モデルは、看護責任者と看護スタッフどちらのモデルも同等の適合度で収束し、因果関係が検証された。なかでも、看取り後のカンファレンスと看取り研修の開催頻度は、看取りの看護実践能力に強い影響を及ぼしていた。

　高野ら（2017）は、看護師と介護福祉士の各々は、知識と経験から看取りを自己鍛錬し、利用者が安心して亡くなることを支援する役割が重要だと共通認識していた。そのうえで、看護師は自然に向かうために治療を後退させ、介護福祉士は死の恐怖を払拭することで自然死を受容していることが推察されたとしている。看護師は介護福祉士の知識や経験を把握しながら教育支援をすること、介護福祉士は主体的な生活支援をするために、看護師に後方支援に廻ってほしいことを主張することで、各々の役割を自覚し、連携がよりよくなることを示した。

4 まとめ

　特養における終末期ケアに関する先行文献をレビューした研究上の到達点は3点である。
①特養の終末期ケア実践における現状と課題
　　特養内死亡の成立条件を『施設方針の明確化』『入所者・家族への説明と意思尊重』『職員の共通理解の下でのケア』『医療提供体制の充実』等と示した。日常生活の延長線上にある終末期ケアは、基本的ニーズの充足が不可欠である。ニーズに応じたケアの実施、衰退過程に関わる職員の心構えのためにも、限られた範囲ではあるが苦痛の緩和につながる医学医療的ケアは実施されていることも示した。
　　課題として、家族の精神的負担への対応、特養チーム内での意見交換不足と施設の体制の脆弱さによって本人の希望に応えられないなど、家族へのグリーフケア、連携の未熟さや人員体制の問題を示していた。本人の意向を優先するための事前指示の普及、体制整備の必要性と特養の職員が終末期ケアに対応できるようになることによって、日ごろのケアの質向上にもつながることも示した。
②特養における終末期ケアと意思決定のプロセスの現状
　　認知症高齢者に代わり、家族による代理意思決定の過程で生じる困難と対処のプロセスを職員が共に歩むこと、特別養護老人ホームにおいて、本人や家族の意思の確認が困難な場合の終末期ケアのあり方について十分検討する必要があることを示していた。高齢者自身による意思決定のプロセスに関する文献は見当たらなかった。
　　終末期に関する本人の意思を確認することは極めて困難な中、特養において看取り介護加算算定を支えるストラクチャーとプロセスに「チームケアの実施」が影響を及ぼすことを示した。
　　また、特養の看護師は終末期ケアにおける観察を重視し、看護職が考える看取りケアの開始時期のサインを見落とさないようにしていることが明らかになった。なお、看取りを積極的に行っている特養に勤務する看護師が高齢者の死期を判断したサインが現れる時期には、約1カ月前と約2日前の2段階あるとしている。看護師は、死期のサインを察知すると、家族や他職種に説明し、高齢者自身や家族が望む最期の場所としての特養の看取りを促進させようとしていることを示していた。
③特養の終末期ケアにおける専門職の役割
　　看護師の役割に関する論文は散見された。看護師は、高齢者や家族が望む看取りを特養で叶えるために、介護職が抱える負担を支えていた。看護師と介護職は、役割として入所者の命を預かる責任・判断を共に認識し、看護師と生活相談員は、役割として利用者・家族と多職種間の関係調整を行っていた。

看護師は他職種と重なる役割を認識しながら、専門職としての思いも込めて支援を行っていた。生活相談員も看護師と同様に利用者・家族と関係職種をつなぐ役割を担っている。

　利用者・家族と他職種から生活相談員の役割を認知されておらず、生活相談員による自身の役割を示す論文も今回の調査では見つけることができなかった。看護師による研究と比較して、生活相談員による研究の蓄積が十分でないことが要因であることを示した。専門職ではないが、特養施設長の看取りケアに対する役割認知も看取りケアの実施に影響を及ぼす要因であることも示した。

　上山崎ら（2014）が、医療職の立場から、「終末期ケアの場面での多職種連携における自身の役割を述べている文献はあっても、社会福祉士や介護福祉士といった福祉系職種によるものを見つけることができなかった」とする結果と同じであった。

●引用文献
・上山崎悦代，篠田道子（2014）「終末期ケアを中心とした多職種連携に関する教育・研修の現状と課題」日本福祉大学社会福祉学部『日本福祉大学社会福祉論集』131，p.162
・千葉真弓，渡辺みどり，細田江美，松澤有夏，曽根千賀子（2010）「介護老人福祉施設での終末期における対応方針と施設の体制—終末期ケアの取り組みの有無による比較」『日本看護福祉学会誌』15（2），p.163-175
・出村佳子，村中孝枝（2011）「特別養護老人ホームで看取りをした家族の満足感の要因の特徴—遺族へのアンケート調査の結果から」『日本看護学会論文集：地域看護』41，p.155-158
・孔英珠（2017）「看取り介護加算を算定している特別養護老人ホームの介護職員における看取り介護を行う上での困難・課題とその対処方法」『社会福祉学』58（2），p.26-41
・二神真理子，渡辺みどり，千葉真弓（2010）「施設入所認知症高齢者の家族が事前意思代理決定をするうえで生じる困難と対処のプロセス」『老年看護学』14（1），p.25-33
・平野美理香，萩原美砂子，坂本安令，山際清貴，守口恭子，飯島節（2011）「特別養護老人ホームにおける看取りに関する研究—施設内で最期を迎えた入居者の特徴と終末期の意思確認の現状」『日本老年医学会雑誌』48（5），p.509-551
・池上直己，池崎澄江（2013）「遺族による終末期ケアの評価　病院と特別養護老人ホームの比較」『日本医療・病院管理学会誌』50（2），p.127-138
・岩瀬和恵，勝野とわ子（2013）「看取りを積極的に行っている特別養護老人ホームにおいて看護師が高齢者の死期を判断したサインとそのサインを察した時期」『老年看護学』18（1），p.15-38
・岩本テルヨ（2009）「特別養護老人ホームにおけるターミナルケアに関する研究—医療的処置の実態からの検討」『死の臨床』32（1），p.88-95
・上山崎悦代，篠田道子（2014）「終末期ケアを中心とした多職種連携に関する教育・研修の現状と課題」日本福祉大学社会福祉学部『日本福祉大学社会福祉論集』131，p.147-167
・金子絵里乃，佐藤繭美，御牧由子，照井秀子，福山和女（2012）「特別養護老人ホームの生活相談員と医療ソーシャルワーカーの看取りケアにおける姿勢と役割の共通点と相違点」『緩和ケア』22（5），p.462-468
・金貞任，鈴木隆雄，髙木安雄（2009）「特別養護老人ホームの要介護高齢者の看取りケアの実施に関する施設長の判断とその規定要因」『老年社会科学』31（3），p.331-341
・小山千加代（2011）「特別養護老人ホームで『より良い看取り』を実施するための取り組み—研究者と実践者との協働によるミューチュアル・アクションリサーチ」『老年看護学』16（1），p.38-47
・小山千加代，水野敏子（2010）「特別養護老人ホームにおける看取りの実態と課題に関する文献検討」『老年看護学』14（1），p.59-64
・小楠範子，萩原久美子（2007）「特別養護老人ホームで働く職員の終末ケアのとらえ方—終末ケアにおける『よかったこと』『むずかしかったこと』に焦点を当てて」『老年社会科学』29（3），p.345-354
・大村光代，山下香枝子，西川浩昭（2015）「特別養護老人ホームにおける看取りの質を看護の視点から評価する因果モデルの検証」『日本看護研究学会雑誌』38（5），p.13-22
・坂下恵美子，西田佳世，岡村絹代（2013）「特別養護老人ホームの看取りに積極的に取り組む看護師・介護士の

意識」『南九州看護研究誌』11 (2), p.1-9
- 篠田道子, 上山崎悦代, 宇佐美千鶴 (2013)「終末期ケアにおける多職種連携・協働の実態―特別養護老人ホームと医療療養病床の異同を通して―」『日本福祉大学社会福祉論集』129, p.15-38
- 白岩千恵子, 竹田恵子 (2013)「看護職者が考える特別養護老人ホームの看取りケアの開始時期」『川崎医療福祉学会誌』23 (1), p.169-176
- 杉本浩章, 近藤克則 (2006)「特別養護老人ホームにおける終末期ケアの現状と課題」『社会福祉学』46 (3), p.67-34
- 高野一江, 青木頼子, 竹内登美子, 新鞍真理子, 牧野真弓 (2017)「特別養護老人ホームに勤務する看護師・介護福祉士の看取りにおける役割」『日本看護福祉学会誌』22 (22), p.115-130
- 高橋朝子, 木村紫乃, 西山悦子 (2012)「特別養護老人ホームで看取りを行う看護師の心理に関する研究―達成感, 充実感につながる看取りの心理的プロセス」『日本看護学会論文集：老年看護』42, p.132-135
- 田中克恵 (2011)「特別養護老人ホームの終末期ケアに関する研究―看取り介護加算の算定を支える終末期ケアのストラクチャーとプロセス」『社会福祉学研究』6, p.11-19
- 田中克恵, 加藤真由美 (2016)「特別養護老人ホームの「よりよい終末期ケア」を支えるチームケアの要因」『日本看護研究学会誌』39 (5), p.1-14
- 田中結花子, 石井英子, 松本文恵 (2011)「特別養護老人ホームにおいて最後を迎えた認知証利用者の家族の施設に対するニーズ―看取りの事例　最期まで自己決定を尊重した支援」『医学と生物学』155 (10), p.670-675
- 山田美幸, 岩本テルヨ (2004)「特別養護老人ホームのターミナルケアにおける看護職の役割と課題」『南九州看護研究誌』3 (1), p.27-37

第4章

第2節
医療療養病床における終末期ケア文献レビュー

小 括

①医療療養病床の現状として、施設としての終末期ケアの指針や取り組みが明確となっていないことや、看取りへの慣れが生じていることも多い実情であった。その中で、多職種チームにより本人・家族の意向に沿った終末期を過ごせるように支援していくことが検討されていた。

②医療療養病床の入院患者の多くは、患者の意思確認が困難なために、家族に意思の確認がされている。終末期の医療や終末期ケアの方向性を検討するにあたり、医療者が丁寧に説明を行っていくことが、患者・家族の意思決定に影響していることを示していた。

③医療療養病床で終末期を過ごす患者・家族は死期が近いことに対して大きな不安や苦悩を抱えている。十分な説明をもとに、終末期の治療を選択できることや、本人や家族の意向に沿ったケアを受けることが患者、家族の満足につながることが示唆された。

④医療療養病床で終末期ケアを行っている職員は、看取りを行うのに十分とはいえない体制の中で、不安や迷い、多くのジレンマを抱えていた。終末期ケアの体系的な教育・研修体制の充実、「説明」をする体制を整えることが求められる。

1 目 的

医療療養病床の終末期ケアに関する研究の動向と、現状の到達点と課題を明らかにする。

2 文献調査の概要

1. 文献収集方法

文献は2017年9月に国立情報学研究所CiNii（以下、CiNii）、医学中央雑誌web版（以下、医中誌）を用いて抽出した。

2. 検索用語の選定

「終末期ケア」「医療療養病床」「療養病床」をキーワードとして検索を行った。「終末期ケアand医療療養病床」の検索では、CiNii 2件、医中誌7件であった。「終末期ケアand療養病床」の検索では、CiNii7件、医中誌243件であった。終末期ケアを終末期に置きかえるとCiNii9件、医中誌250件であった。検索した文献から、重なっているものを整理し、本研究のテーマである医療療養病床を対象としている文献、終末期ケアについて述べられている原著論文、解説論文を中心に検討し、22文献を対象とした。

3 結　果

収集した22文献は、1. 医療療養病床の終末期ケア実践における現状と到達点が9件、2. 医療療養病床における終末期ケアの意思決定の現状が6件、3. 医療療養病床の終末期ケアに対する患者・家族の意識が4件、4. 医療療養病床の終末期ケアに対する職員の意識が3件，の4つの枠組みに分類した。

1. 医療療養病床の終末期ケアの現状と到達点

横島ら（2003）は、医療保険適用療養病床と介護療養型医療施設の施設機能の違いによる看護業務に関する調査を行った。その結果、医療型は自立または未要介護認定者が多く、介護療養型よりも複雑な医療処置業務を行っており、介護職も「吸引・吸入」「軟膏塗布」などの医療処置を一部担っていた。双方共、ケアの質向上のために積極的に教育研修が行われていた。終末期ケアの受け入れ体制については、医療型は特別な体制整備は行っておらず介護療養型では、職員教育、受け入れ体制の調整・強化など積極的に体制整備が行われていた。

池上（2006）は、死亡の多くが急性期の一般病床で必ずしも適切でない形で提供されており、病院における終末期ケアは緩和ケア病棟のみでなく、普遍的に提供できる体制を確立

することが必要であると述べている。終末期ケアについても本人の意向を代弁できる法の整備を検討していく必要があり、療養病床の終末期ケアに対する保険給付と報酬の見直し、体制の整備が必要であると問題提起している。

　平川ら（2008）は、療養病床を含む高齢者介護施設214施設の施設長を対象に終末期ケアを対象施設で提供する際に必要と思われる条件と終末期ケアに関して学習したいと考えている項目に関する調査を実施した。終末期ケアの提供に必要な条件として、スタッフ向けの教育、施設外の医師の理解や協力、個室など療養環境の充実、医師・看護師の24時間体制の充実などが多く挙げられた。事前指定書のあり方など患者の意思決定、患者・家族とのコミュニケーションの方法、終末期に関する法的制度を学習したい項目に挙げた施設長が多かった。

　松下ら（2008）は、一般病床・療養病床・精神病床・その他の病床で、終末期医療における看護師の機能と役割に関する実態調査を行った。終末期医療・看護に関して「チーム医療」「精神的社会的な援助を含めた総合的なケア」の観点を認識している看護師はあまり多くないことが示唆された。終末期医療の不徹底ないし限界が示唆されたと考えられた。

　遠山ら（2012）は、療養病床勤務の看護師・准看護師を対象に、終末期にある患者の家族に対する支援実態についての質問紙調査を行った。対象者の85％以上が、傾聴、共感的な声かけ、苦悩の理解、病状等の情報提供、慰労の言葉かけを実施している一方、約半数が家族と一緒に行うケア、人生を振り返る機会づくり、最期を迎える場の希望把握は実施していなかった。患者と家族のコミュニケーションの仲介役を担っていない実情と、看取りへの慣れが生じていることが推察された。

　篠田ら（2013）は、グループインタビュー法により、特別養護老人ホームと医療療養病床での、終末期ケアにおける多職種の連携・協働の実態を明らかにするとともに、両者の結果を比較し、異同を明らかにした。特養と医療療養病床の連携・協働で類似していたカテゴリーは、多職種による情報交換、本人・家族の希望に合わせたケア、看取りのみに集中できないジレンマなど8つであった。一方で、異なっていた点は、①特養は縦型の指示体系を、医療療養病床では横のつながりを重視、②特養は脆弱な人員体制を、医療療養病床では医師や家族の指導・教育を改善すべきと考え、③特養は個人の力量不足を悔やみ、医療療養病床では自分の力をもっと活用したいという意欲がみられた。

　関口ら（2009）は、療養病棟で実施されたデスカンファレンスの記録35例について内容を分類し、デスカンファレンスで検討されている点を振り返り、文献的に先行研究との比較を試みた。デスカンファレンスは「症状マネジメントや患者のQOL」「家族のケア」に関しての評価、考察を行い、最期の迎え方について患者・家族の希望を叶えられる働きかけをすることがより大切になってくると述べている。

　大澤（2011）は、療養型医療施設の看護記録、カンファレンス記録、遺族訪問記録など

を分析し、家族への援助として、「情報提供に関すること」「家族の情緒的理解や家族員の協力促進」「患者と家族の関係調整」「臨終に立ち会えるよう相談にのること」「エンゼルメイク時の個々の思いに沿ったケア」など12カテゴリーに分類した。療養型医療施設においても、エンゼルメイクは悲嘆を和らげ、遺族訪問は遺族と看護師双方の心の整理につながると述べている。

大林ら（2016）は、療養病棟での終末期看護について検討し、デスカンファレンスの振り返りからケアツールを作成する試みを実施した。多職種で情報共有ができるエンド・オブ・ライフケアツールを作成し、看護介入の見える化を図った。

以上の文献より、日本では、死亡場所の8割ほどが病院であるものの、病院では治療を優先されることが多く、緩和ケア病棟以外では終末期の意向に沿った対応が困難であることが報告されていた。終末期ケアに関する本人・家族の意思・意向の確認し尊重することが推奨されているが、医療療養病床の現状としては、傾聴や声かけは行っているが本人・家族の終末期の意向を確認していない結果が多くみられた。施設としての終末期ケアの指針や取り組みが明確となっていないことや、看取りへの慣れが生じていることも多い実情であった。その中で、医療療養病床での終末期のすごし方について、多職種チームのカンファレンスや、デスカンファレンスでの振り返りから、本人・家族の意向に沿った終末期を過ごせるように支援していくことが検討されていた。

2. 医療療養病床の終末期ケアの意思決定の現状

中川（2007）は、終末期医療は患者・家族の意思が最優先されるべきであり、医師は終末期に患者・家族に選択肢を示し、それから選択をしてもらうことが大切である。終末期は早めに多職種でのターミナルケアカンファレンスを行い、患者・家族の意思を参考にし、医療者の意思統一を図ることが大切であると述べている。

平川ら（2007）は、療養型病床群1施設に新規入院した患者70名（男32名・女38名・平均81.8歳）およびその家族に対し、担当医が所定のアドバンスディレクティブ（AD）に基づき終末期ケアに関する医療行為を説明すると共に、患者側から希望を聴取した。栄養摂取方法は胃瘻チューブが最も多く、次いで経口摂取であった。聴取の結果、心肺蘇生を希望したのは15.7％、急性期病院への転院希望は37.1％であった。心肺蘇生は常勤医師が担当した家族で希望が多く、非常勤で老年科を専門とする医師の支援を受けた家族では希望が少なかった。急性期病院の転院では、老年科専門医の支援を受けた家族で転院希望が少なかった。

笠間（2011）は、事前指示書と終末期医療において療養病床転棟時における終末期意向の変化を調査した。終末期に対する意向の変化がなかったケースが半数の9例であった。入院当初希望していたCPR（心肺蘇生）を希望しなくなったケースが5例あった。入院当初は、

「気管内挿管は希望しない」と回答していたケースのうち3例で、「延命目的の挿管であれば希望しないが、救命目的であれば希望する」と正確な意向が確認できた。入院当初は「すべてのCPRを望まない」と回答していたにも関わらず、療養病床転棟時の調査では「すべてのCPRを希望する」と、回答が正反対に変化したケースが1例あったと報告している。

牛田ら（2006）は、Y県内の介護保険施設で生活する高齢者の終末期における意思決定について、看護職への郵送質問紙調査を実施した。高齢者本人への終末期に関する希望確認を実施しているのは16.5%であった。8割弱の看護職が意識的に話し合いに参加していたが、介護療養型医療施設では積極的に同席しない傾向にあった。高齢者の終末期における意思決定と権利擁護の判断や判断を支える科学的、倫理的な根拠に関して、介護保険施設の特殊性を考慮した継続教育が必要となることが示唆された。

松井（2009）は、看護師の知識・実践状況を明らかにすることを目的に療養病床を有する医療機関2施設の看護師を対象にアンケート調査を行った。終末期医療のガイドラインを知っている者55.1%で、ガイドラインの認知度に関連する要因として、「症状コントロール」「精神的サポート」「チーム医療」などホスピス・緩和ケアに関する知識および実践が明らかになった。

中村ら（2016）は、医療療養病床の看護師長を対象としたアンケートの結果から、終末期をどのように迎えたいかの確認を実施している相手は「家族」が77%、「本人」が4%、「ケースによる」が15%、「実施していない」が4%であった。延命医療を開始する際のICを実施している相手は「家族」81%、「本人と家族」15%、「その他」4%であった。ICに看護師が「同席している」と答えたのは78%であった。療養病床において、患者の意思決定が困難なことから、患者の意思確認をどのように行っていくかが課題である。意思決定支援では、医療面だけではなく、終末期のすごし方へも目を向けた支援が必要である。

以上の文献より、医療療養病床の入院患者の多くは、患者の意思確認が困難なことが多く、家族に意志の確認がされていた。可能な限り患者の意思をくみ取り、家族の意向と医学的判断を合わせ総合的な視点で意思決定ができるよう支援していくことが重要である。

医師の丁寧な説明をもとに、多職種と患者・家族とのコミュニケーションが活発となり、患者・家族の意向に沿ったチームケアとなる。終末期の医療や終末期ケアの方向性を検討するにあたり、医療者が丁寧に説明を行っていくことが、患者・家族の意思決定に影響していることを示していた。

3. 医療療養病床の終末期ケアに対する患者・家族の意識

深澤ら（2004）は、長期療養型病床群における終末期高齢者家族に半構造的面接による質的調査を実施し看取りの過程を明らかにした。家族は＜医師の説明＞＜看護職の行動＞＜家族がとらえた高齢者の様子＞から高齢者の死が近づきつつあることを察知し、様々な

＜家族の行動＞を行っていた。その中で＜医療者に対する家族の印象＞と＜家族の感情＞は、肯定的なものと否定的なものの狭間で揺れ動いていた。終末期高齢者の家族ケアにおいて、高齢者自身へのケアや高齢者の状態や予後の説明の良否が家族の感情に影響することを認識し、家族のニードを把握していくことの重要性が示唆された。

梅村ら（2013）は、療養病棟で終末期を過ごした患者家族の入院中の思いを分析し、「自分の力を信じて行動したことに満足感や無力さを感じる」、「死期が近いことに対して苦悩する」、「できる限り患者が楽になるように医療を求める」、「希望を持っていたい」というカテゴリーを得た。これらのことから、患者家族へのケアは家族と話し合い、思いを受け止めて家族自身の力が発揮できる環境を提供すること、家族が死を迎える心の準備ができるように患者の状態や具体的支援内容を伝え、今後予測される身体的変化を前もって説明し家族の思いを聞きながら関わってゆくことが大切であると述べている。

山田ら（2006）は、急性期の病院と療養期の病院の2つの病院で死亡した患者の遺族に郵送での質問紙による満足度調査を行った。急性期の病院で死亡した高齢患者はほとんどが自宅からの入院で救急搬送が多く、在院日数が短く1日あたりの診療報酬点数が高く急性増悪によるものが多かった。一方、療養期の病院で死亡した高齢者は、在院日数は長く、1日あたりの診療報酬点数は低く徐々に状態が悪化した経過であった。遺族の満足度の平均は同じ程度で分布は近似していた。「治療に対する満足」には、延命処置の実施に対する事前の話し合いの有無が最も大きく影響し、事前の話し合いがあったほうが治療の満足度が高く、「ケアに対する満足」は終末期における医療従事者の繊細な対応やケア技術の向上は遺族の満足をより高める可能性があることが示された。終末期ケアの体系的な教育・研修体制の充実、「説明」する体制を整えること、在宅との連携を強化することが求められると述べている。

池上ら（2013）は、「遺族による終末期ケアの評価」－病院と特別養護老人ホームの比較―の結果、病院と特養の施設内死亡者を比較すると、特養の施設内死亡のほうが病院より問題を挙げる割合が少なく、また総合評価も高かったと報告している。特養の施設内死亡では病院での死亡に比べて「協働の意思決定」・「患者を尊重したケア」などの項目において満足度が高かった。病院での死亡を類別することは難しく、急性期・ケアミックス・療養に分類すると療養での死亡は全体の13％であった。病院における質が低く評価された一因として、医師・看護師は一般に終末期ケアを体系的に学んでおらず、また医療現場においては、回復のめどがない終末期の患者よりも、治療により改善する可能性のある患者への対応を優先する傾向にある。これに対して、特養は、生活の場であり終の棲家として本人や家族の意向に沿って終末期を過ごすことができるよう取り組んでいる。

以上の文献から、医療療養病床で終末期を過ごし患者・家族は死期が近いことに対して大きな不安や苦悩を抱えている。患者・家族は、医師や多職種の説明や言動を通して、終末期

の経過を予測していた。十分な説明をもとに、終末期の治療を選択することができることや、本人や家族の意向に沿ったケアを受けることが患者、家族の満足につながる。医療療養病床において、終末期ケアの体系的な教育・研修体制の充実、「説明」する体制を整えることが求められる。

4. 医療療養病床の終末期ケアに対する職員の意識

村田ら（2012）は、療養病床で看取りについて、医師、看護師、介護福祉士、作業療法士、管理栄養士、医療ソーシャルワーカーの6職種に聞き取り調査を行い、「後悔のない看取りを目指す」、「関わりの持ち方」、「ニーズの把握」、「役割の限界」、「患者に向き合う感情」の5つのカテゴリーを得た。各専門職は何らかの役割意識を持ち、専門性に基づいて、最期まで患者のQOLを高めるためのアプローチを行っていた。

高原ら（2014）は、医療型療養病床看護師の終末期看護に対する不安について検討した。終末期看護を行っている看護師376例（女性）を対象とし、終末期看護に対して「不安あり」は195例、「不安なし」は181例であった。対象者の背景では、終末期看護の経験、自分の行う終末期看護への満足、誰かと生や死の話をする機会で2群間に有意差がみられた。

渡邉ら（2016）は、医療型療養病床での看取りにおいて看護師・介護福祉士が抱える困難感についての内容分析を行った。半構造化面接法により、看護師が抱える困難感として、「患者・家族にとって必要なケアを提供できない歯がゆさ」、「看取りを行ううえで不十分な環境や体制」、「急変や臨終に伴う判断への迷い」、「患者・家族、医師・看護師間での方針のすれ違い」の4つのカテゴリーを抽出した。また、介護福祉士が抱える困難感として、「患者・家族にとって必要なケアを提供できない歯がゆさ」「自分が行うケア・関わりの不確かさ」「患者を看取る中で生じる切なさと悲しさ」の、3つのカテゴリーを抽出した。

以上の文献から、医療療養病床で終末期ケアを行っている職員は、役割意識や専門性に基づいて患者のQOLを高めるアプローチを行っているが、看取りを行うのに十分とはいえない体制の中で、不安や迷い、多くのジレンマを抱えていた。医療療養病床での看取りの質の向上のためには、看取りの経験を通してのジレンマを語り、学びの機会を持つことも重要である。

4 まとめ

厚生労働省の人生の最終段階における医療に関する国民の意識調査（2014）では、自身の死が近い場合に受けたい医療や受けたくない医療についての家族との話し合いについて、「全く話し合ったことがない」が一般国民の55.9％に上り、自分で判断できなくなった場

合に備えて、どのような治療を受けたいか、あるいは受けたくないかなどを記載した書面をあらかじめ作成しておくことについて69.7％が賛成していたが、実際に作成しているのは3.2％であった。希望する治療方針は、状態により差があるが概ね「肺炎にかかった場合の抗菌薬服用や点滴」「口から水を飲めなくなった場合の水分補給」は希望する割合が高く、「中心静脈栄養」「経鼻栄養」「胃瘻」「人工呼吸器の使用」「心肺蘇生処置」は57～78％が希望しなかった。「終末期医療の決定プロセスに関するガイドライン」を参考にしているかどうかについて、医療福祉従事者の職種によって34～50％が「ガイドラインを知らない」と回答し、低い傾向にあった。施設における国のガイドラインに沿った体制等の整備状況（施設長対象）として、死が間近な患者に対する治療方針の話し合いの実施状況は、「十分に行われている」と回答したのは病院22.3％、診療所11.5％、介護老人福祉施設48.9％、「一応行われている」と回答したのは、病院58.8％、診療所20.6％、介護老人福祉施設48.9％であった。

医療療養病床で看取る患者は年々増加しており、多死時代の看取りの場として役割が期待されている。終末期にある高齢者や家族が積極的な治療を望まない場合でも、診療や医療的ケアが受けられる医療療養病床で終末期を過ごすことを希望される人が増えている。

医療療養病床の現状として、指針や取り組みが明確となっていないことも多く終末期ケア体制の整備は各施設に任されている状況である。包括診療の中でのターミナルケアであり、終末期ケアに対する保険給付と報酬の見直し、体制の整備が必要である。

終末期を過ごす患者・家族は死期が近いことに対して大きな不安や苦悩を抱えている。十分な説明のもとに、本人・家族の意思確認や要望に添ったケアが求められている。

医療療養病床における終末期ケアと今後の課題として、多元的な価値観が必要となり、多職種間で関わる意義を活かすため、ケア目標を共有しチームアプローチが求められている。終末期ケアの体系的な教育・研修体制の充実、「説明」をする体制を整えることが求められる。

●引用文献
・池上直己（2006）「病院としての終末期ケアへの対応」『病院』65（2），p.102-109
・池上直己，池崎澄江（2013）「遺族による終末期ケアの評価―病院と特別養護老人ホームの比較」『日本医療・病院管理学会誌』50（2），p.127-137
・牛田貴子，流石ゆり子，亀山直子，他（2006）「Y県下の介護保険施設に勤務する看護職が捉えた終末期（end-of-life）における意思決定の現状」『山梨県立大学看護学部紀要』8，p.9-15
・梅村里恵，中村史枝，竹内真紀子（2013）「療養病棟で終末期を過ごした患者家族の入院中の思い」『第43回日本看護学会論文集：老年看護』，p.78-81
・大澤幸子，山本美砂子，見城道子（2011）「療養型医療施設における終末期患者を抱える家族への援助を考える―看護記録，カンファレンス記録，遺族訪問記録を通して」『第41回日本看護学会論文集：老年看護』p.99-102
・大林さと子，藤澤千恵美，小園美三代，野々山志津江（2016）「療養病棟での終末期看護の検討―デスカンファレンスの振り返りからケアツールを作成して」『八千代病院紀要』36，p.74-76
・笠間睦（2011）「事前指示書と終末期医療―療養病床転棟時における終末期意向の変化調査」『日本医事新報』

4530,p.107-110
・厚生労働省（2008）『終末期医療に関する調査』
・厚生労働省（2014）『人生の最終段階における医療に関する意識調査（報告書）』
・厚生労働省ホームページ（2007.5）『終末期医療の決定プロセスに関するガイドライン』http://www.mhlw.go.jp/ （2014.11.24.閲覧）
・篠田道子・上山崎悦代・宇佐美千鶴（2013）「終末期ケアにおける多職種連携・協働の実態―特別養護老人ホームと医療療養病床の異同を通して」『日本福祉大学社会福祉論集』129, p.15-38
・関口正則，吉村紀代，古屋瑞穂（2009）「療養病床で行われるデスカンファレンスの記録を検討して見えてきたもの」『第39回日本看護学会論文集：老年看護』p.261-263
・高原和恵，竹田恵子（2014）「医療型療養病床看護師の終末期看護に対する態度」『川崎医療福祉学会誌』23(2), p.285-290
・遠藤幸子，新田静江（2012）「療養病床勤務看護師による終末期にある患者の家族に対する支援実態」『山梨大学看護学会誌』10(2), p.13-18
・中川翼（2007）「医師の立場から：尊厳死の法制化は医師，患者，家族が納得するよう段階的に行う」『LTC：ロングタームケア』15(2), p.9-20
・中村美紀，小泉由香理，相良真由美（2016）「療養病床入院患者の終末期に対する意思決定支援の現状と課題―N県内アンケート調査より」『第46回日本看護学会論文集：慢性期看護』p.110-113
・平川仁尚，益田雄一郎，葛谷雅文（2007）「療養型病床群1施設における心肺蘇生および急性期病院への転院に関する家族の希望」『日本老年医学会雑誌』44(4), p.497-502
・平川仁尚，植村和正，葛谷雅文（2008）「高齢者介護施設における終末期ケアの実施および施設長向け教育に関する課題」『医学教育』39(4), p.245-250
・深澤圭子，長谷川真澄，平山さおり，横溝輝美（2004）「長期療養型病床群における終末期高齢者家族の看取りの過程」『札幌医科大学保健医療学部紀要』7, p.31-37
・松井美帆（2009）「終末期医療の決定プロセスに関するガイドラインと看護師のホスピス・緩和ケアの知識・実践の現況」『生命倫理』19(1), p.106-111
・松下午子，大野良三，齋藤啓（2008）「終末期医療における看護師の機能と役割―埼玉県内の大規模な病院と中小規模の病院を対象とした実態調査」『埼玉医科大学雑誌』35(1), p.74-77
・村田真弓（2012）「高齢者の看取りにおける専門職の役割意識に関する研究―療養病床における各専門職への聞き取り調査から」『大妻女子大学人間関係学部紀要』14, p.85-95
・山田ゆかり，池上直巳（2006）「終末期ケアに対する遺族満足度―2つの病院における素行的調査」『病院』65(2), p.132-135
・横島啓子，阿部ケエ子，中村真理子，他（2003）「医療保険療養病床と介護保険型医療施設」における看護業務実態―施設機能と看護業務の関係―」『東海大学医療技術短期大学総合看護研究施設論文集』13, p.44-54
・渡邉千春，栗和田直樹，細貝智恵子，石岡幸恵（2016）「医療型療養病床での看取りにおいて看護師・介護福祉士が抱える困難感」『看護技術』62(4), p.370-375

第4章

第3節
終末期ケアにおける多職種連携教育（IPE）の文献研究

小 括

①終末期ケアにおけるIPE（多職種連携教育）の課題として、終末期ケアを学ぶ機会の乏しさと、IPW（多職種連携）の必要性を伝える難しさが抽出された。今後は、専門職養成教育・現任者教育を問わず、終末期ケアを学ぶ場の確保と望ましい教育方法の検討が必要となる。

②終末期ケアにおけるIPWの場として、多様なカンファレンスが展開されており、これがIPEの場ともなっていた。他にも事例検討会などを通じてケアに従事するもの同士が交流を図り、相互理解を深めケアの質を高めていた。一方、実践を言語化することや、多様化するニーズに対応するためには、IPEを充実させる必要性が指摘されている。

③病院や診療所、在宅診療や特別養護老人ホームでのIPWの取り組みが、具体的な実践報告の形で取り上げられていた。いずれも、多職種で関わることで看取りの数や質の向上や新たな取り組みの創出につながっており、IPWの有効性が示唆された。

---

1 目　的

わが国における終末期ケアにおける多職種連携教育（IPE；Interprofessional Education）の現状を把握し、現時点における研究上の到達点と課題を明示する。

2 文献調査の概要

1. 文献収集の方法

　文献は、2014年3月に国立情報学研究所CiNii（以下、CiNii）と医学中央雑誌Web版（以下、医中誌）を用いて抽出した。加えて2017年12月に再度点検を行い、必要な文献を加えた。

2. 検索用語の選定

　CiNii、医中誌共に「多職種」「連携」「教育」「終末期」をキーワードとしたAND検索を行った。また、類義語も併せて検索し、抽出漏れのないよう留意した。
　その後、重複する文献を除き、本論のテーマである終末期ケアにおけるIPEついて述べられている文献を精選した。

3 結　果

　上記方法の結果、23文献を対象として分析した。文献の内容から、終末期ケアにおける「多職種連携教育の現状と到達点」、「多職種連携実践の現状と到達点」、「具体的な取り組み内容」の3つに分類できた。

1. 多職種連携教育の現状と到達点

　教育上の現状と到達点について触れられている文献は10文献あり、専門職養成教育と現任者教育の2つに分類できた。

1）専門職養成教育

　白坂ら（2013）らは、看護師養成教育における「終末期にある子どもの家族の看護」の講義を通して、看護学生の学びを分析し教育課題を検討している。その結果、「終末期にある子どもの特徴の理解」や「生命に携わる看護師の仕事への覚悟など」の理解が深まっていたが、終末期におけるチーム医療に関する学びは抽出されなかったと分析している。終末期にある子どもをケアするためには、医療職以外の保育士や院内学級の教諭などとも密接に関わっており、今後は、多職種と連携する重要性について理解を促す教育上の課題があると述べている。

　種市ら（2011）は、終末期看護教育の文献検討を実施している。ここでは、2009年の看

護教育におけるカリキュラム改正を踏まえ、在宅看護論において在宅終末期看護を教育するうえでの課題を明確にすることを研究目的としており、24の文献を研究対象として分析している。その結果、在宅看護論において終末期看護を教育するうえでの課題として5点が示され、その1つとして「療養者・家族・多職種との関わりや制度の理解、他の授業での学習や体験を統合する教育方法を明らかにする研究が必要」と指摘した。

与那嶺ら（2007）は、理学療法士（PT）、作業療法士（OT）に対する緩和ケア教育の現状を明らかにするために、PT、OTの教育機関に対する全国調査を実施している。主として、PTとOTとの比較の中で論じられており、PTよりOTのほうが緩和ケア教育を実施している割合が高く、未実施であっても将来的に実施したいと考え、積極的に取り組もうとする教育機関が多かった。PTについては、緩和ケアに関わる意義が持てないことや、教えられる教員がいないといった理由により、OTほどは緩和ケア教育に積極的ではない状況であった。

平原（2008）は、診療所外来にチームアプローチを取り入れた実践事例を通して、外来から訪問診療という連続した診療形態と、医療・ケースマネジメントが両輪となってチームケアを円滑に推進していくことで、包括的ケアシステムへと発展していったと述べている。加えて、日本においては、チームアプローチの歴史が浅く、その方法が十分に普及していない現状を踏まえ、医療・看護・福祉職の卒前教育プログラムに他職種の専門性やチームアプローチに関する教育を積極的に導入することで、学生時代から学び合うことが重要と指摘している。

2）現任者教育

平川ら（2009）は、介護老人保健施設の介護職員が参加した訪問看護研修における研修の成果と課題を述べている。研修目標と目標達成度について自己評価を材料に分析した結果、社会資源の活用や、保健・医療・福祉の連携システムに関する理解の達成度が他の項目に比して低く、その背景として、多職種連携の基本的な理解が不十分であることが示唆されていた。研修の事前準備として、あらかじめ、地域の社会資源に関する学習や、多職種連携を意識した研修が行えるような支援が必要であると結論づけている。

同じく、介護老人保健施設に関連する研究として、丸山（2013）は、28の文献レビューから、介護老人保健施設の看取りの実態や課題、看護職者の関わりを明らかにしている。各文献の内容を6つのカテゴリーに分類・整理しており、その1つに「看取り体制を改善するための教育」が抽出されていた。このカテゴリーに該当するのは、28文献のうち2文献であったが、いずれも、終末期ケアの提供においてはスタッフに対する教育が重要であり、多職種協働によるケアや看取りケアカンファレンスを繰り返し実践することの必要性を述べている。

江口ら（2013）は、特別養護老人ホームの看護職を対象とした看取りケア教育プログラムにより見出された課題と取り組みについて報告している。これは、執筆者らが実施した看

取りケア教育プログラム（計3回）参加後に配布回収した「看取りケア振り返りシート」の記入内容を分析したものである。シートは研修の1回目と2回目に記入するもので、1回目は看取りケアを振り返って見出された課題とその課題に対する取り組み案を、2回目は1回目で記入した取り組み案とそれを実際に取り組んだ結果について記入するものであった。その結果、「看護・介護職の看取り対応力の底上げ」、「入居者家族への支援の充実」、「多職種連携の促進・強化」が看取りケアの課題として抽出されていた。

冨樫（2017）は、厚生労働省が全国4地域で実施した「緩和ケアプログラムによる地域介入研究」終了後、地域に根差す多職種連携プロジェクトを継続的に展開したことによる成果等を報告している。プロジェクトでは、「緩和ケアスキルアップ研修会」、「緩和ケアを学ぼう会」、「出張緩和ケア研修会」、「地域緩和ケア症例検討会」などの教育機会を提供しており、終末期ケアに関わる多職種が共に学び合うことで、医療・介護・福祉従事者の負担軽減につながっていると述べている。

滝下ら（2017）は、看護職の職能団体が実施した看取りケア研修の受講者に対する質問紙調査をもとに、研修の評価ならびに継続教育の課題を明らかにしている。当該研修の受講者は圧倒的に看護職（74.8％）であったが、2割弱の介護職や、少ないながらもケアマネジャーや福祉関係職、医師も含まれており、多職種に対する調査となっていた。同研修が、看取りに関する基礎的知識や実践の向上に役立つことや、看取りケアに関する教育機会が乏しい中、貴重な教育の機会になっていることが示された。加えて、看取りケアに対する学習機会や経験の僅少性におけるケア実践力の不足や職種間連携に課題があることも示唆されていた。

杉本（2017）は、終末期ケアに携わる多職種で構成するチームを対象とした研修プログラムを開発し、その有用性を検証している。結果、研修受講前後で自己評価に変容があり、一定の有用性が確認されていたが、研修受講の成果の現れ方は一様ではなかったとしている。また、研究受講の成果は経験年数の影響を受ける可能性があること、効果測定のための指標の確立が必要であることを指摘している。

2. 多職種連携実践の現状と到達点

実践の場における現状と到達点について触れている文献は6つで、それぞれ介護支援専門員、看護師、認知症看護認定看護師、および保健・医療・福祉の多職種による実践について述べられている。

原田（2012）は、介護支援専門員に対する質問紙調査の自由記載分析を行っている。在宅ホスピスケアを展開するうえでの困難や課題は、「多職種との連携」、「本人、家族へのケア」、「ケアサービスの調整」、「CM自身の課題」（CMとは介護支援専門員のことを指す）の4つのコアカテゴリーに分類されており、その中で、介護支援専門員が最も困難に感じてい

るのは「多職種との連携」であった。円滑な在宅療養へと移行するためには、病院職員と在宅支援者との退院前連携が重要であることを指摘している。

　生田ら（2013）は、1年間のデスカンファレンスの書記録と看護師に対する意識調査を分析し、今後のデスカンファレンス改善に向けた課題を明らかにしている。その中の1つとして、「デスカンファレンスを他職種連携の場にする」というものがあった。ターミナル期にある患者には、医師、看護師だけでなく他職種も関わっているものの、デスカンファレンスのほとんどを看護師だけで実施している現状を鑑み、多職種間でデスカンファレンスを行うことが、学びの場となり、質の高いチーム医療を目指すことができる、と述べている。

　東森ら（2013）は、認知症看護認定看護師のケアの評価指標作成に向け、フォーカス・グループ・インタビューを行い、臨床におけるケアの実践項目とその具体的内容を明らかにしている。分析の結果、実践項目は110に集約されており、その中には、「認知症患者の終末期ケア」や「多職種との連携と協働」に関連する項目が含まれていた。認知症看護認定看護師として、認知症患者の病状をスタッフが受け止められるよう支援することや、他の専門職との具体的な協働によるケアを行っていることが明らかとなっている。同時に、ケア実践の「成果」を示す項目は、肺炎罹患率、早期退院者数、自己目標の3つと限られており、実践成果を示す評価の視点や評価方法は抽出されていなかった。このことから、ケア実践の意味づけと成果を言語化することで、ケアの価値を高める実践へと進化させる必要があるとしている。

　佐野ら（2015）は、医師、ケアマネジャー、ヘルパー、訪問入浴スタッフ、訪問看護師が参加する、在宅で看取った患者のデスカンファレンスの内容を質的に分析することで、終末期における多職種の連携について考察している。ここでは、各職種の役割や思いを理解し、関わり方の意志統一を図ることで相互に支え合うことや、情報共有や意見交換の機会が学びの場となり、多職種が直接コミュニケーションを取りながら相談しやすい関係づくりを形成することが重要であると指摘している。

　山崎ら（2015）は、認知症高齢者グループホームの終末期ケアに関する研修プログラムの実践例を報告している。そのうえで、講義と実践報告および討議で構成される研修会や事例検討会などの場を提供することは、個々の知識の向上はもちろん、職員同士のグリーフケアにつながっていると述べている。またグループホームでの終末期ケアにおける連携時の課題として、重度化、多様化するニーズへの対応があり、医療連携体制の強化とそれに伴う職員の教育が必須要件になることを示している。

　尾形ら（2017）は、「家族介護者が在宅看取りに向けてのセルフマネジメント力を発揮するための支援方法」を検討するために、保健・福祉・医療に関わる多職種へのインタビュー調査を質的に分析している。その結果、「在宅看取りを選択肢としてもちたいかどうかを夫婦間で確認すること」を支援することや、「家族が在宅看取りを行ううえで必要な情報を持

つこと」ができるように働きかけること、「家族しかできないことがあること」に気づけるようにサポートするなどのカテゴリーが抽出されていた。また、家族介護者が在宅看取りを選択肢とし、それを維持し、在宅ならではの最期を迎えられるようにするためには、多職種から支援を受ける必要があることを明示している。

3. 具体的な取り組み内容

今回の文献調査で多く抽出されたのが、保健・医療・福祉分野での実践レベルでの具体的な取り組み内容である。各論の中では、多職種連携について学ぶ機会の重要性などに触れられているが、論の中心は、多職種連携の実践報告や紹介となっていた。

例えば、病院での実践について、吉田ら（2012）は、胃がん終末期患者の在宅療養支援について、事例を挙げながら、具体的な取り組みを紹介している。高度医療管理を必要とする終末期がん患者が在宅療養をする際は、入院中は看護師が行っているケアを家族が担う必要があるため、医療者は、患者・家族の抱える問題を明らかにし、それらを多職種で検討していた。多職種で関わり、共同カンファレンスを実施することにより、在宅療養が可能になったとしており、特に多職種でのカンファレンスが有効であったとしている。

また、井上ら（2011）は、がんターミナル期にある患者の思いをくみ取り、長期の旅行を実現できた一例を取り上げている。この例では、当初医療者は、旅行中の病床悪化を考慮して否定的な考えであったが、患者の旅行にかける思いや家族の言動の変化などにより、チーム全体の考えが変わり、旅行に向けた取り組みや必要なケアが展開されていた。また、医療者は、患者の希望の実現に向けてその可能性を追求すべきである、という点も強調されている。

吉村ら（2013）は、在宅ホスピスケアを希望する者に対し、多職種からなる緩和ケアチームが介入し、退院支援を行い、退院後も在宅支援チームとの情報共有を行っていることを紹介している。また、地域の訪問看護師、ケアマネジャー、訪問薬剤師によるネットワークを立ち上げ、多職種を対象としたワークショップや出前講座、地域住民啓発のための市民講座等を開催しており、これらが、短期間で地域の多職種連携を進め、在宅ホスピスケアの質を高めるうえで非常に有用であったと述べる。実際、在宅看取り率が増加し、地域の在宅支援チームが育つことで、ケアの質が高まっていた。同時に課題として、かかりつけ医のネットワークへの参加が少ないことと行政による専門の事務部門の設置や運営を挙げている。そして、在宅ホスピスケアを専門職だけでなく、地域社会全体で支え合うことが必要で、看取りを病院から生活の場へ戻すことによる学びが、新たなコミュニティづくりにつながるとしている。

診療所の取り組みとしては、小笠原（2011）が、在宅医療を推進するうえでは看護力がその鍵になるとして、トータルヘルスプランナー（THP）の役割について述べている。

THPには、医療や介護、福祉の専門職はもちろん、家族やボランティアも含めた多職種チームをまとめ、その役割を最大限に引き出し、最善のプランをマネジメントする力量が要求される。実際、この力量を備えたTHPの活動により、在宅看取り率が向上しており、さらに、在宅医療を普及させるためには、地域全体のレベルアップが必要であるとし、教育的在宅緩和ケアプロジェクトを立ち上げ、周辺の医療機関等に対し、ノウハウやスキルを伝える実践教育を実施している。そのことにより、より広範囲なところで、緩和ケアが実施できるとしており、THPの視点や在宅緩和ケアのシステムが広がることにより、地域の在宅看取り率が上がると結論づけている。

ほかに、児玉（2014）は、在宅医の立場から、多職種カンファレンスの重要性を示唆している。在宅医療を進めるうえでは、Bio-Psycho-Socialのアプローチが重要であるとし、それを一職種のみですべて対応することは困難であり、他職種による連携が欠かせないとする。また、終末期ケアの場面では、できる限りカンファレンスの開催し、顔の見える関係でのスムーズな連携が可能となると述べている。

斎藤（2012）も、医療と介護の多職種が協働することで、終末期の在宅ホスピスケアが実践できると報告している。病院から在宅へ戻る際、病院スタッフおよび在宅支援を担う多職種によるカンファレンスを開催することが必須であるとし、様々な事業所や職種が参加することで、在宅でのケアや生活支援を検討でき、在宅によるホスピスケアが可能としている。また、地域の多職種協働によるネットワークを構築し、保健や行政なども関わることにより、在宅ケアが完成する。実際、在宅ホスピスケアに関わる医療機関で問題が発生した場合、ネットワークにつながることで、様々な不安を解消する役割があると述べている。

特別養護老人ホームでの実践として、戸田（2013）が、ホーム内の多職種連携により、「口腔ケア、摂食・嚥下委員会の立ち上げ」、「日中オムツゼロへの取り組み」、「特養での看取り」の3点が実践できたと報告している。特に、看取りについては、各職種が各々の役割を明確にしながら連携を進めており、看護職は、介護職に対して都度相談を受け、そのケアを支える中で、看取りの実践を積み重ねていた。また、多くの研修参加の機会が、職員の成長と定着につながっており、継続したケアの提供が実現できると述べている。

4 まとめ

以上の内容を踏まえ、終末期ケアにおけるIPEの研究上における到達点と課題について、以下の2点で整理する。

1. 教育内容・方法の検討と教育効果の評価を進める

　文献からは、多様な教育プログラムの提示がなされ、特に実践現場では、多職種参加型カンファレンスが終末期ケアにおけるIPEの場となっていることが明らかとなった。一方で、IPEの今後の課題としては、効果的な教育内容や方法を検討していくことが必要だと言える。IPEでは、演習、ワークショップ、ディスカッション、カンファレンスの模擬体験などが取り組まれているが、終末期ケアを中心とした場合には、これに加えて、どのような工夫や配慮を要するかなど、終末期ケア固有の課題に対応した教育を検討することが必要だと考えられる。島田ら（2015）は、多元的な価値観の導入が必要となる看取りケアでは多職種が参加し多様な価値観を交流させることが大切であると述べていることから、この価値観の交流を促す学びの場づくりが重要となるだろう。

　同時に、その教育がどの程度効果があったのかについて、検証していくことも求められる。小林ら（2012）によると、日本の保健医療福祉系大学におけるIPEの動向に関する文献調査では、IPEの教育効果よりも課題を述べるものが多く、教育効果として実証されている内容は少なく、科学的に検証されていない教育効果が多く存在していた。IPEの先駆的な取り組み実績がある埼玉県立大学においても、IPEプログラムの評価は十分にできていない（埼玉県立大学2013）と説明されている。森田ら（2013）は、「緩和ケアに関する地域連携評価尺度」を開発し、連携の評価そのものに着目した研究を進めているが、ここでも、現時点では、緩和ケアに関する地域の医療福祉従事者間の連携の程度を評価する尺度はほとんどないと指摘している。

　終末期ケアは、死生観などの価値に触れる部分でもあるため、ケアの実践や評価には慎重な対応が求められる。樋口ら（2010）は、終末期ケアの評価について、「本人や家族の主観的な思いを中心とし、専門職の客観的な指標を加味した多軸で評価することが現実的」と述べているが、これは、終末期を取り扱う教育評価についても同様のことが言えるだろう。

　教育評価に関する研究は、1967年に提唱されたKirkpatrickの4段階の教育プログラム評価が基本的なものとして知られ、実際、IPEの評価をこれに基づいて行う取り組みの紹介もある（鹿児島大学2010）。これらの研究知見を援用しながら、専門職養成、現任者いずれにおいても、終末期ケアおけるIPEの評価が取り組まれることが望まれる。もちろん、IPEの機会が十分とはいえない状況で、デリケートな要素を含む終末期ケアにおける教育評価まで取り組むことは難しい側面もあると思われるが、教育成果が客観的に評価されれば、IPEの広がりが期待できるし、それが質の高い終末期ケアの展開につながると考えられる。

2. 福祉系職種による研究を充実させる

　本論で述べた文献調査において、著者の取得資格、現在の職位、発表された論文の掲載雑

誌を分析すると、それらすべてが医療職で、特に看護職からの報告が多かった。医師、看護師、薬剤師、理学療法士、作業療法士の立場から、終末期ケアの場面でのIPWにおける自身の役割を述べており、医療領域では盛んに取り上げられていることがわかる。一方で、社会福祉士や介護福祉士といった福祉系職種によるものは、本研究においては見つけることができなかった。

　IPWを推進するには、医療、看護職はもちろん、福祉職による連携・協働が欠かせない。特に、特別養護老人ホームなどの福祉施設においては、日常のケアの担い手は、介護福祉士をはじめとした福祉系の職員であり、終末期においては、看護職と介護職の連携・協働によりケアが展開されている。2007年の「社会福祉士及び介護福祉士法」の改正では、社会福祉士の定義に関する条項に手が加えられ、その業務として「福祉サービスを提供する者、保健医療サービスを提供する者、その他関係者との連絡調整」をすると明記されており、法律上でも職種間の連携がその業務として規定されている。

　杉本ら（2011）は、経済水準の差により終末期ケアの格差が生じている前提を踏まえ、ソーシャルワーカーには、不利な条件にある患者への支援をより丁寧に立案・実施することが必要と述べている。例えば、経済的に困窮する人の終末期ケアに福祉職が関わることで、経済問題に対応可能となり、終末期ケアの質を上げることに貢献できると考えられる。また、意思決定が困難な人への権利擁護や、家族間で意見が異なる場合の合意形成の場面に寄り添うことなどが福祉職の役割として期待できる。

　福祉職の実践が研究に反映されない要因としては、社会福祉士や介護福祉士の現任者に対する教育の中で、終末期ケアに関する教育が、医療職に比して不十分であることなども影響していると考えられる。介護老人福祉施設職員の80％は終末期ケア教育を強く望んで（佐藤2009）おり、開催される研修はすぐに定員に達するなど、実践者の研修に対するニーズは高い（正司2007）といった報告もあり、教育に対するニーズが充足されていないことも考えられる。

　教育体制が充実することで、福祉系職種がより一層終末期ケアに関わることができれば、その分、研究成果の蓄積も進むであろう。そしてそのことは、終末期ケアの場面において、福祉系職種の存在意義や価値を高め、多職種協働によるケアの質の向上に寄与すると考えられる。

　IPWは、すでに多くの実践の積み上げがなされており、その有効性はもはや異論はないだろうが、今後は、具体的な成果の検証が求められる。同時に、IPW実践を支える教育の充実が必要だろう。

　今回取り上げたものは一部の文献にすぎず、すべてを網羅しているわけではない。また、IPEや終末期ケアに関する研究は、日々、盛んに進められており、近年の進展には目を見張るものがある。現任者も研究者も、それら最新の知見を活用した実践や研究を進めていくこ

とが重要で、両輪の関係となって終末期ケアの質を高めていかなければならないだろう。

※謝辞　本論は、JSPS科研費（JP26590120）の助成を受けて実施した研究の一部である。
※本論は、上山崎悦代、篠田道子（2014）「終末期ケアを中心とした多職種連携に関する教育・研修の現状と課題」『日本福祉大学社会福祉論集』（131）、p.147-167の一部を加筆修正したものである。

●引用文献
・江口恭子，長畑多代，松田千登勢，他（2013）「特別養護老人ホーム看護職を対象とした看取りケア教育プログラムにより見出された課題と取り組み」『大阪府立大学看護学部紀要』19（1），p.31-40
・原田小夜（2012）「介護支援専門員の直面する在宅ホスピスケアにおける課題」『日本健康医学会雑誌』21（1），p.2-9
・東森由香，島橋誠，溝上祐子（2013）「認知症看護認定看護師のケアの評価指標作成に向けたケア実践項目の抽出」『日本看護学会論文集：看護管理』43，p.343-346
・樋口京子，篠田道子，杉本浩章，近藤克則編著（2010）『高齢者の終末期ケア―ケアの質を高める4条件とケアマネジメント・ツール』中央法規出版
・平原佐斗司（2008）「チームアプローチ―高齢者ケアとチームアプローチ」『ケアマネジメント学』7，p.24-30
・平川仁尚，植村和正（2009）「介護老人保健施設の介護職員を対象とした1日訪問看護研修の課題」『ホスピスケアと在宅ケア』17（3），p.258-262
・生田磨美，木村多亜子，佐々木節子（2013）「今後のデスカンファレンスの課題：1年間の実施書記録と看護師の意識調査の分析から」『日本看護学会論文集 看護総合』43，p.159-162
・井上直子，加藤千恵（2011）「ターミナル期における諦めない気持ちを支える看護」『日赤医学』62（2），p.275-277
・鹿児島大学医学部（2010）「H22GP評価・フィードバック」『鹿児島大学医学部プロフェッショナリズム教育（GP）』
http://www.kufm.kagoshima-u.ac.jp/~profedu/about/feedback.html（2014.05.10閲覧）
・小林紀明，黒臼恵子，鈴木幸枝，他（2012）「日本の保健医療福祉系大学におけるインタープロフェッショナル教育（Inter-Professional Education）の動向」『目白大学健康科学研究』5，p.85-92
・児玉麻衣子（2012）「ジェネラリストのためのクリニカル・パール―プライマリ・ケア現場のクリニカル・パール 多職種連携におけるクリニカル・パール」『Journal of Integrated Medicine』22（8），p.582-585
・丸山純子（2013）「介護老人保健施設の看取りに対する看護職者の関わりと課題―過去13年間の関連文献のレビューから」『インターナショナルNursing Care Research』12（4），p.125-135
・森田達也，井村千鶴（2013）「緩和ケアに関する地域連携評価尺度」の開発」『Palliative Care』8（1），p.116-126
・小笠原文雄（2011）「老年医学・高齢者医療の最先端―在宅医療　看護力が在宅医療の鍵　THPの視点が日本を救う」『医学のあゆみ』239（5），p.524-530
・尾形由起子，檪直美，小野順子，他（2017）「終末期がん療養者の配偶者による在宅看取り実現のためのセルフマネジメントに対する支援方法の検討―多職種フォーカス・グループインタビューの結果より」『福岡県立大学看護学研究紀要』14，p.41-47
・斎藤忠雄（2012）「緩和医療と地域連携―多職種協働による在宅ホスピスケアの実践」『新潟医学会雑誌』126（12），p.665-668
・佐野千恵，平尾由香里，吉野深雪（2015）「終末期における訪問看護師と多職種との連携を考える―多職種とのデスカンファレンスを活用して―」『在宅看護』45，p.71-74
・佐藤繭美（2009）「ソーシャルワークにおける終末期ケアの意義」『現代福祉研究』9，p.51-66
・島田千穂，伊東美緒，平山亮，他（2015）「看取りケア経験の協働的内省が特別養護老人ホーム職員の認識に及ぼす影響」『社会福祉学』56（1），p.87-100
・白坂真紀，桑田弘美（2013）「「終末期にある子どもと家族の看護」を受講した看護学生の学び」『滋賀医科大学看護学ジャーナル』11（1），p.32-35
・正司明美（2007）「ホスピス・緩和ケアにおけるソーシャルワーカーの教育研修ニーズと教育プログラムモデル」『山口県立大学社会福祉学部紀要』13，p.139-153
・杉本浩章，近藤克則，樋口京子（2011）「世帯の経済水準による終末期ケア格差―在宅療養高齢者を対象とした全国調査から―」『社会福祉学』52（1），p.109-122

- 杉本浩章（2017）「福祉の現場から―地域包括ケアシステム下での看取りを実現するための研修プログラム開発」『地域ケアリング』19（10），p.91-95
- 滝下幸栄，林明美，永野裕子，他（2017）「多職種協働による高齢者の看取りケア推進に向けた 継続教育の評価と課題」『看護管理』47，p.173-176
- 種市ひろみ，熊倉みつ子（2011）「在宅看護論における終末期看護教育への示唆―終末期看護教育の文献検討による」『獨協医科大学看護学部紀要』5（2），p.13-21
- 戸田悦子（2013）「特別養護老人ホームでの"看護"の実践（No.30）―特別養護老人ホーム帯広けいせい苑（北海道帯広市） 多職種連携により実現した3つの改革」『コミュニティケア』15（4），p.35-39
- 冨樫清（2017）「地域緩和ケアネットワークの実際―研究事業を継続・発展させた地域に根差す多職種連携プロジェクト」『看護』69（8），p.14-21
- 山崎尚美，百瀬由美子（2015）「認知症高齢者グループホームの終末期ケアにおける研修プログラムの実践例と医療連携の特徴」『老年精神医学雑誌』26（2），p.203-206
- 与那嶺司，宮崎貴久子，中村鈴子，他（2007）「多職種緩和ケア教育カリキュラム調査―理学療法・作業療法卒前教育」『沖縄県理学療法士会学術誌』p.25-30
- 吉田松子，森朝子，惣市こずえ，他（2012）「胃癌終末期患者の在宅療養に向けての多職種連携による支援の1例」『倉敷中央病院年報』74，p.119-124
- 吉村純彦（2013）「最後までよい人生を支えるには―多死時代の終末期医療　コミュニティーとして終末期を支えるには 地域の中で　過疎地での取り組み」『内科』112（6），p.1296-1299

第4章

第4節
多職種で支える終末期ケアの研究動向のまとめ

 はじめに

　高齢者の半数以上が「最期を迎えたい場所」を自宅と回答する(『平成29年度版高齢者白書』)。この傾向から、今でも自宅で余生を過ごすことへの願望が根強いことがわかる。一方、実際に自宅で死を迎えた人の割合は13%前後であり、ここ20年ほど変わらない。日本は、病院で死亡する者が70%以上を占めており、フランスやスウェーデンなど諸外国に比べて病院死が多く、その状態は約30年続いている。この理想と現実との大きなギャップは、世代間の意識の差に現れている。高齢者以外を含む一般市民への調査になると、最期を自宅で迎えることは難しいという回答が大半を占めるという報告もある(ホスピス・緩和ケアに関する意識調査)。介護保険導入以降、施設看取りについて様々な政策改正がなされ、介護保険施設での死亡者割合が徐々に増加しているが、それでもまだ7%ほどである(『平成28年人口動態統計』)。「高齢者の尊厳を最期まで保つケア」とはどういうことなのか、どうすればよいのか。本章では、終末期ケアをどのように取り組んでゆけばよいかという難題を果敢に模索した成果がテーマ別にまとめられた。

　そもそもの発端は、入院治療により命を救う医療が発展したことを背景に「救えなかった結果」としての病院死が増えたことにある。病院死は増え続け、1980年を境に在宅死が生活の中から極端に減少した。現在は、後期高齢者が増えて老いて人が死ぬという自然現象すら見失いそうである。高齢者の「尊厳のある死とは何か」という疑問を抱く福祉・医療職らがこの未開拓の研究課題に着手したのが、第2章第1節にある篠田らの大規模調査と長年の成果の蓄積である。それらの研究は、「自宅で死を迎えられた人々は、どのような最期を迎え、それは本人や家族にとって最大の満足となったのか」という問いから始まっている。1990〜2000年に行った全国の訪問看護ステーションの調査結果では、最期に病院へ搬送

して死を迎えた背景には、「患者の苦痛を緩和するための最善策」という様相があり、病院で死を迎えることが患者の「尊厳を守れない死」とはいい切れない現状が明らかになる。また、「意思表示ができない患者の意向は家族が把握できる」可能性が見出される一方で「患者を看取ったご家族の満足度は、自宅で死を迎えられたことだけでは決まらない」という予想外の結果、「看護師と介護者の認識にはずれがある」ことも明らかになった。この一連の研究成果から最終的に整理されたのは、在宅における終末期ケアの質を高めるには最低4つの条件を満たす必要があるということであった。その4つとは、「死を迎える場所」や「臨終間際の時間」だけに着目するのではなく、人生の終末期に起こる介護の始まりから臨終以降までのプロセス全体において、①本人や家族の意向が取り入れられること、②在宅療養が支えられるケアサポート体制があること、③在宅でも苦痛緩和に適切な医療が受けられること、④これらのすべてを結びつけるマネジメントが行き届いていることである。実際に、在宅療養の場面でこの条件を満たすには、医師や看護師だけでなく介護支援専門員や介護職、リハビリテーション職や栄養士、歯科医や歯科衛生士などが必要に応じて連携しなくてはならない。その後他の研究者らからも、それぞれの専門職が終末期ケアに関わること、異なる専門職らが円滑に連携していくことの大切さが報告され始め、「多職種で支える終末期ケア」としてその成果がまとめられてきている。

2 第1節　特別養護老人ホームにおける終末期ケア文献レビュー

　本章第1節では、介護保険導入以降の特別養護老人ホーム（以下、特養）における終末期ケア研究の動向がまとめられた。特養では、2006年に介護保険による「看取り介護」加算が整備されたが、それ以前から「終の棲家」として終末期ケアをしていた実態がある。初期の研究では、終末期ケアにおける看護職の役割と施設整備の課題（山田2004、小楠2007）や施設長の判断を規定する要因の検討（金2009）、あるいは終末期ケアにおいてどのような医療処置が行われ、ケアの質が保たれているのかなど（杉本2006、岩本2009）、特養で終末期ケアを行う体制として必要な要件等が明らかになり、現在の終末期ケアの実践へとつながっている。なかでも長期の生活の場所となる特養では、いつからが終末期なのか、終末期ケアの意思表示をいつどのようなタイミングで本人・家族に確認すればよいのかがわかりにくいという課題があった（二神2010、白岩2013）。現在は、施設入所時から終末期ケアは始まり、元気なうちに終末期ケアの意思表示を確認するという認識になりつつあるが、これまでの療養者や家族のニーズ探索や満足度調査（田中2011、平野2011、出村2011、池上2013）、看護師の意識や心理の探求など（坂下2012、高橋2012、岩瀬2013、坂下2013）を基盤に今後も研究がさらに蓄積されることによって、特養における終末期ケアの形が発展

すると期待される。特養には、看取りをしていても看取りケア加算の算定に至れない施設が多いという課題がある。その背景には「終末期ケアに関する指針の作成」や「ケア計画書などの作成」の困難さがあり（田中2011）、特養職員への教育・研修に欠かせない項目となっている。

　節末において、加藤が指摘しているが、特養における福祉職種の終末期ケアに関する研究が少ないことも課題である。特養では、医療療養病床以上に多職種連携が終末期ケアを充実させる鍵になっており（篠田2013）、様々な職種のものの見方が欠かせない。生活相談員や介護職の役割の明確化（金子2012、高野2017）を通して、専門職が互いに理解し合い、チームケアの充足が進んでいる傾向がみうけられるが、さらなる多職種連携における終末期ケアの発展のためには、多職種協働によるチームケアの実践とその評価に関する研究の促進が今後も期待される。

3　第2節　医療療養病床における終末期ケア文献レビュー

　本章第2節では、病院に位置づけられる医療療養病床の終末期ケア研究の動向を紹介した。医療療養病床は、その看取り件数の多さから比較的早くから終末期ケアに関心が持たれていたが、その実情は、終末期ケアの方針といった共通認識がないまま、研修・教育もなく、すべてが現場に任される実践であった（横島2003）。意思表示ができない状態の患者が多い状況の中で、本人の意思や希望を確認すること、本人の意思を代弁する機会をつくることもあまり行われておらず（流石2006、池上2006、中川2007、松下2008）、適切な終末期ケアが実現されているとは言い難い状況があり、一方では看護師らがジレンマを抱えながら患者や家族の思い、満足度の要因などを探る側面もみられていた（深澤2004、山田2006、平川2007）。徐々に看護職員を対象とした終末期ケア教育の研修ニーズがあることがわかり始めると、どのような教育研修が求められるかが調査され（平川2008、関口2009）、法制度の学習や患者・家族とのコミュニケーションスキルの習得、カンファレンスの開催方法などの基本的な知識と技術からの教育が必要であることが判明した。ケアの指針やガイドラインの策定とその使用が進む施設も現れ（松井2009、笠間2011、大林2016）、具体的な意思決定支援や症状マネジメントの実践、家族の死の受け入れ準備としてのケアの実践評価が年数を経て散見されるようになった（笠間2011、遠山2012、大澤2011）。そして、終末期ケアには、ケアのマネジメントが大切であることが伝わり始めると教育・研修は基礎的な終末期ケア知識から多職種連携に焦点が発展していく（篠田2013、村田2013）。医療療養病床における終末期ケアの質は、特養のそれに比べて高くないという評価（池上2013）や看護職、介護職が終末期ケアに感じる苦悩や不安はまだまだ多く（高原2014、渡

部2016)、患者や家族のニーズを十分に満たせていないという報告もあるが（梅村2013）、徐々に各施設での取り組みが成果を上げているとの報告もある（中村2016）。2018年4月からの療養病床の廃止に伴い新しい施設整備が始まるが、医療療養病床での終末期ケアのニーズは変わらず高いと予測されるため、意思決定支援や多職種連携を発展させ、今後も終末期ケアの質の向上に向けた研究の促進が必要である。

4　第3節　終末期ケアにおける多職種連携教育（IPE）の文献研究

　本章第3節では、多職種連携教育の研究動向がまとめられた。特養と医療療養病床の文献レビューにおいて終末期ケアにおける職員への教育・研修の必要性が指摘されたように、高齢者ケアでは、生活を支える長い期間と終末期ケアが重なるため、多くの職種の連携が終末期ケアに欠かせない。なぜなら在宅ケアでは、介護支援専門員を中心に多職種連携のマネジメントが行われ、そのマネジメントがケアの質に重要な要素となる。一方で、終末期ケアでは、臨終に近くなるにつれて医療の必要性が高くなり、身体変化に対する速やかな予測と対応がケアの質に大きく影響する。すると、ケアのマネジメントは、介護支援専門員だけでなく、看護職や介護職にも求められるようになる。このような点から、多職種連携に関する教育は重要となるが、実状は十分に進んでいない。文献研究の結果として、終末期ケアにおける多職種連携教育の現状は、専門職の養成課程において、その必要性が挙げられているものの効果的な教育方法が確立されておらず（白坂2013、種市2011、平原2008、滝下2017）、終末期ケアの質を高めていくうえでの喫緊の課題であった。一方、現任教育の場では、各専門職がお互いの専門性を理解することの大切さ、各専門職個々の知識と技術の底上げを目標として現任教育が実施されていた（平川2009、江口2013、富樫2017）。教育の効果には、専門職の終末期ケアに対する心理的な負担感が軽減されるという効果があり、教育・研修の方法にも様々な試みがあった。多職種での演習やカンファレンスの開催、課題プログラムの実践などがあり、それぞれが一定の有用性を発揮していた（杉本2017、富樫2017ほか）。具体的な教育の取り組み実践も数多く報告があり、自身の職場にあったものを選択して取り組める例が多いので参考にされたい。しかし一方で、まだ系統立てられた教育プログラムはなく、カリキュラムなどにみる統一した教育がなされていないことも事実である。終末期ケアにおける多職種連携を深める教育・研修には、まだ発展の余地は大きく、今後が期待される。

おわりに

　全体の研究動向を通して、実践者による研究は看護職、あるいはリハビリテーション職など医療職による報告が多かった。介護福祉士や社会福祉士、介護支援専門員などの視点からの終末期ケアにおける多職種連携教育の実践、ケアマネジメントの実践などが増えることで「多職種で支える終末期ケア」の実践が発展できるため、実践の評価を含めて今後の研究発展が大いに期待される。

●引用文献
・内閣府『平成29年度版高齢者白書』
・公益財団法人日本ホスピス・緩和ケア研究振興財団『2012年度意識調査―ホスピス・緩和ケアに関する意識調査』
・厚生労働省『平成28年人口動態統計年報主要統計表』

資料―第1節から第3節の文献一覧

第1節　特別養護老人ホームにおける終末期ケア文献レビュー　文献一覧

	タイトル	著者	発表年	発表雑誌	掲載ページ	文献種類	要旨	キーワード
1	遺族による終末期ケアの評価　病院と特別養護老人ホームの比較	池上直己、池崎澄江	2013	日本医療・病院管理学会誌 50巻2号	127-138	研究論文	死亡場所による終末期ケアの質を比較するため、遺族を対象として、質問表を用いて郵送調査した結果、病院と特養の施設内死亡者を比べると、特養施設内死亡者の質が最も高く評価された。今後、死亡する場ではなく、終末期ケアの質に着目するべきであろう。	終末期ケア、特別養護老人ホーム、ナーシングホーム、要介護者、死亡場所
2	特別養護老人ホームにおいて最後を迎えた家族の施設に対するニーズ　看取りの事例　最期まで自己決定を尊重した支援	田中結花子、石井英子、松本文惠	2011	医学と生物学 155巻10号	670-675	原著論文（英語）	特養で［看取りケア］を受けて認知症利用者を看取った6人の遺族7名を対象とした記述研究において、家族は看取りについて、家族の看護・介護への満足結果は高かった。しかし、医療行為をしなくて良かったのか、本人の意思を汲み取れていたのかなどの家族の精神的負担も挙げられた。	特別養護老人ホーム、看取り、意思決定
3	特別養護老人ホームで積極的に看取りに取り組む看護師の意識の構造	坂下恵美子、西田佳世	2012	ホスピスケアと在宅ケア 20巻3号	268-274	原著論文	特養の看取りに関わる看護師6名にインタビューした結果、終末期が近づく過程で看取りを意識し、【看護師の役割】【入所者への思い】【協力し合える仲間の存在】として実感した。看取りへの前向きな意識が強化された。特養の看取りの連携に影響するのは、ケアスタッフ全員の意識とその人らしい最期について職員同士で語り合える体制であることを示した。	連携、介護士、高齢者、他職種
4	看取りを積極的に行っている特別養護老人ホームにおいて看護師が高齢者の死期を判断したサインとそのサインを察知した時期	岩瀬和恵、勝野とわ子	2013	老年看護学 18巻1号	56-63	研究ノート	看取りを積極的に行っている特養において看護師が高齢者の死期を判断したサインをその死期を明らかにするため、看護師8人にインタビューを行った結果、高齢者の死に対しての時期分類があることがうかがえた。高齢者の死の約1カ月前と約2日前のサインを見逃すことなく察知し、家族・医師などと看取りの調整をしていくことが、特養での看取りの質向上のために重要である可能性を示した。	特別養護老人ホーム、看取り、死期のサイン、高齢者、死期を察知した時期

No.	タイトル	著者	年	掲載誌	種別	概要	キーワード
5	終末期ケアにおける多職種連携・協働の実態―特別養護老人ホームと医療療養病床の異同を通して―	篠田道子、上山崎悦代、宇佐美千鶴	2013	日本福祉大学社会福祉論集 129号 15-38	原著論文	グループインタビュー法により、特養での終末期ケアにおける多職種連携・協働の実態を明らかにすると共に多職種連携・協働の結果を比較し、両者の連携・協働で類似していた点は、多職種による情報交換、本人・家族の希望に合わせたケア、看取りに身に集中できないという点など8つであった。異なっていた点は、①特養は脆弱な人員体制で、医療療養病床では縦型の指示体系を、医療療養病床が目立ち、医療療養病床では医師や家族の指導・教育を尽くすべきと考え、③特養は個人の力量不足を悔やみ、医療療養病床では自分の力をもっと活用したいという意欲が見られたことを示した。	特養、終末期ケア、特別養護老人ホーム、医療療養病床、多職種連携、グループインタビュー
6	特別養護老人ホームで看取りを行う看護師の心理 達成感、充実感に関する研究 充実感につながる看取りのプロセス	高橋朝子、木村紫乃、西山悦子	2012	日本看護学会論文集：老年看護 42号 132-135	原著論文	特養で看取りを行う看護師には、その思いや実践を支える心のありようとして《看護師魂》があり、それは看護師が看取るを過程で遭遇する困難さを乗り越える支えとなって【その人にとっての最善を尽くしたい】という思いに導き【看取りの達成感、充実感】をもたらした。	特別養護老人ホーム、看取り、看護師の心理、看護師魂
7	特別養護老人ホームで看取りをした家族の満足感の要因の特徴と遺族へのアンケート調査の結果から	出村佳子、村中孝枝	2011	日本看護学会論文集：地域看護 41号 155-158	原著論文	特養で看取りをした家族の満足感の要因の特徴として、病院での死とは違い、利用者が入所から看取りまでの期間、揺れる家族の気持ちを受け止め、家族に悔いが残らないよう家族を支援する看護職の関わりが特徴といえる。	特別養護老人ホーム、看護職、家族、看取り、満足感
8	介護老人福祉施設での終末期における対応方針と施設の体制 終末期ケアの取り組みの有無による比較	千葉眞弓、渡辺みどり、細田江美、松澤有夏、曽根千賀子	2010	日本看護福祉学会誌 15巻2号 163-175	研究ノート	特養における終末期ケアの体制づくりへの示唆を得る目的で、質問紙を配布し、全国の1125施設を分析対象とし、x^2検定およびt検定により比較検討した。結果、終末期から看取りの取り組みを行っている施設は、終末期において施設で看取る対応方針を示し、そのための体制を整え、施設で看取った割合も高くなっていたと考えられた。	特養、終末期ケア、終末期ケア体制

	タイトル	著者	年	雑誌	頁	種別	概要	キーワード
9	特別養護老人ホームの生活相談員と医療ソーシャルワーカーの看取りケアにおける姿勢と役割の共通点と相談点	金子絵里乃、佐藤繭美、御牧由子、照井秀子、福山和女	2012	緩和ケア Vol. 22 No. 5	462-468	原著論文	看取りケアの認識は生活相談員やMSWの経験年数や年齢に大きな影響を受けていることが明らかになった。社会福祉分野での看取りケアが社会的に求められている現状を踏まえ、現任の生活相談員やMSWの教育だけではなく、看取りケアを担う人材育成の教育体制を構築することが急務の課題である。	看取りケア、生活相談員、医療ソーシャルワーカー
10	特別養護老人ホームにおける看取りに関する研究—施設内で最期を迎えた入居者の特徴と終末期の意思確認の現状—	平野美理香、萩原美砂子、坂本安令、山際清貴、守口恭子、飯島節	2011	日本老年医学会雑誌 48巻5号	509-515	原著論文	特養内で死亡した入居者の特徴と終末期について、意思確認の現状を示すため、特養を退所した利用者を対象に、基本属性および終末期に関する情報を後方視的に調査した結果、特養内で看取られた者は、年齢がより高く、入院回数がより少なく、入院回数に関するカンファレンスの実施回数が多かった。一方、終末期に関する本人の意思を確認することは極めて困難であった。	特別養護老人ホーム、看取り、終末期ケア、意思確認
11	特別養護老人ホームで「より良い看取り」を実施するための取り組み―研究者と実践者との協働によるミューチュアル・アクションリサーチ	小山千加代	2011	老年看護学 16巻1号	38-47	原著論文	特養で看取りの実践者が研究現場に取り組んだ実践研究で、「より良い看取り」の実現に向けて、チーム全体の意識的、行動的パターンの過程を経て成果は、参加者各自が自らのケアのパターンを認識して変容を遂げ、チームはより高い段階の新しい秩序を創り出したと考察された。	看取り、ターミナルケア、特別養護老人ホーム、ミューチュアル・アクションリサーチ
12	特別養護老人ホームにおける看取りの実態と課題に関する文献検討	小山千加代、水野敏子	2010	老年看護学 14巻1号	59-64	資料	高齢者の看取りに関する文献検討から、特養における看取りの実態と課題を概観した結果、看取りを行うに際しての課題は、「連携」、「人員」、「知識・技術」、「手引書」、「記録」、「評価」、という6つにまとめられた。また、人生の最期を迎える人たちへの看護と介護の質を問う文献が多くみられた。	看取り検討、特別養護老人ホーム
13	施設入所認知症高齢者の事前意思を代理決定する家族が行うるえで生じる困難と対処のプロセス	二神真理子、渡辺みどり、千葉真弓	2010	老年看護学 14巻1号	25-33	研究ノート	特養入所認知症高齢者において、認知症高齢者に代わり、家族が事前意思を代理決定するうえで生じる困難と対処のプロセスを明らかにすることを目的に研究を行った結果、高齢者のすべての意思に対処して代理決定できる類型は、高齢者の意思の推測を行い、納得できる看取り方針を決定するという特徴があった。看護師は、家族が高齢者の意思を十分に推測できているかというアセスメントの視点を持ち、家族と事前意思決定のプロセスを共に歩むことが重要である。	事前意思、代理決定、認知症、家族

14	特別養護老人ホームにおける終末期ケアの現状と課題	杉本浩章、近藤克則	2006	社会福祉学 第46巻第3号	63-74	論文	特養における終末期ケアの現状を整理し、質の高い看取りを実現するための課題は、特養を政策レベルで看取りの場として位置づけ、必要な措置をとること。施設等レベルでは、4つの成立条件の整備、事前指示書等の導入、質の評価指標の開発など諸研究の蓄積が求められる。臨床レベルでは、マネジメント技術の体系化などが必要と思われる。	特別養護老人ホーム、終末期ケア、医学医療ケア、看取りの質
15	看護職者が考える特別養護老人ホームの看取りケアの開始時期	白岩千恵子、竹田恵子	2013	川崎医療福祉学会誌 Vol.23 No1	169-176	資料	看取り介護加算の算定要件には医師の判断基準について具体的に明記されておらず、看護職者や介護職者等は実際にどのような情報を医師に伝えているのか明らかになっていない。よりよい看取りケアを提供するためには医師や介護職員等との情報の共有と連携が不可欠であるが、看取り介護が加算される時期と看護職がとらえた看取りケアの時期は必ずしも一致するものではないため、今後はこれらについても明らかにすることが課題であると考える。	特養、終末期、看護職者介護職者、開始
16	特別養護老人ホームで働く職員が終末期ケアのとらえ方 終末期ケアにおける「よかったこと」「むずかしかったこと」に焦点を当てて	小楠範子、萩原久美子	2007	老年社会科学 第29巻第3号	345-354	原著論文	施設において終末期ケアを行っている職員が、実際に行った終末期ケアをどのようにとらえているのか、その実態を明らかにすることを目的として、記述での回答を求めた結果、職員が「よかった」と思える終末ケアには《《ニーズに応じたケアの実施》《共にいる》《衰退過程に関わり職員の心構えができる》》という要素が含まれており、「むずかしかった」と思える終末ケアには《《衰退過程に応じた食事支援》《チーム内での意見交換不足でケアの工夫のタイミングを逃す》《ホーム体制の限界で本人の希望に応えられない》《手立てのないむなしさ》など》が含まれていた。	終末期、特別養護老人ホーム、高齢者の終末期、介護職員、看護職員

No	タイトル	著者	年	雑誌	頁	種別	キーワード	概要
17	特別養護老人ホームの終末期ケアに関する研究－看取り介護加算の算定を支える終末期ケアのストラクチャーとプロセス－	田中克恵	2011	社会福祉学研究 第6号	11-19	原著論文	特別養護老人ホーム、終末期ケア、介護報酬、ストラクチャー、プロセス	特養における看取り介護加算の算定を支える終末期ケアのストラクチャーとプロセスおよび看取り介護加算の算定を妨げる課題を明らかにすることを目的に、郵送調査を実施した結果、「チームケアの実施」が看取り介護加算の算定に影響を及ぼすと示唆された。また、終末期ケアを実施しても看取り介護加算の算定に至らなかった施設は、加算の算定要件に関するもののうち、「終末期ケアに関する指針の作成」「看取りの同意書の作成」「終末期個別計画の作成」に課題を抱えていることが多いと明らかになった。
18	特別養護老人ホームの要介護高齢者の看取りケアの実施に関する施設長の判断とその規定要因	金 貞任、鈴木隆雄、高木安雄	2009	老年社会科学 第31巻第3号	331-341	原著論文	特別養護老人ホーム、看取りケア、施設長、要介護高齢者	特養の施設長を対象に、要介護高齢者の看取りケアの実施について施設長の判断に影響を及ぼす客観的要因と主観的要因に着目して規定的要因を明らかにすることを目的として郵送調査を行った結果、施設長の看取りケアに対する役割の認知は、「家族」と「医療機関」群のオッズ比にそれぞれ有意な差があり、看取りケアの実施に対して有意な関連があることが示唆された。
19	特別養護老人ホームにおけるターミナルケアに関する研究－医療的処置の実態からの検討－	岩本テルヨ	2009	死の臨床 32巻1号	88-95	原著論文	特別養護老人ホーム、ターミナルケア、医療的処置	「生活の場」である特養は在所者のターミナル期においてどこまで医療機能を担うべきであろうかと問う調査において、死亡退所者の約半数が特養内で死亡しており、特養は看取りの場の1つとなりつつあること、さらにターミナル期において、高度な処置を含む52医療的処置すべてが実施されており、「福祉施設」とはいうもののかなりの範囲の医療的処置が実施されていることを示した。
20	特別養護老人ホームにおけるターミナルケアと看護職の役割と課題	山田美幸、岩本テルヨ	2004	南九州看護研究誌 2巻1号	27-37	論文	看取り、ターミナルケア、特別養護老人ホーム、ミューチュアル・アクション・リサーチ	看護職者は「入所者とのコミュニケーション」「意思確認」「家族の意思確認」など情動的ケアや入所者や家族の希望に沿ったケアの質を望んでおり、特養でのターミナルケアの質を保証するためには、看護職は専門的知識や技術力、およびその知識をもとにした指導力や判断力が必要で、夜勤体制の整備や看護職の人員不足の解消、および看護職員配置の整備が課題であることも示した。

No.	タイトル	著者	年	掲載誌	頁	種別	要約	キーワード
21	特別養護老人ホームの看取りに積極的に取り組む看護師・介護士の意識	坂下恵美子, 西田佳世, 岡村絹代	2013	南九州看護研究誌 11巻1号	1-9	研究報告	特養での看取りにおいては、看護師と介護士は異なる職種であっても、お互いに支援できる関係的にあり、互いの強みを活かす意識を持ちながら、チームを組んで、入所者と関わることが求められる。連携で一番大切なのは、看取りに取り組む職種同士の専門性を認め、気持ちを共感できる関係であり、この意識は、職種間の建設的な交流によって育まれることを示した。	看取り、看護師、介護士、特別養護老人ホーム、連携
22	看取り介護加算を算定している特別養護老人ホームの介護職員の看取り介護を行ううえでの困難 課題とその対処方法	孔 英珠	2017	社会福祉学 第58巻第2号	26-41	論文	特養の看取り介護加算の算定要件に関連づけて考察すると、現在の人員配置では看取り介護開始により過重負担が生じる可能性が高く、オンコール体制では医療的ニーズへの適切な判断・対応が難しい場合があった。看取りに関する本人の意思は、家族の意向が本人の意思に代わることが多かった。介護職員は入所者内でのこれらの安らかな最期を支えるように、様々な対象方法でこれらの困難・課題に立ち向かっていたが、より介護職員の心身の不安・負担の減少につながる体制整備が必要である。	特別養護老人ホーム、看取り介護、看取り介護加算、介護職員、質的研究
23	特別養護老人ホームにおける看取りの質を看護の視点から評価する因果モデルの検証	大村光代, 山下香枝子, 西川浩昭	2015	日本看護研究学会雑誌 Vol.38 No.5	13-22	原著論文	医療サービスの質を評価するDonabedianmodelを基盤に、特養での看取りの環境的構造が看取りの看護実践能力に影響を及ぼし、さらに看取りの看護実践能力が看取りの実績に影響するという因果モデルの検証された。なかでも、看護責任者と看護スタッフどちらのモデルは、等の適合度が検証され、因果関係から収束し、看取り後のカンファレンスと看取り研修の開催頻度は、看取りの看護実践能力に強い影響を及ぼしていた。	特別養護老人ホーム、看取りの質、評価、因果モデル、看護実践能力

24	特別養護老人ホームの「よりよい終末期ケア」の要因—多職種チームケアの構成員およびチームプロセスの検討—	田中克恵, 加藤真由美	2016	日本看護研究学会誌 39巻5号 1-14	原著論文	看取りに取り組む特別養護老人ホームの終末期ケアにおける「よりよい終末期ケア」の影響要因として5項目あった。プラスの要因は事例対象者の年齢、コアメンバーとして配置医師、終末期（看取り）個別計画の作成、職種・職員間の連携・協働の4項目であり、マイナスの要因は実施した処置の浣腸であった。特に職種・職員間の連携・協働および終末期（看取り）個別計画の作成に取り組み、コアメンバーとして配置医師が参加することで、よりよい終末期ケアになる可能性が示唆された。	終末期ケア, 多職種チームケア, 特別養護老人ホーム
25	特別養護老人ホームに勤務する看護師・介護福祉士の看取りにおける役割	高野一江, 青木頼子, 竹内登美子, 新鞍真理子, 牧野真弓	2017	日本看護福祉学会誌 22巻2号 115-130	原著論文	看護師と介護福祉士の各々は、知識と経験から看取りを自己鍛錬し、利用者が安心してなくなることを支援する役割が重要だと共通認識していた。そのうえで、看護師は自然にむかうために治療を後退させ、介護福祉士は死の恐怖を払拭することで自然死を受容していることが推察された。看護師は介護福祉士の知識や経験を把握しながら教育支援をすること、介護福祉士は主体的な生活支援をするために、看護師に後方支援に廻ってほしいことを主張することで、各々の役割を自覚し、連携がよりよくなることが示唆された。	看取りの役割, 特別養護老人ホーム, 看護師, 介護福祉士

第2節 医療療養病床における終末期ケア文献レビュー 文献一覧

	タイトル	著者	発表年	発表雑誌	掲載ページ	文献種類	要旨	検索ワード
1	「医療保険療養病床」と「介護保険療養型医療施設」における看護業務実態―施設機能と看護業務の関係―	横島啓子, 阿部ケエ子, 中村真理子, 熊谷智子, 飛田美穂	2003	東海大学医療技術短期大学総合看護研究施設論文集 第13号	44-54	原著論文	医療保険適用療養病床と介護療養型医療施設の施設機能の違いによる看護業務の相違点を明確にすることを目的に神奈川県下10病棟を対象にアンケート調査を行った。その結果、医療型は自立または不要介護認定者が59.8%と多く、介護療養型よりも複雑な医療処置業務を行っており、介護職も「吸引・吸入・軟膏塗布」などの医療処置を一部担っていた。双方共、ケアの質向上のために積極的に教育 研修が行われていた。終末期ケアの特別な体制整備は行わず介護療養型では、職員教育、受け入れ体制の調整・強化など積極的に体制整備が行われていた。	療養病床 介護療養型医療施設 看護業務
2	長期療養型病床群における終末期高齢者家族の看取りの過程	深澤圭子, 長谷川真澄, 平山さおり, 横溝輝美	2004	札幌医科大学保健医療学部紀要 第7号	31-37	原著論文	長期療養型病床群における終末期高齢者の看取りの過程とその影響要因を明らかにすることを目的に、14名の家族を対象に半構成的面接を実施した。その結果、家族は＜医師の説明＞＜看護職の行動＞＜家族がとらえた高齢者の様子＞から高齢者の死が近づきつつあることを察知し、様々な＜家族の行動＞をとっていた。その中で、＜医療者に対する家族の印象＞と＜家族の感情＞は、肯定的なものと否定的なものの狭間で揺れ動いていることがわかった	終末期高齢者 看取り 家族ケア 長期療養型病床群
3	Y県下の介護保険施設に勤務する看護職が捉えた終末期(end-of-life)における意思決定の現状	牛田貴子, 流石ゆりえ, 亀山直子, 鶴田ゆかり	2006	山梨県立大学看護学部紀要 第8巻	9-15	原著論文	Y県内の介護保険施設で生活する高齢者の終末期における意思決定について、看護職への郵送質問紙調査を実施した。高齢者本人への終末期に関する希望確認を実施しているのは16.5%で、施設種類別に大差がなかった。8割弱の看護職が意識的に話し合いに参加していたが、介護療養型医療施設では積極的に同席しない傾向にあった。高齢者の終末期における意思決定と権利擁護に関して、倫理的な根拠の判断や判断を支える科学的考慮した継続教育が介護保険施設の特殊性を考慮必要となることが示唆された。	終末期 意思決定 介護保険施設

資料―第1節から第3節の文献一覧 229

No	タイトル	著者	年	雑誌	ページ	種別	要約
4	病院としての終末期ケアへの対応	池上直己	2006	病院 65巻第2号	102-109	解説/特集	病院における終末期ケアは緩和ケア病棟のみでなく、普遍的に提供できる体制を確立することが必要である。また、終末期ケアについても本人の意向を代弁できる法の整備を検討し、終末期ケアに対する保険給付と報酬の見直し、体制の整備が求められる。最後に、死亡の多くが急性期の一般病床で、必ずしも適切でない形で提供されており、今後、着実に解消されることが求められる。終末期ケア 病院
5	終末期ケアに対する遺族満足度 2つの病院に対する試行的調査	山田ゆかり、池上直己	2006	病院 65巻第2号	132-135	解説/特集	急性期の病院と療養期の病院の2つの病院で死亡した患者の遺族による満足度調査を遺族に郵送での質問紙による満足度調査を行った。結果として、延命治療に対する合意や事前の事前の話し合いは重要であり、終末期における医療従事者の繊細な対応やケア技術の向上は遺族の満足をより高める可能性があることが示された。今後の課題として、[説明]する終末期ケアの体系的な教育・研修体制の充実、終末期ケアの体制を整えること、在宅との連携を強化することが求められる。終末期ケア 遺族 満足度調査 病院
6	医師の立場から 尊厳死の法制化は医師、患者、家族が納得するよう段階的に行う	中川翼	2007	LTC:ロングタームケア 15巻2号	9-20	解説/特集	尊厳死の法制化は、医師、患者、家族が納得するよう段階的に行うべきである。終末期医療は患者・家族の意思が最優先されるべきであり、医療者はそれをサポートする存在である。医師から終末期・療養病床を選択肢を示し、そこから選択をしてもらうことが大切である。終末期は早めに多職種でのターミナルケアカンファレンスを行い、患者・家族の意思を参考にし、医療者の意思統一を図ることが大切である。意思決定 尊厳死 終末期 療養病床

No	タイトル	著者	年	雑誌	ページ	種別	要旨	キーワード
7	療養型病床群1施設における心肺蘇生および急性期病院への転院に関する家族の希望	平川仁尚, 益田雄一郎, 葛谷雅文	2007	日本老年医学会雑誌 44巻4号	497-502	原著論文	療養型病床群1施設に新規入院した患者70名の家族に対し、担当医が所定のアドバンスディレクティブ(AD)に基づき終末期ケアに関する医療行為を説明するとともに、患者側から希望を聴取した。結果、心肺蘇生を希望したのは15.7%、急性期病院への転院希望は37.1%であった。これらの希望の有無と患者背景各項目とは有意な関連を認めなかったが、ADを処方した医師の内訳は群間で異なっていた。心肺蘇生は常勤医師が担当した家族で希望が多く、非常勤で老年科を専門とする医師の支援を受けた家族では希望が少なかった。急性期病院への転院では、老年科専門医の支援を受けた家族で転院希望が少なかった。	療養病床 終末期 意思決定
8	高齢者介護施設における終末期ケアの実施および施設長向け教育に関する課題	平川仁尚, 植村和正, 葛谷雅文	2008	医学教育 39巻4号	245-250	原著論文	高齢者介護施設214施設の施設長を対象に終末期ケアを対象施設で提供する際に必要と思われる条件と終末期ケアに関して学習したいと考えている項目に関する調査を実施した。終末期ケアの提供に必要な条件として、スタッフ向けの教育、施設外の医師の理解や協力、個室など療養環境の充実、医師・看護師の24時間体制の充実などが多く挙げられた。事前指定書のあり方など患者の意思決定、患者・家族とのコミュニケーションの方法、終末期に関する法的制度を学習したい項目に挙げた施設長が多かった。	終末期ケア 高齢者 療養環境 教育
9	終末期医療における看護師の機能と役割 埼玉県内の大規模な病院と中小規模の病院を対象とした実態調査	松下年子, 大野良三, 齋藤啓一	2008	埼玉医科大学雑誌 第35巻1号	74-77	原著論文	一般病床(61.8%)・療養病床(9.7%)・精神病床(25.8%)・その他(2.6%)で、終末期医療を行う看護師の機能と役割に関する実態調査を行った。終末期医療・看護に関して「チーム医療」「精神的社会的の援助を含めた総合的なケア」の観点から認識している看護師はあまり多くないことが示唆された。終末期医療は「尊厳死を全うされたい」と思う割合はほとんどないし「1～2割」が共に24.7と半数を占めていた。以上の現状から一般病院における終末期医療の不徹底ないし限界が示唆されたと考えられた。	終末期ケア 看護職の役割 療養病床

	タイトル	著者	発行年	出典	ページ	文献 種類	要旨	キーワード
10	療養病床で行われるデスカンファレンスの記録を検討して見えてきたもの	関口正則, 吉村紀代, 古屋瑞穂	2009	第39回日本看護学会論文集：老年看護	261-263	原著論文	療養病棟でのデスカンファレンスの振り返りから、「症状マネジメントやQOL」「家族のケア」に関しての評価、考察は十分に行われており、特徴的に「日常生活支援」についての必要性が高かった。看護者の心理面をお互いに表出し、さらにディスカッションを行うことが必要であり、個々のケースの問題点を自己の課題として知識を深め、またチームとしての共通理解を進め、さらに外泊や家庭生活復帰への思い、最期の迎え方について患者・家族の希望を叶えられる働きかけをすることがより大切になってくる。	終末期ケア デスカンファレンス 療養病床
11	終末期医療の決定プロセスに関するガイドラインと看護師のホスピス・緩和ケアの知識・実践の現況	松井美帆	2009	生命倫理 19巻1号	106-111	原著論文	A県内の療養病床を有する医療機関2施設の看護師を対象にアンケート調査から、終末期医療のガイドラインを知っている者は70名（55.1%）で、ガイドラインの認知度に関連する要因として、「症状コントロール」「精神的サポート」「チーム医療」などホスピス・緩和ケアに関する知識および実践が明らかになった。	終末期 緩和ケア 意思決定 ガイドライン 療養病床
12	療養型医療施設における家族の援助を考えるカンファレンス記録、遺族訪問記録を通して	大澤幸子, 山本美砂子, 見城道子	2011	第41回日本看護学会論文集：老年看護	99-102	原著論文	療養型医療施設の6事例の看護記録、遺族訪問記録などを分析した。家族への情緒的援助として、「情報提供に関すること」「家族と家族員の関係調整」「理解や家族の協力促進」「患者と家族の関係調整」「臨終時の個々の思いに沿ったケア」など12カテゴリーに分類できた。「エンゼルメイクを和らげる」と「エンゼルメイクは患者の生前を偲び、家族の悲嘆を和らげる」ことが記録されていた。療養型医療施設においては、エンゼルメイクは悲嘆を和らげ、双方の心の整理につながる6事例すべてに記録が残されていた。遺族訪問は遺族と看護師双方の心の整理につながる。	終末期ケア カンファレンス 療養病床

No.	タイトル	著者	年	掲載誌	頁	種別	要旨	キーワード
13	事前指示書と終末期医療 療養病床転棟時における終末期意向の変化調査	笠間 睦	2011	日本医事新報 4530号	107-110	時論	事前指示書と終末期意向における療養病床転棟時におけるの変化調査を実施した。変化がなかったケースが半数の9例であった。入院当初希望していたCPR（心肺蘇生）を希望しなくなったケースが5例あった。「気管内挿管は希望しない」と回答していたケースのうち3例で、入院当初は延命目的ではないが、救命目的であれば希望すると回答できた。「すべてのCPRを希望する」と正確な意向が確認できた。入院当初は「すべてのCPRを望まない」と回答していたにも関わらず、療養病床転棟時の調査では「すべてのCPRを希望する」と、回答が正反対に変化したケースが1例あった。	終末期 意思決定 事前指示書 療養病床
14	療養病床勤務看護師による終末期にある患者の家族に対する支援実態	遠山幸子, 新田静江	2012	山梨大学看護学会誌 10巻2号	13-18	原著論文	療養病床勤務の看護師・准看護師への調査の結果、対象者203名の85％以上が、傾聴、共感的な声かけ、苦悩の理解、病状等の情報提供、慰労の言葉かけを実施している一方、約半数が最期を迎える場の希望把握は実施していなかった。看護師の臨床経験の長さが家族支援に反映している一方、死という言葉を忌み嫌う日本的な習慣や風土、死別に関わり、患者と家族のコミュニケーションの仲介役を担っていない実情、家族支援得点と看取り事例数の負の相関からは、看取りへの慣れが生じていることが推察される。	終末期 家族支援 療養病床
15	終末期ケアにおける多職種連携・協働の実態 特別養護老人ホームと医療療養病床の異同を通して	篠田道子, 上山崎悦代, 宇佐美千鶴	2013	日本福祉大学社会福祉論集 129号	15-38	原著論文	グループインタビュー法により、特別養護老人ホームと医療療養病床での、終末期ケアにおける多職種の連携・協働の実態について、類似していたカテゴリーは、多職種による情報交換、本人・家族の希望に合わせたケア、看取りのみに集中できないジレンマなど8つであった。異なっていた点は、(1) 特養は縦型の指示体系、医療療養病床では横のつながりを重視。(2) 特養は脆弱な人員体制を、医療療養病床では医師や家族の指導・教育を改善すべきと考え、(3) 特養は個人の力量不足を悔やみ、医療療養病床では自分の力をもっと活用したいという意欲が見られた。	終末期ケア 多職種連携 チーム医療 医療療養病床

No	タイトル	著者	年	掲載誌	頁	種別	概要	キーワード
16	高齢者の看取りにおける専門職の役割意識に関する研究 療養病床における各専門職への聞き取り調査から	村田眞弓	2013	大妻女子大学人間関係学部紀要 14巻	85-96	原著論文	療養病床において各専門職が自らの専門性をどのように認識しているかを6職種に聞き取り調査をした。職種を越えて共通している看取りを目指す職員としての役割意識は、「後悔のない看取り」「関わりの持ち方」「ニーズの把握」「役割の限界」「患者に向き合う感情」の5つの感情に分類された。療養病床における高齢者の看取りについて、各専門職は何らかの役割意識を持ち、専門性に基づいて、最期まで患者のQOLを高めるためのアプローチを行っていた。	看取り 専門職 療養病床
17	遺族による終末期ケアの評価 病院と特別養護老人ホームの比較	池上直己、池崎澄江	2013	日本医療・病院管理学会誌 50巻2号	127-137	原著論文	遺族を対象として痛みへの対応、医師とのコミュニケーション、総合評価等の質問票を用いて郵送調査の結果、病院と特養の施設内死亡者を比べると、特養のほうが質が高い傾向であった。病院の1年以上介護を要した者、特養から病院に入院して死亡した者、特養の施設内で死亡した者を比べると、特養施設内死亡者の質が最も高く評価された。今後、死亡する場ではなく、終末期ケアの質に着目すべきであろう。	終末期ケア 質の評価 遺族
18	療養病棟で終末期を過ごした患者家族の入院中の思い	梅村里恵、中村史枝、竹内真紀子	2013	第43回日本看護学会論文集：老年看護	78-81	原著論文	死亡退院となった患者の家族への半構成的面接から、「自分の力を信じて行動したことに満足感や無力さを感じる」「死期が近いことに対して苦悩する」「できる限り患者が楽になるように医療を求める」「適切な支援を得たい」「希望を持っていたい」の5つのカテゴリーが抽出された。患者家族へのケアには、家族と話し合い、思いを受け止め、家族自身の力が発揮できる環境を提供することが大切である。	終末期ケア 家族 療養病床

19	医療型療養病床看護師の終末期看護に対する態度 終末期看護に対する不安の有無別にみた特徴	高原和恵, 竹田恵子	2014	川崎医療福祉学会誌 23巻2号	285-290	原著論文	終末期看護を行っている医療型療養病床68施設に勤務する看護師376例（女性）を対象とした。終末期看護に対して「不安あり」は195例、「不安なし」は181例であった。不安あり群は67.1%、不安なし群は87.3%であった。対象者の背景では、終末期看護の経験、自分が行う終末期看護への満足、誰かと生や死の話をする機会の2群間に有意差がみられた。	終末期 不安 医療型療養病床 終末期看護
20	療養病棟での終末期看護の検討 デスカンファレンスの振り返りからケアツールを作成して	大林さとこ, 藤澤千恵美, 小園美三代, 野々山志津江	2016	八千代病院紀要 36巻	74-76	原著論文	療養病棟での終末期看護について検討し、デスカンファレンスの振り返りからケアツールを作成する試みを実施した。多職種で情報共有ができるエンド・オブ・ライフケアツールを作成した。このことにより、看護介入の見える化を図り実施できた。	終末期 デスカンファレンス ケアツール 療養病床
21	療養病床入院患者の終末期における意思決定支援の現状と課題 ―N県内アンケート調査より―	中村美紀, 小泉由香理, 相良真由美	2016	第46回日本看護学会論文集：慢性期看護	110-113	原著論文	医療療養病床の看護師長を対象としたアンケートの結果から、終末期をどのように迎えたいかの確認を実施している相手は、「家族」が77%、「本人」が4%、「ケースによる」が15%、「実施していない」が4%であった。延命医療を開始する際のICを実施している相手は、「家族」81%、「本人と家族」15%、「その他」4%であった。ICに看護師が「同席している」と答えたのは78%であった。	終末期 インフォームド・コンセント 療養病床
22	医療型療養病床での看取りにおいて看護師・介護福祉士が抱える困難感	渡邉千春, 栗和田直樹, 細貝智恵子, 石岡幸恵	2016	看護技術 62巻4号	370-375	原著論文	看取りの経験がある看護師4名、介護福祉士5名を対象に印象に残った看取り事例を語ってもらい、半構造化面接法による調査を実施した。「患者・家族にとって必要なケアを提供できない歯がゆさ」「自分が行うケア・関わりの不確かさ」「患者を看取る中で生じる切なさと悲しみ」の、3つのカテゴリーが抽出された。	看取り 困難感 看護師 介護福祉士

第3節 終末期ケアにおける多職種連携教育（IPE）の文献研究

	タイトル	著者	発表年	発表雑誌	掲載ページ	文献種類	要旨	キーワード
1	多職種緩和ケア教育カリキュラム調査　理学療法・作業療法卒前教育	与那嶺 司、宮崎 貴久子、中村 鈴子、大柄根 いずみ、林 文、斉藤 真理	2007	沖縄県理学療法士会学術誌 8巻	25-30	原著論文	理学療法士（PT）、作業療法士（OT）の養成教育に関する緩和ケア教育の現状を全国調査により明らかにした。結果、PTよりOTのほうが緩和ケア教育を実施している割合が高く、未実施であっても将来的に実施したいと考えていた。OTは、グループ討議や事例検討など多様な形態を取り入れているが、PTは講義中心であった。また、OTのほうがより緩和ケア教育に積極的であった。	緩和ケア教育　理学療法士　作業療法士　カリキュラム調査　多職種
2	高齢者ケアとチームアプローチ	平原 佐斗司	2008	ケアマネジメント学 7号	24-30	解説	診療所外来にチームアプローチを取り入れた実践事例を通して、外来から訪問診療へと連続した診療形態と、医療・ケースマネジメントが両輪となるチームケアを推進することで、包括的ケアシステムへと発展する。また、医療・看護・福祉職の卒前教育プログラムに他職種の専門性やチームアプローチに関する教育を積極的に導入することで、学生時代から学びあうことが重要である。	高齢者ケア　チームアプローチ　高齢者ケア外来　ステージアプローチ　認知症
3	介護老人保健施設の介護職員を対象とした1日訪問看護研修の課題	平川 仁尚、植村 和正	2009	ホスピスケアと在宅ケア 17巻3号	258-262	原著論文	介護老人保健施設の介護職員が参加した研修を評価した結果、社会資源の活用や保健・医療・福祉の連携システムに関することや、多職種連携の基本的な理解が不十分であることが示唆された。研修の事前準備として、あらかじめ、地域の社会資源に関する学習や、多職種連携を意識した研修が行えるような支援が必要である。	介護士教育　在宅復帰　地域連携
4	ターミナル期における気持ちを支える看護	井上 直子、加藤 千恵	2011	日赤医学 62巻2号	275-277	原著論文／事例	がんターミナル期にある患者の長期の旅行を実現できた実践報告。当初は、旅行には否定的であった医療者も、本人家族の言動から、チーム全体の考え方が変わっていった。このことから、医療者は、患者の希望の実現に向けてそこの可能性を追求すべきである。	がんターミナル期　サバイバー　サバイバーシップ

No.	タイトル	著者	年	掲載誌	頁	種別	要約	キーワード
5	在宅医療 看護力が在宅医療の鍵 THPの視点が日本を救う	小笠原文雄	2011	医学のあゆみ 239巻5号	524-530	解説	診療所の取り組みとして、トータルヘルスプランナー（THP）を配置している。THPの役割は、医療や介護、福祉のプラン等の多職種の専門職種等の多職種チームをまとめ、最善のプランをマネジメントすることにあり、医療師が適任である。また、地域全体のレベルアップのため、教育的在宅緩和ケアプロジェクトを立ち上げ、周辺の医療機関等に対し、スキルを伝える実践教育を実施している。結果、THPの視点や在宅緩和ケアのシステムが広がることで、地域の在宅看取り率が上がり、日本の医療も変わる。	トータルヘルスプランナー（THP）、教育的在宅緩和ケア、在宅医療連携拠点診療所、岐阜在宅安心ネット、携帯テレビ電話による遠隔診療
6	在宅看護論における終末期看護教育への示唆 終末期看護教育の文献検討による	種市ひろみ、熊倉みつ子	2012	獨協医科大学看護学部紀要 5巻2号	13-21	総説	在宅終末期看護における教育上の課題を、24文献で分析した結果、5つの課題に集約された。そのうちの1つに、「療養者・家族・多職種との関わりや制度の理解、他の授業での学習や体験を統合する教育方法を必要とそれらを明らかにする研究が必要」が挙げられる。	在宅看護論、看護教育、終末期看護、学生
7	介護支援専門員の直面する在宅ホスピスケアにおける課題	原田小夜	2012	日本健康医学会雑誌 21巻1号	2-9	原著論文	介護支援専門員に対する質問紙調査を分析した結果、在宅ホスピスケアを展開するうえでの困難や課題で最も記述が多いのは、「多職種との連携」であった。円滑な在宅療養へと移行するためには、病院職員と在宅支援者との退院前連携が重要で、退院前の病診連携に課題がある。	がん末期患者、在宅ホスピスケア、介護支援専門員、多職種連携
8	プライマリ・ケア現場のクリニカル・パール 多職種連携におけるクリニカル・パール	児玉麻衣子	2012	Journal of Integrated Medicine 22巻8号	582-585	解説	在宅医療を進めるうえでは、Bio-Psycho-Socialのアプローチが重要である。一職種のみですべて対応することは困難であり、他職種による連携が欠かせない。終末期ケアの場面では、できる限りカンファレンスの開催し、顔の見える関係でのスムーズな連携が可能となる。	

No.	文献タイトル	著者	年	雑誌・巻号	頁	種類	要旨	キーワード
9	緩和医療と地域連携 多職種協働による在宅ホスピスケアの実践	斎藤忠雄	2012	新潟医学会雑誌 126巻12号	665-668	解説	病院から在宅へ戻る際は、病院スタッフおよび在宅支援を担う多職種によるカンファレンスを会することが必須である。また、医療と介護の多職種が協働することで、終末期の在宅ホスピスケアが実践できる。地域の多職種協働によるネットワークを構築し、保健や行政などにも関わることにより、在宅ケアが完成する。	退院時共同指導 在宅ホスピスケア 在宅療養支援診療所 多職種協働 にいがた在宅ケアネット
10	胃癌終末期患者の在宅療養に向けての多職種連携による支援の1例	吉田松子、森朝子、惣市こずえ、森山理恵、池田博斉	2012	倉敷中央病院年報 74巻	119-124	原著論文／事例	胃癌終末期患者の事例を通して、在宅療養支援の実践を紹介。高度医療管理を必要とする患者の在宅療養する際は、看護師が行っているケアを家族が担う必要があり、患者・家族の抱える問題を多職種で検討した。多職種でのカンファレンスの場を活用し連携することで、在宅療養に移行できた。	終末期患者 在宅療養 多職種連携
11	特別養護老人ホーム看護職を対象とした看取りケア教育プログラムにより見出された課題と取り組み	江口恭子、長畑多代、松田千登勢、山内加絵、山地佳代	2013	大阪府立大学看護学部紀要 19巻1号	31-40	研究報告	特別養護老人ホームの看護職を対象に、グループワークを主体とした3回の教育プログラムを実施し、そこで見出された課題等を明らかにした。結果、「看護・介護職の看取り対応力の底上げ」「多職種連携の促進・強化」「入居者と家族への支援の充実」「多職種連携」が課題として抽出された。看取りケアの質向上のためには、教育プログラムの推進が必要である。	特別養護老人ホーム 看取り 教育プログラム 多職種連携
12	認知症看護認定看護師のケアの評価指標作成に向けたケア実践項目の抽出	東森由香、島橋誠、溝上祐子	2013	看護管理 43号	343-346	原著論文	認知症看護認定看護師を対象としたフォーカス・グループ・インタビューで、認知症ケアの実践項目として110の中項目、14の大項目が抽出された。その中には、「認知症患者の終末期ケア」や「多職種との連携と協働」に関連する項目が含まれていた。しかし、ケア実践の「成果」を示す項目は、肺炎罹患率、早期退院患者数、自己目標の3つに限られており、ケア実践の意味づけと成果を言語化する必要がある。	認知症看護認定看護師 ケア評価指標 ケア実践項目 フォーカス・グループ・インタビュー

No	タイトル	著者	年	掲載誌	ページ	種別	概要	キーワード
13	今後のデスカンファレンスの課題：1年間の実施書記録と看護師の意識調査の分析から	生田 磨美、木村 多亜子、佐々木節子、坪倉 隆美、徳岡靖子、山形陸美、長尾加奈子、前田恵利	2013	看護総合 43号	159-162	原著論文	今後のデスカンファレンス改善に向けた課題として、「デスカンファレンスを他職種連携の場にすること」が挙げられる。ターミナル期にある患者には、多職種で関わっているものの、デスカンファレンスはほとんどを看護師だけで実施している現状がある。多職種間でのデスカンファレンスが学びの場となり、質の高いチーム医療を目指すことができる。	デスカンファレンス 多職種連携 グリーフケア 終末期看護
14	介護老人保健施設の看取りに対する看護職者の関わりと課題 過去13年間の関連文献のレビューから	丸山 純子	2013	インターナショナル Nursing Care Research 12巻4号	125-135	原著論文	28の文献レビューから、介護老人保健施設の看取りの実態や課題、看護職者の関わりを明らかにした。文献の内容を6つのカテゴリーに分類・整理した結果、「看取り体制を改善するための教育」などが抽出された。終末期ケアの提供においては、スタッフに対する教育や多職種協働によるケア、看取りリファレンスを繰り返し実践することが必要である。	介護老人保健施設 看取り 終末期ケア 看護職
15	「終末期にある子どもと家族の看護」を受講した看護学生の学び	白坂 真紀、桑田 弘美	2013	滋賀医科大学看護学ジャーナル 11巻1号	32-25	原著論文	看護師養成教育における「終末期にある子どもの家族の看護」の講義における、看護学生の学びを分析した結果、「終末期にある子どもの特徴の理解」を深め、「生命に携わる看護師の仕事への覚悟などの気持ちを抱いていた」が、終末期における看護師のチーム医療に関する学びは抽出されなかった。終末期にある子どもをケアするためには、医療職以外の保育士や院内学級の教諭も関わっており、今後は、多職種と連携する重要性について理解を促す教育上の課題がある。	子ども 終末期ケア 小児看護学 看護学生
16	特別養護老人ホーム帯広けいせい苑（北海道帯広市）多職種連携により実現した3つの改革	戸田 悦子	2013	コミュニティケア 15巻4号	35-39	解説	特別養護老人ホームの多職種連携により、「口腔ケア、摂食・嚥下委員会の立ち上げ」「日中オムツゼロへの取り組み」「特養での看取り」の3点が実践できた。看取りについては、各職種が各々の役割を明確にしながら連携し、介護職は、介護相談を受けケアを支える中で、看取りの実践を積み重ねていた。	—

17	コミュニティーとして終末期を支えるには 地域の過疎地での取り組み	吉村 純彦、石橋 和也	2013	内科 112巻6号	1296-1299	解説	地域の訪問看護師、ケアマネージャー等によるネットワークを立ち上げ、多職種を対象としたワークショップや出前講座、市民講座等を開催した。結果、短期間で地域の多職種連携を進め、在宅ホスピスケアの質を高めるうえで有用であった。看取りを病院から生活の場へ戻すことによる学びが、新たなコミュニティーづくりにつながる。	終末期 在宅看取り 地域連携 多職種協働
18	「終末期における訪問看護師と多職種との連携を考える一多職種のデスカンファレンスを活用して一」	佐野 千恵、平尾 由香里、吉野 深雪	2015	在宅看護 45号	71-74	原著論文	5職種が参加する、在宅看取り患者のデスカンファレンスの内容を職種ごとのカテゴリー化して、分析・考察した。在宅看取りを実施するうえでは、各職種の役割や思いを理解し、関わり方の意志統一を図ることで相互に支えあっていた。情報共有や意見交換機会が学びの場となり、多職種が直接コミュニケーションを取りながら相談しやすい関係づくりを形成することが重要である。	在宅療養 終末期 多職種 デスカンファレンス
19	認知症高齢者グループホームの終末期ケアにおける研修プログラムの実践例と医療連携の特徴	山崎 由美、百瀬 由美子	2015	老年精神医学雑誌 26巻2号 pp.203-206	203-206	解説	認知症高齢者グループホームの終末期ケアに関する研修プログラムの実践例の報告である。講義と実践報告および討議で構成される研修会や事例検討会などの場を提供することは、職員間士のグループワークにつながっている。グループホームでの終末期ケアにおける連携の課題は、多様化、重度化、ニーズへの対応、医療連携体制の強化とそれに伴う職員の教育が必須要件になる。	グループホーム 終末期ケア 研修プログラム 医療連携体制
20	多職種協働による高齢者の看取りケア推進に向けた継続教育の評価と課題	滝下 幸栄、林 明美、永野 裕子、三宅 佳代子、勝本 孝子、川添 チエミ、田中 涼子、辻村 美春、南田 喜久美	2017	看護管理 47号	173-176	原著論文	看護職の職能団体が実施した看取りケア研修の受講者（多職種）に対する質問紙調査により、研修の評価ならびに継続教育の課題を明らかにした。同研修が、看取りに関する基礎的知識や実践の向上に役立つことや、看取りケアに関する教育機会が乏しい中、貴重な教育の機会になっていた。教育上の困難点として、基本的な知識の不足や看取りに対する認識としてディネスの多様性等が挙げられる。	看取り エンドオブライフケア 多職種協働 継続教育

21	福祉の現場から 地域包括ケアシステム下での看取りを実現するための研修プログラム開発	杉本浩章	2017	地域ケアリング 19巻10号	91-95	原著論文	終末期ケアに携わる多職種で構成するチームを対象とした研修プログラムを開発し、その有用性を検証した結果、研修受講前後での自己評価に変容があり、一定の有用性が確認された。しかし、研修受講の成果の現れ方は一様ではなく、研修受講の成果は経験年数の影響を受ける可能性があり、効果測定のための指標の確立が必要である。	—
22	地域緩和ケアネットワークの実際 研究事業を継続・発展させた地域に根差す多職種連携プロジェクト	冨樫清	2017	看護 69巻8号	14-21	解説	地域に根差す多職種連携プロジェクトの一環として、「緩和ケアスキルアップ研修会」、「出張緩和ケア研修会」、「地域緩和ケア症例検討会」などの教育機会を提供している。これらの機会を通して、終末期ケアに関わる多職種が共に学びあうことで、医療・介護・福祉関係者の負担軽減につながっている。	—
23	終末期がん療養者の配偶者による在宅看取り実現のためのセルフマネジメントに対する支援方法の検討 多職種フォーカス・グループインタビューの結果より	尾形由起子、樋直美、小野順子、吉田恭子、杉本みさわ、阿部久美子、岡田麻里	2017	福岡県立大学看護学研究紀要 14巻 pp.41-47	41-47	原著	「家族介護者が在宅看取りを発揮するための支援方法」を検討するための多職種へのインタビュー調査の結果、[在宅看取りに関して夫婦間で確認することや、[家族しかできないことがあることに気づけるよう家族をサポートする]などのカテゴリが抽出された。家族介護者が在宅看取りを選択肢とし、在宅ならでは最期を迎えられるようにするためには、多職種から支援を受ける必要がある。	終末期がん療養者 配偶者 在宅看取り セルフマネジメント 在宅看取りの支援方法 多職種

フランス終末期ケアの動向と
わが国への示唆

―意思決定支援に焦点を当てて―

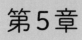

第5章　フランス終末期ケアの動向とわが国への示唆

はじめに

　フランスはわが国と同様に国民皆保険を原則とする社会保険制度である。職域ごとに分化された医療保険制度があり、加入者の職業形態により、被用者一般制度、特別制度（船員や国鉄職員など）、農業制度、非被用者制度（自営業者や聖職者など）がある。介護は社会扶助の位置づけであり、税を財源として、県の責任によって提供されている。2002年1月1日から実施されている、個別自律手当（APA）は、要介護認定による6段階の要介護度の分類、社会医療チームによるケアプランの作成、要介護度に応じた給付額の上限設定など、わが国の介護保険制度との類似点も多い。

　2009年7月21日法により医療計画と地方健康計画が統合されたことで、保健予防、医療、福祉までを含めた総合的な行動計画が策定されるようになった。これにより、地域全体を大きな施設としてとらえ、在宅入院（HAD）や緩和ケアチームをモバイルチームとして位置づけ、場所や制度を越えてサービスを提供する仕組みを整えてきた。つまり、フランスもわが国と同じ時期に地域包括ケアに舵を切ったことになる。

　また、フランスには処方権を持つナースプラクティショナー（NP；Nurse Practitioner）は存在しないが、古くから専門看護師制度が発達し、医療技術の進歩に合わせて医師と看護師の役割分担を整理し、「固有の役割」（role propre）を法的に位置づけてきた。日本と同様に、多職種連携の要として存在感を発揮している。

　終末期ケアについても、本格的に取り組んだ時期がわが国と重なる。1987年に初めて緩和ケア病棟が設立され、その後は国家レベルでインフラ整備が進んだ。

　本章は4つの節で構成されている。第1節は、フランス終末期ケアに関する施策の動向を概説する。後述する4つの法律と国家レベルの大型プロジェクトにより、終末期ケアは量・質共に大きく進んだ経緯について説明する。

　第2節は、尊厳死法と呼ばれるレオネッティ法の概要と、この法律を改正したクレス・レオネッティ2016年法の経緯と、両法の相違点について述べる。フランスでは安楽死の合法化について広く議論が行われてきたが、一貫して否定してきた。しかし、延命治療の拒否や安楽死を求める事例がたびたび発生し、尊厳を保ちながら死期を早める法案の成立を求める声が上がっていた。このような経緯から尊厳死法では、尊厳を保ちながらも結果として死期を早めることにつながる選択を認めている。本節では、事前指示書や多職種チームによる意思決定支援について紹介し、最後にわが国への示唆として論点を整理する。

第3節は、フランスの終末期ケア提供体制の推移を概説し、さらに、医療機関、高齢者施設、在宅おける終末期ケアの特徴を整理する。フランスにおける死亡場所の内訳は、自宅（Domicile）27％、病院（Hopital）58％、老人ホーム（MR；Maisonde Retraite）11％、その他（Autres Lieux）5％で、ここ30年間ほとんど変化していない。

フランスの終末期医療の提供体制は、大きく分けて入院ケアと在宅ケアがあり、さらに前者は、①緩和ケアユニット（USP）、②緩和ケア認定病床（LISP）、③緩和ケアモバイルチーム（EMSP）の3種類がある。在宅ケアは、①通常の診療（外来と往診）、②地域緩和ケアネットワーク、③在宅入院（HAD）の3種類がある。USPやLISPは、専門的な緩和ケアを提供する病床であり、USPは日本の緩和ケア病棟に相当する。独立型ホスピスから、一般病床や長期療養病床に併設されたものまで様々である。日本の緩和ケア病棟のように、入院患者をがんとエイズに限定してはいないが、約90％ががん患者である。

さらに、本章では、入院ケアと在宅ケアの中間である医療付き要介護高齢者滞在施設（EHPAD）の終末期ケアの現状についても紹介する。

第4節は、終末期ケアに従事する人材育成（教育課程等）について、医師、看護師、介護職、ボランティアについて説明する。現時点で医療従事者はほぼ充足されているものの、基礎教育における緩和ケア教育はわが国と同様に緒についたばかりである。

また、4つのコラムでは、①レオネッティ法と事前指示書の作成状況、②フランス独自の取り組みである在宅入院（HAD）のトライアングル連携、③多職種連携の要として活躍する管理看護師と、トップマネジャーである上級管理看護師、④フランスの医療・福祉職の等級制度と介護職の資格再編の動向について紹介する。

なお、フランスでは、「緩和ケア」（soin palliatif）と「終末期ケア」（fin de vie）は明確に分けていない。本書では同義語として使用する。

第5章

第1節
フランス終末期ケアに関する施策の動向

　フランスの終末期ケアへの取り組みは最新国のイギリスに比べると意外にも遅い。イギリスで「セント・クリストファー・ホスピス」が設立されたのは1967年であるが、フランス初の緩和ケア病棟の設立は、それより20年後の1987年である。しかし、ここ30年間、政府主導のインフラ整備により、終末期ケアは量・質共に大きく進んだ。具体的には、①終末期ケアに関する基本法と関連制度の整備、「緩和ケア推進計画」など大きな国家プロジェクトの実施、②緩和ケア病床、在宅入院（HAD）、緩和ケアモバイルチーム（EMSP）などの整備、③緩和ケア教育の充実による人材育成にまとめられる。

　表5-1-1にフランス終末期ケアに関する主な施策についてまとめた。ポイントは次の4つの法律である。
①1999年「緩和ケア権利法」：すべての国民に緩和ケアを受ける権利を保障した。

表5-1-1　フランスの終末期ケアに関する主な施策

年月日	主な施策
1986年8月26日	「終末期患者のケアと看取りの組織化に関する通達」（ラロック通達）
1987年	フランス初の緩和ケア病棟設立
1990年	フランス緩和ケア・看取り協会（SFAP）設立
1999年6月9日	①「緩和ケア権利法」
1999年〜2001年	「緩和ケア推進プログラム1999〜2001」
2002年〜2005年	「緩和ケア推進プログラム2002〜2005」
2002年3月4日	②「患者の権利および医療システムの質に関する法」
2003年〜2007年	「対がん5カ年計画」
2005年4月22日	③「終末期患者の権利および生命の末期に関する法」（レオネッティ法：尊厳死法）
2008年3月25日	「緩和ケアネットワークの組織化に関する通達」
2008年7月13日	「緩和ケア推進プログラム2008‐2012」を発表。5年間の国家予算は、2億2900ユーロ
2011年3月2日	看取り手当の創設（在宅で看取る家族への給付）
2015年12月3日	「緩和ケア推進計画　2015〜2018」
2016年2月	④「終末期にある者のための新しい権利を創設する法律」（クレス・レオネッティ2016年法：尊厳死法の改正）

②2002年「患者の権利および医療システムの質に関する法」：医師と患者が対等な立場で治療方針など話し合う中で、患者の自己決定が尊重されることを定めた。

③2005年「終末期患者の権利および生命の末期に関する法」：尊厳死法と呼ばれる「レオネッティ法」が制定され、終末期医療において患者の尊厳を守るために、医師等が行うべき義務と、延命治療の中止を含む手順を定めた。

さらに、

④2016年「終末期にある者のための新しい権利を創設する法律」：レオネッティ法を改正し、継続的で深いセデーションの合法化等を強化した。

③と④については、第2節で詳細を述べる。

国家レベルの終末期ケアプロジェクトも同時に推進した。1999年～2001年、2002年～2005年、2008年～2012年、2015年～2018年の4回にわたる「緩和ケア推進プログラム」、および2003年～2007年「対がん5カ年計画」でインフラが整備された。特に、2015年12月3日に発表された、「緩和ケア推進計画（2015年～2018年）」は、予算規模1億9000ユーロの大型プロジェクトである。主な政策目標は、緩和ケア教育研修の充実化と拡大、緩和ケアへのアクセスの平等化などである。

また、2011年3月2日の政令では、自宅で終末期ケアを受ける患者に付き添う家族への手当（看取り手当）を、1日53ユーロ、最長21日までの支給を決めた。これは、1999年に導入された「看取り休暇」（最長6週間）を取得している人にも適応される。

第5章

第2節
レオネッティ法の概要と多職種による意思決定支援

1 レオネッティ法からクレス・レオネッティ2016年法の公布までの経緯

　フランス終末期ケアの歴史は政府主導で展開されてきた。1999年「緩和ケア権利法」で、すべての国民に緩和ケアを受ける権利を保障し、2002年「患者の権利および医療システムの質に関する法」では、医師と患者が対等な立場で治療方針など話し合う中で、患者の自己決定が尊重されることを定めた。さらに、2005年の尊厳死法である「レオネッティ法」では、終末期医療において患者の尊厳を守るために、医師等が行うべき義務と、延命治療の差し控え・中止を含む手順を定めた。

　15条からなるレオネッティ法は、過剰な医療または無駄な延命治療としての不合理な固執（obstination deraisonnable）を避けるという枠組みの中で尊厳死が位置づけられている。あくまでも「無意味で人工的な延命治療」の停止、あるいは制限を認めたもので、オランダ等で制度化されている安楽死を認めたものではない。本田（2008）が優れた訳を書籍にしているので、参考にされたい。

　レオネッティ法が施行されても、安楽死をめぐる問題はくすぶっていた。例えば、嗅覚神経芽細胞腫という悪性腫瘍による顔面および鼻腔の変形と激痛に耐えかねた女性が、2008年に大審裁判所に安楽死の許可を求める申請を行ったが、その請求を棄却する判決が下された。判決後、この女性は大量の睡眠薬を服用し、自らの命を絶った。この不幸な事件をきっかけに安楽死に関する議論が再燃した。

　このようなことから、2012年1月末に、大統領選の主要候補者フランソワ・オーランド氏が政権公約No.21で、「終末期患者の耐え難い苦痛を和らげる手段がなくなった場合に、明確で厳格な条件の下で、尊厳を保って命を終えるための医療手段を要求できるようにすることを提案する」と宣言した。

2012年7月に、当選を果たしたオーランド大統領は、終末期実態調査「シカール・ミッション」の実施と新規の緩和ケア推進計画の策定を発表した。シカール・ミッションとは、ディディエ・シカール教授（パリ・デカルト大学名誉教授で、1999～2008年まで国立倫理審議委員会会長）が団長となり、6カ月間にわたって、フランス全国で実施された市民との討論会による終末期実態調査を実施した。

　2012年12月には、シカール調査報告書が発表された。この報告書では、フランス文化に容認され難い安楽死と自殺幇助を除外して、終末期医療の改善と現法であるレオネッティ法の強化を提案した。

　この報告書を受けて、前法であるレオネッティ法を策定したジャン・レオネッティ議員（保守党）とアラン・クレス議員（社会党）が中心となって新法案を策定し、3年間の議論を経て、「終末期にある者のための新しい権利を創設する法律」（Loin 2016-87 du 2 février 2016 créant de nouveaux droits en faveur des malades et des personnes en fin de vie，通称クレス・レオネッティ2016年法）が2016年1月27日に可決成立し、2016年2月2日に公布された。

　クレス・レオネッティ2016年法は、前法と同様に安楽死や自殺幇助を認めたものではない。患者の自己決定権を医師や多職種で支え、緩和ケアの充実により尊厳ある死を確実に実行する手続きを強化している。レオネッティ法からクレス・レオネッティ2016年法が成立するまでの経緯や、法律の詳細については、岡村（2017）が優れた論文をまとめているので、参考にされたい。

2 クレス・レオネッティ2016年法のポイント――前法との相違点を中心に――

　前法との相違点は、大きく分けると次の2点に集約される。①終末期患者の継続的で深いセデーションの合法化である。前法では、一時的なセデーションは認められていたが、新法では、死に至るまで継続的で深いセデーションが合法化された。②事前指示書の内容の充実と効力の強化を図った。前法では、患者が意思表示できない場合、事前指示書を尊重して、最終的に医師が医療の中止を決定した。新法では、救急時以外は、医師は患者が残した事前指示書に従わなければならないという強制力が与えられた。ただし、明らかに内容に問題がある場合は、他の医師と協議のうえ、例外が認められる。以下、①と②について述べる。

1. 継続的で深いセデーションの合法化

　医療従事者向けの継続的で深いセデーションに関する説明書（フランス連帯・保健省）と継続的で深いセデーションの実践ガイド〔フランス緩和ケア・看取り協会（SFAP；Société

Française d'Accompagnement et de Soins Palliatifs）〕に詳細が記されている。要約すると以下のような内容である。
①終末期患者が、不合理で過剰な治療を拒否して、すべての苦痛を避けることを要求した場合、下記の２つのケースについて、死に至るまで意識を失わせる継続的で深いセデーション処置を疼痛治療、すべての延命治療の中止と合わせて、施すことができる。
　ⅰ）終末期患者の死が近づき、他の医療手段で和らげることができない苦痛がある場合。
　ⅱ）治療の中止を決めた終末期患者の死が近づき、耐え難い苦痛を引き起こす可能性がある場合。
②患者が不合理で過剰な治療を拒否して、自分の意思を表現できない終末期患者の延命治療の中止を決定した場合、医師は死に至るまで意識を失わせるセデーション処置を疼痛治療と合わせて施すことができる。
③継続的で深いセデーションと疼痛治療の処置は、医療スタッフとの規定の協議手続きに沿って実施する。
④継続的で深いセデーション処置は、患者の自宅、高齢者施設等でも行うことができる。
⑤上記の手続きの内容は、患者のカルテに記載する。

2．事前指示書の充実と効力の強化

　事前指示書の内容を充実させ、効力を強化した。以下、事前指示書に関する2016年8月3日付けアルテ（省令）と、高等保健機構のサイトに紹介されている解説をまとめた。
①すべての成人は、自分の意思を表現できなくなった時に備えて、事前指示書を作成して、終末期の治療または医療行為の継続、制限、中止、拒否について、自分の意思を表現することができる。
②事前指示書は、いつでも取り消し、変更が可能で有効期間は無期限である。
③事前指示書は、AとBの2種類の様式がある。Aの様式は、作成時に重度な病気を患っている終末期の人、Bの様式は、健康な人または重度な病気を患っていない人を対象にしている。両様式はほとんど同じであるが、Aの様式は、心肺蘇生（人工呼吸器や人工透析の装着含む）や、人工栄養等の開始・不開始、拒否、中止について具体的に記入するようになっている。
④両様式共に鎮痛剤と併せた継続的で深いセデーション（つまり死に至るまで昏睡状態にするための処置）を希望するか否か、意思を記入する。
⑤救急時以外は、医師は患者が残した事前指示書に従わなければならない。

3 まとめとわが国への示唆

　わが国はすでに多死亡社会に入り、国立社会保障・人口問題研究所の調査によれば、2015年の死亡数は126万人であるが、ピークの2040年には170万人が死亡すると推計されている。超高齢化に伴い死亡場所も少し変化しており、自宅や老人ホーム（有料老人ホーム含む）で死亡する人の数は微増している。特に、特別養護老人ホーム（以下、特養）で最期を迎える入所者は増えている。これは、2006年に「看取り介護加算」が創設され、終の棲家としての役割が期待されているからである。

　ただし、特養の入所者の9割以上が認知症（「認知症高齢者の日常生活自立度」ランクⅡ以上）であり、他の介護保険施設も同様の状態である。このようなことから、介護保険施設における認知症者に対する意思決定支援が課題となっている。

　本節では、事前指示書とガイドライン、看取り期の医療行為の実態について、フランスの現状に引き付けながら、わが国における意思決定支援や人材活用の課題について述べる。

1. 事前指示書やガイドラインの必要性の認識と、実際の利用にはギャップがある

　フランスを含むEU諸国には、患者の権利や事前指示書に関する法律があるが、わが国には厚生労働省や学会等が定めたガイドラインのみである。厚生労働省「終末期医療の決定プロセスに関するガイドライン」（2007）には、「終末期医療における医療行為の開始・不開始、医療内容の変更、医療行為の中止等は、多専門職の医療従事者から構成される医療・ケアチームによって、医学的妥当性と適切性をもとに慎重に判断すべきである」と記載されている。

　池上（2017）によれば、ガイドラインは現在の法規程に基づいて作成されているので、ガイドラインに従って対応し、それが適切に記録されていれば、法規制上の問題は発生しないと判断すべきと記している。

　事実、ガイドライン策定後（2007年以降）は、延命処置の中止をめぐる大きな事件は起きていない。さらに、当事者が死ぬ権利を求めて訴訟を起こす事例も発生していない。

　「人生の最終段階における医療に関する意識調査」（2014）では、厚生労働省のガイドラインの使用状況は、特養22.9%、病院21.6%にとどまり、「知らない」と回答したのは、特養31.0%、病院27.0%であった。

　「全日本病院協会の実態調査」（2011）の結果でも、終末期ガイドラインを利用していない施設は、病院66.7%、介護保険施設47.2%、グループホーム52.2%、訪問看護ステーション63.9%であった。終末期ガイドラインの策定など終末期ケアに関する体制づくりを

求める声は大きい。しかし、現実には、必ずしもこれらを活用しているわけではなく、必要性の認識と実際の利用状況にはギャップがある。

また、「人生の最終段階における医療に関する意識調査」(2014) は、事前指示書の利用状況と一般国民の意識調査も実施している。事前指示書の利用状況について、特養は59.7％と高く（「施設の方針として用いる」と「施設の方針は特に決めていないが、用いていることもある」の合算）、病院は44.9％である。

一般国民については、「人生の最終段階における医療について、家族と話し合っている」は42.2％、「リビング・ウィル（書面による生前の意思表示）の作成」賛成が69.7％であった。ただし、「リビング・ウィルの作成状況」では、作成している3.2％にとどまっている。また、「リビング・ウィルの取り扱い」については、一般国民の65.3％が、家族等や医師または医療・ケアチームの判断も取り入れながら、治療してほしい」と回答している。

日本もフランスと同様に、事前指示書の意義は認めるも、書面に残すという行為には心理的負担が伴うこと、さらに、医療・ケアチームとの丁寧な話し合い（カンファレンス等）を望んでいることは共通している。

2. 医療チームは地域の資源、地域包括ケアに舵を切ったシステムづくりが求められる

医療経済研究機構（2005）の調査によれば、療養病床において看取り期（死亡前2週間）に実施された医療行為は、酸素投与（75.2％）、点滴（73.5％）、喀痰吸引（69.2％）に次いで、経管栄養（23.3％）、心臓マッサージ（18.9％）、昇圧剤投与（13.4％）と続いている。鎮痛・鎮静剤の投与状況については報告されていなかった。療養病床はがん以外の疾患、脳卒中や認知症などが多いのが影響しているものと思われる。

平川ら（2007）は、療養病床の新規入院患者の家族を対象に、心肺蘇生と急性期病院への転院の希望を調査した。その結果、心肺蘇生の希望を持っていた家族は16％、急性期病院への転院を希望した家族は37％であった。

これらのことからも、療養病床の終末期では、一定の医療行為が実施されている。ただし、療養病床は医師と看護師の配置は手薄く、十分な医療行為が提供できる体制ではない。

一方で、2016年1月時点で、全国で513の緩和ケアチームが活動するなど、医療機関の終末期ケア体制は徐々に整備されている。わが国は地域包括ケアシステムの構築を目指していることから、これらの人材を活用したいものである。フランスのように、地域全体を大きな施設としてとらえ、在宅入院（HAD）や緩和ケアチームをモバイルチームとして位置づけ、場所や制度を越えてサービスを提供する仕組みは参考になる。緩和ケアチームなどの医療チームは重要な社会資源である。地域全体で有効活用できる仕組み、すなわち、地域包括ケアに舵を切ったシステムづくりが求められる。

※本論は、篠田道子（2017）「フランス終末期ケアの動向と尊厳死法の改正」『健保連海外医療保障』115, p.1-10を加筆修正したものである。

第5章

第3節
フランス終末期ケア提供体制の推移

死亡場所の推移

　フランス国立統計局（INSEE）の調査では、2014年フランスの総人口は66,127,2886人、死亡者数は559,293人である。また、死亡場所の内訳は、自宅（Domicile）27％、病院（Hopital）58％、老人ホーム（MR：Maisonde Retraite）11％、その他（Autres Lieux）5％である。ここ30年間ほとんど変化していない。

　2014年に緩和ケアを受けた患者数と死亡者数は、一般病床（MCO；Médecine Chirurgie obstétrique）は患者数139,000人/死亡者数92,485人、リハビリテーション病床（SSR；Soins de suite réadaptation）は33,000人/16,207人、在宅入院（HAD；Hospitalization a Domicile）は28,000人/13,274人であり、いずれも増加している（表5-3-1）。

　フランスの終末期ケアの主な提供場所は、医療機関、高齢者施設、在宅の3種類である。医療機関は、①緩和ケアユニット（USP；Unites de Soins Palliatifs）、②緩和ケア認定病床（LISP；Lits Identifies de Soins Palliatifs）、③緩和ケアモバイルチーム（EMSP；Equipes Mobiles de soins Palliatifs）の3種類に分けられる。高齢者施設は、医療付き要介護高齢者滞在施設（EHPAD；Etablissements d'Hébergement pour PersonnesÂgées Dépendantes）という60歳以上の介護の必要な高齢者を受け入れる施設が主流である。在

表5-3-1　フランス緩和ケア患者数と死亡者数の推移

	2010年	2011年	2012年	2013年	2014年
MCO 患者数	117,084	120,815	126,729	131,301	139,000
死亡者数	79,633	82,692	88,559	89,434	92,485
SSR 患者数	30,552	31,315	32,388	32,427	33,000
死亡者数	19,255	19,426	20,011	20,016	16,207
HAD 患者数	22,809	24,715	26,854	27,870	28,000
死亡者数	10,214	10,912	12,087	12,823	13,274

出典：緩和ケア推進計画（2015～2018）

宅は、①通常の診療（外来と往診）、②在宅入院（HAD）、③地域緩和ケアネットワークの3種類である。

2 医療機関で提供される終末期ケア

　USPは日本の緩和ケア病棟に相当する。LISPは独立型ホスピスから、MCOやSSRに併設されたものまで様々なタイプがある。両者共に対象疾患はがんに限定していないが、入院患者の90％はがんである。EMSPは緩和ケアモバイルチームである。医師、看護師、臨床心理士、ソーシャルワーカーで構成されたチームで、院内だけでなく、高齢者施設や在宅にも赴いている。

　さらに、2010年にはヨーロッパ初となる小児緩和ケアチーム（ERRSPP；Equipe Régionale Ressources en Soins Palliatifs Pédiatriques）が設立され、2013年にはフランス全土で21チームが活動している。地方圏別の取り組みで、ERRSPP連盟が統括している。

　2013年時点で、USPは1,412床、LISPは4,961床整備されている。LISPは以前から存在していたが、2008年3月25日「緩和ケアの組織化に関する通達」によって、役割や必要条件が緩和されたため、病床数が増加している。EMSP数も微増しており、430チームが活動している（表5-3-2）。

3 医療付き要介護高齢者滞在施設（EHPAD）で提供される終末期ケア

　EHPADは日本の医療療養病床に近い機能を持っており、2011年時点での施設数は7,752施設、入居者数は59万2,970人である。

　「EHPADにおける終末期ケア報告書」（2013年9月）によれば、EHPAD内での死亡割合は74％と高く、次いで病院の25％、USPはわずか1％である。EHPAD内の年間死亡数は1施設あたり約20人である。29.4％の施設が緩和ケアコーディネーター看護師を配置している。看護師の配置が施設内看取りを高める要因であると報告している。

　終末期にある入居者の39.7％が、死亡前2週間にレオネッティ法に基づいて、治療の制限と中止の決断を受けた。また、54.3％の入居者がオピオイド系鎮痛剤（モルヒネなど）の投与を受けた。「痛みがコントロールできた」と医師が判断した入居者は78.3％（逆に言うと、23.7％の人が痛みのコントロールが不十分）であると報告している。

　また、2007年の関係法改正により、HADとEMSPがモバイルチームとしてEHPADに緩和ケアを提供できるようになった。3分の2のEHPADがHADとEMSPと業務協定を結んで

第3節　フランス終末期ケア提供体制の推移

表5-3-2 フランス終末期ケアの提供体制の概要（2013年）

	種類	概要	整備数	支払い
入院ケア	緩和ケアユニット（USP）	終末期の患者に対し、緩和ケアを専門に提供するための病床。日本の緩和ケア病棟やホスピスに該当する。	127施設 1,412床	急性期病はDPCによる包括支払い。それ以外は地方病院庁と各施設による1日あたりの費用額の支払い。
	緩和ケア認定病床（LISP）	USPがない病院などで、終末期の患者に対して病床を転用して緩和ケアを提供する。緩和ケアを提供した場合に、「緩和ケア入院費用」を診療報酬から請求できる。	4,961床	
	緩和ケアモバイルチーム（EMSP）	入院患者に緩和ケアを提供するための多職種チーム（医師、看護師、臨床心理士等）。コンサルタント業務が中心。2010年から小児緩和ケアチームが活動開始。	430チーム	
在宅ケア	外来と往診	開業医による外来と往診		疾病保険
	地域緩和ケアネットワーク	かかりつけ医師が中心となり、看護師、臨床心理士、メディエーターなど多職種による在宅終末期ケア。医療、心理、社会福祉の面からケアを提供する。	124カ所	全国被用者疾病保険金庫の基金から給付。
	在宅入院（HAD）	病院勤務医または開業医によって処方される患者の居宅における入院。あらかじめ決められた期間に、多職種によりコーディネートされた継続性のある治療を居宅で行う。	4,000カ所	1日あたりの定額。T2Aによる支払い。

〔出典：緩和ケア普及実態調査報告書（2013）を一部加筆・修正〕

いる。実際の利用率（終末期にある入居者に対する利用割合）は、EMSPについては62.5％と比較的高いが、HADはわずか8％にしかすぎない。利用が伸び悩んでいる理由は、EHPAD側のHADに対する認知度の低さや、医療と介護の連携不足である。

筆者は、2016年10月にフランス最大手KORIANグループが経営している2カ所のEHPAD（4-60 rue des Vinaigriers 75010 PARIS）を視察した。対応者は、Mr Daddyer DUPONT（ディレクター）とDr Esther SETBON（コーディネーター医師）である。

ヒアリング内容は以下の通りである。

①当該EHPADの設置主体は民間非営利で、居室数98である。入所理由の7割は認知症による介護困難である。入居者全員が個別自立手当（APA）の認定を受けており、GIR1（最重度）とGIR2（重度）を合わせると入居者の6割を占める。平均年齢は82.0歳である。

②原則としてAPAで要介護状態と判定された人を優先的に入居させている。ここ数年は、入居者の重度化が進んでいる。そのため、在所日数は長期化している。

③EHPAD内の終末期ケアでは、事前指示書を書いている入居者は2〜3％と少ない。書かない理由は、認知症者が多く、意思を推察することが難しいこと、死をタブー化しているため、書くことに心理的抵抗感があるなどである。強制できないので、かかりつけ医を交えて、カンファレンスで意思決定しているのが現状である。

また、【コラム3】にフランス全国の医療機関で死亡した患者4,871人を対象にした調査

表5-3-3　フランス終末期医療提供体制の推移（医療機関）

	2005年	2007年	2010年	2013年
緩和ケアユニット（USP）				
施設数	80	90	107	127
病床数	825	942	1176	1412
緩和ケア認定病床（LISP）				
病床数	1,908	3,060	4,826	4,961
緩和ケアモバイルチーム（EMSP）				
チーム数	328	337	353	430
小児緩和ケアチーム（ERRSPP）				
チーム数	—	—	—	21

※　2008〜2012年緩和ケア国家計画により、緩和ケア提供体制が強化された。
　　小児緩和ケアチームは、2010年から400万ユーロを投じて、地方圏ごとに開設した。　　　　〔出典：DREES〕

結果を紹介している。ここでも、事前指示書を作成している人の割合は、死亡患者の2.5％にとどまっている。

在宅入院（HAD）と地域緩和ケアネットワークで提供される終末期ケア

　在宅終末期ケアの代表的なサービスであるHADと地域緩和ケアネットワークについて説明する。
　HADとは、患者の自宅を病床と見なし、医療ニーズの高い退院患者に対し、HADが病院チームと個人開業者と協働で、退院後も入院と同レベルの医療サービスを提供するものである。月30時間を限度に行われる多職種・他機関による集中的なケアマネジメントである。HADのサービスの26.1％は緩和ケアである。コーディネーターは、医師または管理看護師が担っている。【コラム4】にHADの概要を【コラム5】では管理看護師を紹介している。
　地域緩和ケアネットワークは、在宅ケアのキーパーソンである、かかりつけ医や開業看護師を後方支援する役割を担う。終末期を自宅で過ごし、緊急の再入院を避けるために、緩和ケアのエキスパートとしてアドバイスと支援を行い、直接的ケアは実施しない。わが国の地域包括支援センターに近い機能を持っている。コーディネーターは、医師または管理看護師が担っていることが多い。2010年末に稼働している地域緩和ケアネットワークは124カ所である。地域緩和ケアネットワークを通して緩和ケアを受けた患者数は、2014年については14,000人であり、微増している。

※本論は、篠田道子（2013）「フランス終末期ケアの現状とわが国への示唆—2012-2013年に発表された調査結果の分析を中心に—」『健保連海外医療保障』100, p.8-15を加筆修正したものである。

第5章

第4節
緩和ケア人材教育

1 医療従事者はほぼ充足している

　2011～2015年までのフランス国内の医療従事者数の推移をまとめた（**表5-4-1**）。高齢者人口の増加に伴い、すべての職種が微増している。フランスの医師・看護師は、戦後ベビーブーム世代の退職を控えているものの、現時点で数は確保されている。急性期病院の平均在院日数は5.2日と短く、2008年の全病床数は、440,656床で、そのうち急性期病床が50％を占める。人口は日本の半分であるが、病床数は4分の1と少ない。その分、医師や看護師の配置が手厚くなっている。

　介護従事者数の公的統計は入手できていないが、わが国と同様に人材不足が予測されている。低い給与水準（フランス最低賃金を少し上回る金額）、高い離職率などわが国と同じ課題を抱えている。このような状況を打破するために、「介護職制度改正国家計画」（2014）で、介護資格制度を見直し、多様なニーズに対応できる有用な人材を育成・確保し、介護職のイメージアップを図るアクションプランを策定した。介護職の資格再編については、【コ

表5-4-1　医療従事者数（Professions de sante en 2015）

	2011年	2012年	2013年	2014年	2015年	10万人対
医師	208,727	216,762	218,296	219,834	222,150	337
歯科医師	40,941	40,599	40,833	41,186	41,495	63
助産師	18,070	19,128	20,235	20,772	21,632	148
薬剤師	71,797	72,811	73,670	73,598	74,345	113
看護師	534,378	567,564	595,594	616,796	638,248	967
理学療法士	70,780	75,164	77,778	80,759	83,619	127
作業療法士	7,535	8,079	8,539	9,122	9,691	15
言語聴覚士	19,963	21,220	21,902	22,744	23,521	36
視能訓練士	3,396	3,655	3,826	4,016	4,185	6
足治療士	11,579	12,085	12,430	12,850	13,250	20

〔出典：Drees　http://www.insee.fr/fr/themes/tableau.asp?ref_id=nattef06103〕

ラム6】で紹介している。

　また、フランスでは「生涯にわたる職業教育と社会的対話に関する2004年5月4日法」により、職業教育は国の義務として位置づけた。具体的には、①研修参加への権利（年間20時間、6年間分をまとめた120時間を上限）、②研修参加のための休暇の確保、③研修費用の財政措置（事業者は総実質賃金の2.10％を研修費用として拠出）などが労働者の権利として取り決められている。さらに、すべての事業者には、④年間研修計画の策定と実施を義務づけている。

2 緩和ケア教育

　緩和ケア推進計画（2015～2018）では、緩和ケア教育・研修の充実化と拡大を明記している。具体的には、総合的な緩和ケア教育研修の体系化と、医学部に緩和ケア・倫理・終末期の専門学部を新設することである。

　1991年にはパリ大学医学部で緩和ケア教育プログラムがスタートした。「緩和ケア認定医」という国家資格はないが、緩和ケア病棟には、緩和ケアの専門教育を受けた医師の配置が求められている。医学部の緩和ケア教育は、3年または4年次に必修科目となった。「フランス緩和ケア・看取り協会」（SFAP；Societé Française d'Accompagnement et de Soins Palliatifs）では、2001年3月22日に「医学部基礎課程教育改正法」が発令されたのを機に、組織内に「大学の緩和ケア教育研究会」を設立して、緩和ケア教育改善のための研究活動を行っている。基礎課程、専門課程、緩和ケア資格取得コース（生涯教育）など7つの研究グループがある。医師以外にも、薬学部、臨床心理学部、リハビリテーション学部にも門戸を広げている。

　看護師養成学校での緩和ケアは、1999年6月9日法（緩和ケア権利法）により、必須科目となった。緩和ケアに関する講義が30時間、事例検討20時間である。

　フランスでは、緩和ケアに対するボランティアの役割を高く評価し、研修制度も整っている。病院内では医療職と同様に教育されたボランティアが、様々な活動を展開している。

　SFAPでも「緩和ケアは、進行性または末期の重篤な疾患にり患した人への全人的かつ積極的なアプローチである。緩和ケアは、在宅でも施設でも、患者とその家族、親しい人々に対して提供されるもので、介護者やボランティアへの支援と教育も重要である」とし、ケアチームと家族を補佐するためのボランティアが果たしうる積極的な役割を強調している。研修機関は認定を受けたNPO法人が担っており、緩和ケアの基本研修プログラムの時間は、30～40時間である。

※謝辞　本論は、JSPS科研費（JP16H05611）の助成を受けて実施した研究の一部である。
※本論は、篠田道子（2016）「医療・介護ニーズの質的変化と地域包括ケアへの取り組み―フランスの事例から―」『社会保障研究』Vol.1, No.3, p.539-551の一部を加筆修正したものである。

●引用文献

- フランス国立統計経済研究所（INSEE）
  https://www.insee.fr/en/statistiques/2382601?sommaire＝2382613（2017年8月1日アクセス）
- フランス連帯・保健省『医療従事者向けの継続的で深いセデーションに関する説明書』
  http://solidarites-sante.gouv.fr/IMG/pdf/fichesedation.pdf（2017年8月1日アクセス）
- フランス緩和ケア・看取り協会（SFAP）『継続的で深いセデーションの実践ガイド』
  http://sfap.org/system/files/fiche_repere_sfap_miseenoeuvre18mai2017_0.pdf（2017年8月1日アクセス）
- フランス緩和ケア推進計画（2015-2018）：Plan national pour le développement des soins palliatifs et l'accompagnement en fin de vie 2015-2018.（2015年7月27日アクセス）
- フランス高等保健機構
  http://www.has-sante.fr/portail/jcms/c_2619435/fr/la-personne-deconfiance-document-d-information-et-formulaire-de-designation-avril-2016＞（2017年8月1日アクセス）
- 平川仁尚，益田雄一朗，葛谷雅文（2007）「療養型病床群1施設における心肺蘇生および急性期病院への転院に関する家族の希望」『日本老年医学会雑誌』44（4）1, p.497-502
- 池上直己（2017）『日本の医療と介護―歴史と構造，そして改革の方向性』日本経済新聞出版社，p.155
- 本田まり（2008）『終末期医療と生命倫理―病者の権利および生命の末期に関する2005年4月22日の法律370号による改正を経た，法典の関連する規程―』太陽出版，p.223-237
- 医療経済研究機構（2005）「療養病床における医療・介護に関する調査」平成27年3月（療養病床における全死亡症例における2週間以内に実施した処置）
  https://www.ihep.jp/publications/report/search.php?y=2005（2015年6月25日アクセス）
- 厚生労働省（2007）「終末期医療の決定プロセスに関するガイドライン」
  http://www.mhlw.go.jp/shingi/2007/05/dl/s0521-11a.pdf（2016年7月1日アクセス）
- 厚生労働省　終末期医療に関する意識調査等検討会（2014）「人生の最終段階における医療に関する意識調査」報告書（平成26年3月）
- 岡村美保子（2017）「終末期医療と『安楽死』『尊厳死』―法制化の現状」国立国会図書館調査及び立法考査局レファレンス，793号，p.89-115
- 全日本病院協会（2011）「平成23年度「終末期の対応と理想の看取りに関する実態把握及びガイドライン等のあり方の調査研究」報告書
  http://www.ajha.or.jp/voice/message.html（2016年7月1日アクセス）

【コラム3】 レオネッティ法が実施されても、事前指示書を書いている人はごくわずか

　レオネッティ法の適用状況については、全国の医療機関で死亡した4871人を対象にした調査である「フランスの終末期医療の決断―アンケート調査報告書―」(2013) と、ONFV (前国立終末期研究センター) が「在宅終末期医療実態調査 - 2013年度調査報告書」(2013) にまとめている。以下、概要である。

①レオネッティ法に基づいて、延命治療を制限または中止した人は45％、そのうち18.8％が疼痛治療の強化により、結果として死期を早めた可能性があると報告している。これは、患者の尊厳を守るためのものであり、レオネッティ法にのっとっている。

②事前に代理人を指名している人は38％で、うち98％が家族の一員を選んでいる。

③事前指示書を作成している人は、死亡患者の2.5％にとどまっている。しかしながら、事前指示書がある場合には、それが多職種チームでの意思決定の重要な要素であると、医師の72％は回答している。

　筆者は、なぜ事前指示書が普及されていないのか、その理由を尋ねるため、数名のホスピス医にインタビューを行った。インタビュー内容をまとめると、①多くの国民は、直前になるまで「死」を考えていない、または考えたくないのが本音である。②自分の意思を「書く」ことに、多くの人は躊躇している。③そのため、家族が意思決定を代理している状況である。「家族だけで判断する」という心理的負担を軽減させる役割が医師に求められており、それをレオネッティ法が守ってくれている。

【コラム4】 HADはトライアングル連携で、在宅看取りをサポート

在宅入院（HAD）とは、概ね1カ月以内に、医学的および多職種間でのコーディネートを必要とする治療を在宅で提供することである。HADは、病診連携の中核的な役割を担い、個人開業者との関係を強化するなど、「トライアングル連携」で、在宅医療や在宅看取りを円滑に提供するものである。

つまり、自宅にいながらも、入院と同じ医療が受けられる。「入院医療の延長線上としての在宅医療」「多職種連携による濃厚ケア」「集中的マネジメント」である。

HADの人員基準・勤務体制・専門職の配置と役割は以下の通りである（公衆衛生法典第712条-37より）。

①人員基準：6床あたり常勤換算で職員1人以上を配置。医師を除く全職員の半数以上は看護師資格保有者とする。さらに、30床以上の許可を得た組織は、管理看護師を1人以上配置すること。

②勤務体制：3または2交代による24時間体制。

③専門職の配置と役割

コーディネート医師（診療との兼務可能）、コーディネート看護師（管理看護師）、訪問看護師、開業看護師、理学療法士、作業療法士、言語聴覚士、栄養士、薬剤師、介護士、ソーシャルワーカー、臨床心理士、検査技師、放射線技師、看護助手、事務員などを配置する（コ・メディカルについては、常勤職員ではなく、委託契約を結んだ個人開業者でも可能）。

HADの平均利用期間は、25.2日である。ただし、輸血の2.6日から、神経リハビリテーションの60日まで差が大きいが、平均すると10日以内のものが半数を占めている。

HADは医療保険であるため、フランス版DPC（T2A）による31のプライスカテゴリーにより、1日単位で支払われる。診療報酬の平均は169ユーロ/日で、正常分娩60ユーロ/日〜終末期ケア550ユーロ/日までに幅がある。長く利用すると診療報酬が低減される。

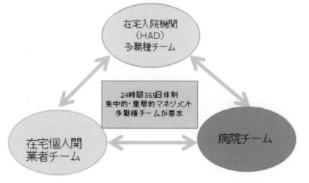

トライアングル連携による在宅医療

【コラム5】 管理看護師は多職種連携の要、上級管理看護師は組織のトップマネジャー

　フランスには古くから専門看護師制度があり、専門看護師率は全看護師の8.6％である。専門看護師（小児・麻酔・手術室看護師）に特化していくコースと、マネジメント（管理看護師）に特化するコースに分かれ、専門看護師の3分の1が管理看護師である。背景には、専門に特化した看護師だけではチーム医療が円滑に回らないこと、短い入院医療をカバーする在宅入院（HAD）が発達し、ここでは病院・在宅・開業者との三つ巴の連携が求められることから、マネジメントができる管理看護師の配置が義務づけられている。

　さらに管理看護師は、①医療保健管理職、②上級管理看護師、③看護部長2級、④看護部長1級の4段階に分かれる。管理職になると、指導的立場や院内の重要なポストに就くようになる。これらは、資格ごとに存在する「身分に関する法令」によって規定されている。

　筆者がこれまで出会った管理看護師は、②上級管理看護師が多く、病院の看護部長（または副院長）やHADのディレクターなどトップマネジャーの職責を担っている人が多かった。参考までに、パリ・サンタンヌ上級管理看護師養成学校（写真）のカリキュラムを紹介する。

　この学校は、中世に建築された修道院を改装した古い建物である。1995年から上級管理看護師養成教育を始めている。定員は80名で、うち、看護師以外の職種枠が10名ある。毎年、リハビリ職、臨床検査技師、放射線技師など数名が入学している。

　養成期間は10カ月（41週）である。内訳は、「マネジメント概論」3週間（90時間）、「公衆衛生学」3週間（90時間）、「管理実践分析と研究計画書の作成」3週間（90時間）、「管理実習」9週間（120時間）で、このうち3週間は希望する企業でマネジメントの実習をする。上記カリキュラムを修了した者に、県より認定資格が付与される。

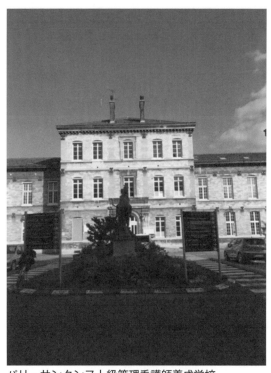

パリ・サンタンヌ上級管理看護師養成学校

【コラム6】 フランスの医療・福祉職の等級制度と介護職の資格再編の動向

　フランスの医療・福祉職の資格は数多いが、学歴にほぼ相当する5等級に分類されている。介護職（DEAS・DEAES）はすべてレベルⅤに位置づけられている。

等　級	医療・福祉職
Ⅰ（BAC＋5年以上）	医師
Ⅱ（学士以上、BAC＋5年）	救急救命士
Ⅲ（BAC＋2～4年）	看護師、助産師、運動療法士、ソーシャルワーカーなど
Ⅳ（BAC）	レントゲン技師、歯科衛生士
Ⅴ（職業教育修了）	医療系介護士（DEAS）、生活指導介護士（DEAES）、保育士

　※　BAC（バカロレア）は、大学入学合格免状取得を意味する。

慢性的な介護職の人材不足と資格再編の動向

　フランスの介護職は、高い離職率による慢性的な人材不足、低い給与水準（最低賃金を少し上回る金額）などわが国と同じ課題を抱えている。このような状況を打開するために、「介護職制度改正国家計画」を2014年に策定し、介護資格制度を見直すことで、有能な人材を育成・確保し、介護職のイメージアップを図るべく、19のアクションプランを策定した（処遇改善による離職率の低下、専門性の向上など）。

　具体的には、福祉系介護職の旧国家資格である①「社会生活介護士（DEAVS）」と、②医療心理介護士（DEAMP）」などを再編し、2016年に③「生活指導介護士（DEAES）」が誕生した。この資格は、高齢者だけでなく、障害者などすべての人を対象としている。養成校で理論＋実技を525時間、職場研修：840時間を学ぶ。主な雇用先は、医療付き高齢者施設、高齢者専門病院などである。

　また、従来からある④「医療系介護士（DEAS）」は、2007年に国家資格化された。この資格は、看護スタッフの一員として、看護師の責任の下で、患者の療養生活を支援する。主な業務は、排泄ケア、移動、食事介助、褥瘡予防等である。2012年の就業者数は約39万人で、10年前に比べて20％増加した。30歳以下の失業者の受け皿になっており、離職率は48.3％と高い。

　今後は、③「生活指導介護士（DEAES）」と、④医療系介護士（DEAS）」を統合させる可能性がある。

「実務経験有効化資格認定(VAE)」を活用したレベルアップに期待

　生活指導介護士(DEAES)は、その研修内容から等級はレベルⅣがふさわしいという意見もある。今後、職業訓練制度や「実務経験有効化資格認定(VAE)」を活用して、上位の職種に転職することも考えられる。「実務経験有効化資格認定(VAE)」とは、共通科目・実務経験を読み替えることで、上のレベルの職種に転職したり、同じレベルの職種に変更できる(保育士から医療系介護士へ)⇒資格間での履修課程の読み替えによる研修の短縮化・互換が可能。資格の再編を促している。

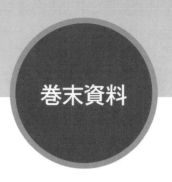

巻末資料

巻末資料

人生の最終段階における医療・ケアの決定プロセスに関するガイドライン

（厚生労働省、平成30年3月改訂）

1 人生の最終段階における医療・ケアの在り方

①医師等の医療従事者から適切な情報の提供と説明がなされ、それに基づいて医療・ケアを受ける本人が多専門職種の医療・介護従事者から構成される医療・ケアチームと十分な話し合いを行い、本人による意思決定を基本としたうえで、人生の最終段階における医療を進めることが最も重要な原則である。

　また、本人の意思は変化しうるものであることを踏まえ、医療・ケアチームにより、本人が自らの意思をその都度示し、伝えられるような支援が行われ、本人と話し合いが繰り返し行われることが重要である。

　さらに、本人が自らの意思を伝えられない状態になる可能性があることから、本人が家族等の信頼できる者も含めて話し合いが繰り返し行われることが重要である。この話し合いに先立ち、本人は特定の家族等を自らの意思を推定する者として前もって定めておくことが望ましい。

②人生の最終段階における医療について、医療行為の開始・不開始、医療内容の変更、医療行為の中止等は、医療・ケアチームによって、医学的妥当性と適切性を基に慎重に判断すべきである。

③医療・ケアチームにより、可能な限り疼痛やその他の不快な症状を十分に緩和し、本人・家族等の精神的・社会的な援助も含めた総合的な医療・ケアを行うことが必要である。

④生命を短縮させる意図をもつ積極的安楽死は、本ガイドラインでは対象としない。

2 人生の最終段階における医療・ケアの方針の決定手続

人生の最終段階における医療・ケアの方針決定は次によるものとする。

(1) 本人の意思の確認ができる場合

①方針の決定は、本人の状態に応じた専門的な医学的検討を経て、医師等の医療従事者から適切な情報の提供と説明がなされることが必要である。

　その上で、本人と医療・ケアチームとの十分な話し合いを踏まえて、本人が合意したうえで行う意思決定を基本とし、多専門職種から構成される医療・ケアチームとして行う。

②時間の経過、心身の状態の変化、医学的評価の変更等に応じて本人の意思が変化しうるものであることから、医療・ケアチームにより、適切な情報の提供と説明を行い、本人が自らの意思をその都度示し、伝えられるような支援が行われることが必要である。この際、本人が自らの意思を伝えられない状態になる可能性があることから、家族等も含めて話し合いが繰り返し行われることも必要である。

③このプロセスにおいて話し合った内容は、その都度、文書にまとめておくものとする。

(2) 本人の意思の確認ができない場合

　本人の意思確認ができない場合には、次のような手順により、医療・ケアチームの中で慎重な判断を行う必要がある。

①家族等が本人の意思を推定できる場合には、その推定意思を尊重し、本人にとっての最善の方針をとることを基本とする。

②家族等が本人の意思を推定できない場合には、本人にとって何が最善であるかについて、本人に代わる者として家族等と十分に話し合い、本人にとっての最善の方針をとることを基本とする。時間の経過、病状の変化、医学的評価の変更等に応じて、このプロセスを繰り返し行う。

③家族等がいない場合および家族等が判断を医療・ケアチームに委ねる場合には、本人にとって最善の方針をとることを基本とする。

④このプロセスにおいて話し合った内容は、その都度、文書にまとめておくものとする。

(3) 複数の専門家からなる話し合いの場の設置

　上記（1）および（2）の場合において、方針の決定に際し、

・医療・ケアチームの中で病態等により医療内容の決定が困難な場合
・本人と医療・ケアチームとの話し合いの中で、妥当で適切な医療内容についての合意が得られない場合
・家族等の中で意見がまとまらない場合や、医療・ケアチームとの話し合いの中で、妥当で適切な医療内容についての合意が得られない場合

等については、複数の専門家からなる話し合いの場を別途設置し、医療・ケアチーム以外の者を加えて、方針等についての検討および助言を行うことが必要である。

あとがき

　日本福祉大学終末期ケア研究会が「全国訪問看護ステーション調査」に着手した1999（平成11）年当時は、介護保険制度導入前夜で、高齢化率はまだ17％程度にすぎなかった。来るべき超高齢社会に向け、「介護」問題が広く国民的課題として認識されてきた頃といえる。介護保険制度でケアマネジメントが導入され、以降、保健医療福祉分野の援助技術の一つとして定着したが、同調査ではいち早く、丁寧なケアマネジメントが終末期ケアの質を高めることを指摘している。

　2010（平成22）年の前拙著では、「終末期ケアの質を高める4条件」をもとにいかに多職種が協働していくのか、その方策を提言した。終末期ケアにおける多職種連携（IPW；Interprofessional Work）と多職種連携教育（IPE；Interprofessional Education）のためのテキストともいえる。その出版の意義は、介護保険法制度の動向をみても理解できることだろう。出版翌年には介護保険法が改正され、「地域包括ケアシステムの構築」に向けた取り組みを進めるために「医療と介護の連携強化」が謳われた。今日では、政策上でも実践上でも、そして専門職養成教育の方法としても、IPWやIPEは欠かすことのできないキーワードとなった。

　本書が出版される2018（平成30）年4月には、改正介護保険法が施行される。すでに地域包括ケアシステムは広く知られるものとなり、次は、「地域包括ケアシステムの深化・推進」のために「医療・介護の連携の推進」が図られていく。地域包括ケアシステム社会のなかでどう暮らすのか、から、どう看取るか（看取られるか）までへと関心の幅が広がりつつある。

　言うまでもなく、ひとつとして同じ看取りなどない。看取りの場所を説明するのであっても、自宅か病院かといった単純な構図に矮小化させて語るべきではない。私たちはどう生きるのか、私たちはどう終わらせるのか―限られた選択肢から選択を迫られる社会ではなく、選択肢が創られる社会を目指した実践や研究が求められているのである。

　そのような中にあって、本書のサブタイトルとなった"実践と研究"とは、両者をただ並記したものでない。著者は、その有する資格や職種でいえば、医師、看護師、社会福祉士、介護支援専門員、行政職員、看護教員、ソーシャルワーカー養成教員、IPE教員など多岐にわたるが、そのねらいは、実践と研究の橋渡しの重要性を示すことでもある。研究的視点をもって実践現場に立つ研究的臨床実践家と、実践に貢献するための研究に取り組む研究的臨床実践家が集まり、終末期ケアに携わる研究的臨床実践家のための一冊をまとめ終えた。

　IPWを進めていくことの必要性は、今になって言われ始めたのではなく、まして終末期ケアともなれば、IPWなくしてケアを語ることはできない。一方で、専門性や専門職性が

異なる者同士のIPWの困難さもまた、古くから言われてきた。「多死亡社会」の入り口に立つ今、この困難さは容易に解決できないが、しかし、早急に解決しなければならない課題である。

　本書では、その解決のヒントになるであろう研究的臨床実践家による実践や研究を盛りだくさんお届けした。ただ、あれもこれもと欲張ったのではなく、実践書ではなく研究書でもない、研究的臨床実践家のためのテキストを目指した構成としている。その中では、各地で展開されている地域包括ケアシステムの姿が垣間見えるだろうし、そこで奮闘する専門職の"思い"までもお届けできたのではないかと自負している。

　読み終えた読者はお気づきであろうが、本書の内容は、実践の紹介にしろ、研究の報告にしろ、まだまだ取り組みの途上にあるものを多く掲載している。つまりは、研究的臨床実践家によるこのような"試行錯誤"が、各地のさまざまな実践現場で、今現在も取り組まれているのだ。その完成形は、（完成形にたどり着くかどうかも含めて）われわれにとっても未知である。そう遠くない時期に、われわれの実践と研究の"その先"をご報告できる機会があることを願っている。

　本書の基盤は、日本福祉大学終末期ケア研究会の20年にわたる取り組みにある。研究会の会員のみならず、事例検討会や公開研究会を通じて多くの参加者や多くの研究的臨床実践家と議論を深めるなかで、貴重な知見を得ることができた。また、前拙著の出版から今日までの取り組みは、公的研究費の助成をいただくことで推進できたものである〔JSPS科研費（JP26590120、JP16H03719、JP16H05611、JP25380796、JP17K04291、JP16K17282）〕。記して感謝する。出版にあたっては、中央法規出版の飯田研介さんに寛大なご配慮をいただいた。すべての方のお名前を記すことはできないが、日本福祉大学終末期ケア研究会が取り組む実践研究においてお世話になったすべての方に深謝します。

　2018年3月

編集者を代表して　杉本浩章

索引

あ
IPE 159, 206
IPW 124, 167, 206
アウトカム 100
アドバンス・ケア・プランニング 8, 19
アドバンスディレクティブ 200
アンケート調査 17, 68, 155
暗黙知 177
安楽死 248

い
ERRSPP 255
EHPAD 254
EMSP 254
医学中央雑誌Web版 187, 198, 207
意思決定支援 49, 58, 201, 244, 248
医療系介護士 264
医療付き要介護高齢者滞在施設 254
医療同意 6
医療療養病床 100, 197
インタビュー 156
インタビューガイド 69, 87, 123
インタビュー調査 68, 84
インフォームド・コンセント 6, 118

え
ACP 8, 19
AD 200
APA 244
HAD 254, 257, 262
MDS-PC 78
LISP 254
エンディングノート 25
延命治療 248, 250

か
カイ2乗検定 106
介護者の満足度 76, 79
介護福祉士 214, 221
回復期リハビリテーション 53
カテゴリー 69, 88, 106, 123
がん看護外来 20

看護小規模多機能型居宅介護 31
患者の権利に関する世界医師会リスボン宣言 6
がん診療拠点病院 62
管理看護師 263
緩和ケア教育 259
緩和ケア権利法 246, 259
緩和ケアチーム 63, 211, 252
緩和ケア認定病床 254
緩和ケア病棟 29, 78, 246
緩和ケアモバイルチーム 254
緩和ケアユニット 254

き
機能強化型管理療養費1 38
機能強化型訪問看護ステーション 121

く
グリーフケア 42, 97
グループインタビュー法 122, 187, 199
グループダイナミクス 87, 122, 163, 178
クレス・レオネッティ2016年法 249
クロス集計 106

け
ケースメソッド 184
ケアマネジメント・ツール 159
ケアミックス 14, 50
形式知 177
継続的で深いセデーションの合法化 249

こ
コード 87, 106
コアチーム 94
国立情報学研究所CiNii 187, 198, 207
個別自律手当 244
コラボレーション 178
コンサルテーション 63, 64
コンフリクト 178

さ
在宅医療・介護の連携推進会議 17

在宅医療・介護連携推進事業 18
在宅医療・介護連携体制推進事業 47
在宅入院 254, 257, 262
在宅ホスピスケア 209, 211, 212
在宅療養支援病院 28
サブカテゴリー 69, 88, 106, 123
サポートチーム 94

し
自記式質問紙調査法 102
事前指示書 7, 102, 200, 250
社会福祉士 214, 221
終末期ケアの質を高める4条件 79, 84, 159
終末期ケアマネジメント・ツール 80
上級管理看護師 263
小児緩和ケアチーム 255
助言者 143
事例検討会 140
ジレンマ 187, 199
人生の最終段階における医療・ケアの決定プロセスに関するガイドライン 268

す
スーパーケアミックス 50
ストラクチャー 100

せ
生活指導介護士 264
成年後見制度 5
成年後見人 5

そ
尊厳死 248
尊厳死法 247, 248

た
多職種研修会 20
多職種チーム・モデル 123
多職種連携 206
多職種連携教育 159, 206
多職種連携研修会 48, 54
妥当性 101
多変量解析 112
単純集計 106, 146, 156
単変量解析 112

ち
チームケア　118, 190, 208, 219
地域緩和ケアネットワーク　257
地域ケア科　37, 44
地域ケア会議　3
地域福祉計画　2
地域包括ケアシステム　2, 15, 53
地域包括ケア病棟　28
地域包括支援センター　3, 16
逐語録　87, 123, 156
調整モデル　124

て
DEAES　264
DEAS　264
デスカンファレンス　66, 118, 199, 200, 210

と
同意書　107
統合モデル　124
留め置き法　102

に
二重構造　94
認定看護師　17, 47, 62, 210

は
パートナーシップ・ナーシング・システム　42
半構造化面接法　68, 203

ひ
PNS　42
評価指標　102, 146, 210

ふ
ファシリテーションスキル　178, 180
ファシリテーター　67, 178
フィードバック　46, 69, 180
フォーカスグループインタビュー　68, 86
不合理で過剰な治療　250
振り返りカンファレンス　151
プロセス　100

ほ
ポートフォリオ　146
保証人制度　2
ボランティア　259

み
看取り介護加算　85, 95, 190, 190
身元保証　3, 5

ゆ
USP　254

り
リスボン宣言　6
リビング・ウィル　252
倫理的配慮　88, 106, 123

れ
レオネッティ法　247, 248
レスパイト入院　53
連携・協働モデル　124
連絡モデル　124

編著者・執筆者一覧

編著者

篠田　道子
　日本福祉大学社会福祉学部教授

原沢　優子
　名古屋市立大学看護学部准教授

杉本　浩章
　福山平成大学福祉健康学部准教授

上山崎悦代
　兵庫医療大学共通教育センター講師

執筆者一覧（五十音順）

浅井　みどり ………………………………………………………………… 第1章第5節
　社会医療法人財団新和会八千代訪問看護ステーション所長

鵜川　直美 …………………………………………………………………… 第1章第3節
　公益社団法人京都保健会吉祥院複合型サービスれんげそう・吉祥院訪問看護ステーション管理責任者

宇佐美千鶴 …………………………………………………………………… 第3章第4節
　ケアマネジメントセンターラック管理者

加藤　江梨 ……………………………………………………… 第2章第2節、第4章第1節
　名古屋市守山区保健福祉センター福祉部福祉課

上山崎悦代 ……………………………………………… 第3章第1節・第2節、第4章第3節
　兵庫医療大学共通教育センター講師

清洲　早紀 …………………………………………………………………… 第1章第3節
　公益社団法人京都保健会吉祥院病院院長

久米　淳子 …………………………………………………………………… 第1章第2節
　常滑市民病院看護局長

榊原　麻子 ……………………………………………………… 第2章第3節、第4章第2節
　医療法人豊田会高浜訪問看護ステーション所長

篠田　道子 …………………………………… 第2章第1節、第3章第4節、第4章第3節、第5章
　日本福祉大学社会福祉学部教授

杉本　浩章 …………………………………………………………………… 第3章第3節
　福山平成大学福祉健康学部准教授

武田　ひろみ……………………………………………………………第1章第6節
　　名古屋市立西部医療センター緩和ケア医療部緩和ケア認定看護師

對馬　清美……………………………………………………………第1章第1節
　　社会福祉法人半田市社会福祉協議会半田市包括支援センター副センター長

中村　孝子……………………………………………………………第1章第4節
　　JA長野厚生連佐久総合病院訪問看護ステーション統括所長

原沢　優子…………………………………………………第2章第4節、第4章第4節
　　名古屋市立大学看護学部准教授

原田　博子……………………………………………………………第1章第2節
　　常滑市役所福祉部高齢介護課看護師長

渡邉　和子……………………………………………………………第1章第2節
　　常滑市民病院訪問看護ステーション「きずな」所長

多職種で支える終末期ケア
―医療・福祉連携の実践と研究―

2018年5月15日　発行

編著者	篠田道子・原沢優子・杉本浩章・上山崎悦代
発行者	荘村明彦
発行所	中央法規出版株式会社 〒110-0016　東京都台東区台東3-29-1　中央法規ビル 営　　業　TEL 03-3834-5817　FAX 03-3837-8037 書店窓口　TEL 03-3834-5815　FAX 03-3837-8035 編　　集　TEL 03-3834-5812　FAX 03-3837-8032 https://www.chuohoki.co.jp/
印刷・製本	永和印刷株式会社
装　　幀	株式会社ジャパンマテリアル

定価はカバーに表示してあります。
ISBN978-4-8058-5705-2

本書のコピー、スキャン、デジタル化等の無断複製は、著作権法上での例外を除き禁じられています。また、本書を代行業者等の第三者に依頼してコピー、スキャン、デジタル化することは、たとえ個人や家庭内での利用であっても著作権法違反です。

落丁本・乱丁本はお取り替えいたします。